高职高专“四真课程”活页教材

中药质量检验综合实训

（供中药学、中药制药、药品质量与安全等专业用）

主　编　蔡兴东　邹隆琼

副主编　王金凤　邹妍琳　刘俊良

编　者（以姓氏笔画为序）

王金凤（重庆三峡医药高等专科学校附属人民医院）

刘俊良（重庆三峡云海药业股份有限公司）

杨　翠（重庆三峡云海药业股份有限公司）

邹妍琳（重庆三峡医药高等专科学校）

邹隆琼（重庆三峡云海药业股份有限公司）

周　燕（重庆三峡云海药业股份有限公司）

唐　燕（重庆三峡云海药业股份有限公司）

蔡兴东（重庆三峡医药高等专科学校）

谭志娟（重庆三峡云海药业股份有限公司）

中国健康传媒集团

中国医药科技出版社

内 容 提 要

本教材是校企合作共同开发的以企业真实工作任务为载体，与中药企业基地教学相适应的新型活页教材。主要内容包括常用实验室玻璃器具分类及使用、中药饮片的质量检验、药用辅料的质量检验、中成药的质量检验、包装材料的质量检验五个项目，共十四个工作任务。

本教材可供高职高专中药学、中药制药、药品质量与安全等中药类相关专业师生教学使用，也可作为中药企业的质量检验相关人员的岗前培训教材或参考书。

图书在版编目（CIP）数据

中药质量检验综合实训/蔡兴东，邹隆琼主编.—北京：中国医药科技出版社，2023.12

ISBN 978-7-5214-4374-5

Ⅰ.①中… Ⅱ.①蔡… ②邹… Ⅲ.①中药材-质量检验-高等职业教育-教材 Ⅳ.①R282

中国国家版本馆CIP数据核字（2023）第233139号

美术编辑 陈君杞

版式设计 友全图文

出版 **中国健康传媒集团** | 中国医药科技出版社

地址 北京市海淀区文慧园北路甲22号

邮编 100082

电话 发行：010-62227427 邮购：010-62236938

网址 www.cmstp.com

规格 787 × 1092mm $^{1}/_{16}$

印张 20

字数 536千字

版次 2024年1月第1版

印次 2024年1月第1次印刷

印刷 三河市万龙印装有限公司

经销 全国各地新华书店

书号 ISBN 978-7-5214-4374-5

定价 70.00元

出版说明

近几十年来，我国职业教育改革取得了巨大的进展与成就，尤其是《国家职业教育改革实施方案》《关于深化现代职业教育体系建设改革的意见》等指导性文件的出台，为中国职业教育走向世界指明了道路与方向。但普遍而言，职业教育教材的开发与研制仍然任重道远。《国家职业教育改革实施方案》明确指出“建设一大批校企‘双元’合作开发的国家规划教材，倡导使用新型活页式、工作手册式教材并配套开发信息化资源”。《关于深化现代职业教育体系建设改革的意见》也提出“优质教材建设将重点面向战略性新兴产业、先进制造业、现代服务业、现代农业等领域，深化产教融合、协同育人，科学严谨、内容丰富、形态多样、反映行业前沿技术，鼓励行业牵头或行业、企业、学校等共同开发”。

为落实国家职业教育改革的相关要求，重庆三峡医药高等专科学校努力践行产教融合、校企合作。教师按照真实环境、真学、真做、掌握真本领的要求开展教学活动，建立基于工作过程的“四真”行动式教学模式。将教学“以教师为中心”转变为“以学生为中心”，将学生由“被动学习”转变为“主动学习”，教师精心设计、导演，把教学内容巧妙地隐含在每个“职业工作活动”中，学生通过完成一个个“职业工作活动”，自己提出问题，并经过思考和教师的指导，自己解决问题。整个教学过程中，企业导师全程主导或参与，取得了较好的教学效果。为总结教学改革经验，并更好地服务“四真课程”教学模式，经学校教材建设指导委员会审定，组织了校企双方生产与教学的多名一线专家，编写了本套高职高专“四真课程”活页教材。

本套教材具有以下特点：

1.教材紧密围绕真实任务、项目、产品、内容等驱动载体，创设学习情境，实施完整的职业活动，助力教师实现完整、真实的教学过程。

2.教材设定的学习情境与真实环境高度相仿，教材涉及实训设备设施为真实设备设施，并参照企业真实的技术和装备水平。

3.教材每个工作任务按照任务目标、任务分析、相关知识、任务实施、任务评价、拓展提高、课后训练等几个步骤与内容进行设计与实施。

因“四真课程”教学模式改革不能一蹴而就，目前出版的教材只是针对已有明显成果的总结与固化，后续还将根据教学改革的继续实施陆续出版相关教材。

前　言 PREFACE

“中药质量检验综合实训”是为深化产教融合、校企合作、育训结合，推动企业深度参与协同育人，改革人才培养模式，在中药企业开展基地教学，校企合作共同开发的中药制药专业核心课程之一。为实现专业教学计划的培养目标，教师和企业专家联合编写了本教材。本教材对接先进的职业教育理念，适应人才培养模式创新和优化课程体系的需要，突出理论和实践相统一，强调实践性，以企业真实工作任务为载体，组织教学单元，让学生在真实的环境中，真学、真做，掌握真本领。

本教材具有以下特色。

1.坚持立德树人，突出职教特色。遵循技术技能人才成长规律，立德树人与技术技能培养并重，强化学生职业素养养成和专业技术积累，以企业真实中药质量检验任务为载体，将课程思政、职业素养和工匠精神融入教材内容。以适应专业建设、课程建设、教学模式与教学方法改革创新等方面的要求。

2.坚持产教融合，校企“双元”开发。紧跟产业发展趋势和行业人才需求，不断深化产教融合，校企“双元”合作开发教材，及时将中药产业发展的新技术、新工艺、新规范纳入教材内容，反映了中药质量检验典型岗位（群）职业能力要求。

3.创新教材形式，聚焦新形态教材开发。按照“以学生为中心、学习成果为导向、促进自主学习”的思路，融入企业真实工作任务，系统设计开发工作手册式活页教材。突出以行动导向教学内容为主体，根据中药质量检验岗位技术更新，不断开展知识更新、技能更新，提高教育教学与岗位技能点的契合度，让学生在使用工作手册式活页教材学习过程中，通过记录、反思等多种方式，在理论、技能等方面得到全面提升。

本教材由具有丰富教学、行业企业等相关工作经验的学校教师、企业工程师、一线技术专家等共同编写。其中，项目一、项目二由蔡兴东编写，项目三、项目四由王金凤编写，项目五由蔡兴东、邹妍琳编写，规程文件由邹隆琼、刘俊良、杨翠、周燕、唐燕、谭志娟负责编写。蔡兴东负责统稿，邹隆琼负责审核。主要内容包括常用实验室玻璃器具及分类使用、中药饮片的质量检验、药用辅料的质量检验、中成药的质量检验、包装材料的质量检验五个项目及规程文件，共十四个工作任务。本教材既可供中药制药等相关专业师生教学使用，也可作为中药企业的质量检验相关人员的岗前培训教材或参考书。

教材在编写过程中得到了各编者所在单位领导的热情关怀和大力支持，在此表示衷心的感谢。受编者水平所限，教材中难免存在不足之处，恳请广大读者批评指正。

编　者

2023年10月

CONTENTS 目录

项目一　常用实验室玻璃器具分类及使用

任务 1-1　常用实验室玻璃器具

一、学习目标

1. 掌握常用实验室玻璃器具的种类及用途。

2. 能正确使用常用的实验室玻璃器具。

3. 培养一丝不苟、严谨求实、精益求精、依法检验的职业素养和职业精神。

二、任务书

对常用的实验室玻璃器具进行分类；根据需要选取合适的实验室玻璃器具，并正确使用。

三、获取资讯

（一）实验室玻璃器具的分类

玻璃仪器是我们在实验室中常见也是常用的仪器，将实验室常用的玻璃仪器进行分类，能够帮助实验室工作人员进行更加有效的管理。玻璃仪器种类繁多、用途广泛、形状各异，不同专业领域的分析实验室还要用到一些特殊的专用玻璃仪器，现从国际通用标准及用途和结构特征两大方面来对玻璃器皿进行分类。

1. 按照国际通用标准分类　通常将实验室中所用的玻璃仪器和玻璃制品大致分为以下8类。

（1）输送和截留装置类　包括玻璃接头、接口、阀、塞、管、棒等。

（2）容器类　如皿、瓶、烧杯、烧瓶、槽、试管等。

（3）基本操作仪器和装置类　如用于吸收、干燥、蒸馏、冷凝、分离、蒸发、萃取、气体发生、色谱、分液、搅拌、破碎、离心、过滤、提纯、燃烧、燃烧分析等的玻璃仪器和装置。

（4）测量器具类　如用于测量流量、比重、压力、温度、表面张力等的测量仪表及量器、滴管、吸液管、注射器等。

（5）物理测量仪器类　如用于测试颜色、光密度、电参数、相变、放射性、分子量、黏度、颗粒度等的玻璃仪器。

（6）用于化学元素和化合物测定的玻璃仪器类　如用于As、CO_2、元素分析、原子团分析、金属元素、卤素和水分等测定的仪器。

（7）材料试验仪器类　如用于爆炸物、气体、金属和矿物、矿物油、建材、水质等测量的仪器。

（8）食品、医药、生物分析仪器类　如用于食品分析、血液分析、微生物培养、显微镜附件、血清和疫苗试验、尿化验等的分析仪器。

2.按照用途和结构特征分类　目前，国内一般将化学分析实验室中常用的玻璃仪器按它们的用途和结构特征，分为以下8类。

（1）烧器类　指能直接或间接地进行加热的玻璃仪器，如烧杯、烧瓶、试管、锥形瓶、碘量瓶、蒸发器、曲颈甑等。

（2）量器类　指用于准确测量或粗略量取液体容积的玻璃仪器，如量杯、量筒、容量瓶、滴定管、移液管等。

（3）瓶类　指用于存放固体或液体化学药品、化学试剂、水样等的容器，如试剂瓶、广口瓶、细口瓶、称量瓶、滴瓶、洗瓶等。

（4）管、棒类管、棒类　玻璃仪器种类繁多，按其用途分有冷凝管、分馏管、离心管、比色管、虹吸管、连接管、调药棒、搅拌棒等。

（5）有关气体操作使用的仪器　指用于气体的发生、收集、贮存、处理、分析和测量等的玻璃仪器，如气体发生器、洗气瓶、气体干燥瓶、气体的收集和储存装置、气体处理装置和气体的分析、测量装置等。

（6）加液器和过滤器类　主要包括各种漏斗及与其配套使用的过滤器具，如漏斗、分液漏斗、布氏漏斗、砂芯漏斗、抽滤瓶等。

（7）标准磨口玻璃仪器类　指具有磨口和磨塞的单元组合式玻璃仪器。前述各种玻璃仪器根据不同的应用场合，可以具有标准磨口，也可以具有非标准磨口。

（8）其他类　指除上述各种玻璃仪器之外的一些玻璃制器皿，如酒精灯、干燥器、结晶皿、表面皿、研钵、玻璃阀等。

（二）常用实验室玻璃器具的用途及使用注意

名称	常见规格	主要用途	使用注意事项	图片
烧杯	容量（ml）：10，15，25，50，100，250，400，500，600，1000，2000，5000	配制溶液、溶解样品等	加热时应置于石棉网上，使其受热均匀，一般不可烧干	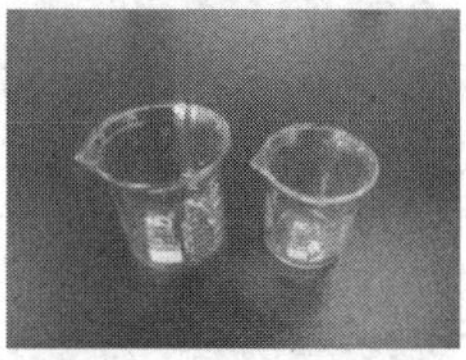
锥形瓶（三角烧瓶）	容量（ml）：50，100，250，500，1000	加热处理试样和容量分析滴定	加热时应置于石棉网上，使其受热均匀，一般不可烧干；磨口具塞三角瓶加热时要打开塞，非标准磨口要保持原配塞	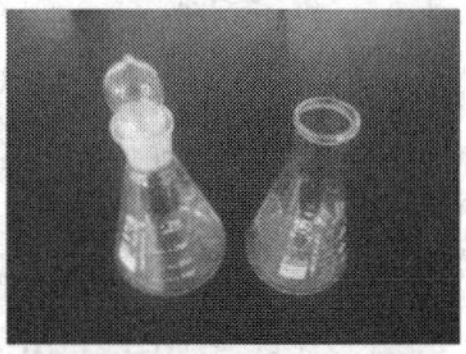
碘量瓶	容量（ml）：50，100，250，500，1000	碘量法或其他挥发性物质的定量分析	同锥形瓶要求	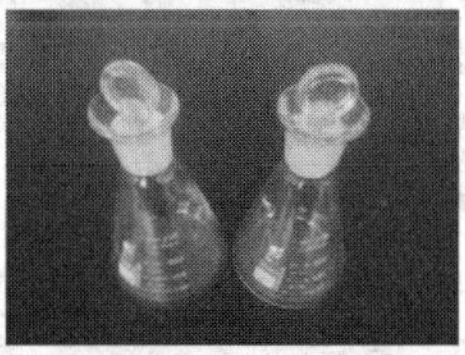
圆（平）底烧瓶	容量（ml）：250，500，1000	加热及蒸馏液体	一般避免直接火焰加热、隔石棉网或各种加热套、加热浴加热	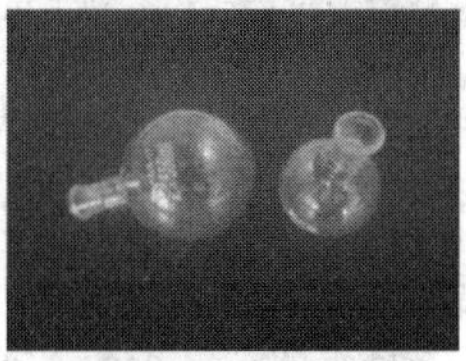
蒸馏烧瓶	容量（ml）：30，60，125，250，500，1000	蒸馏；也可作少量气体发生器	同圆（平）底烧瓶	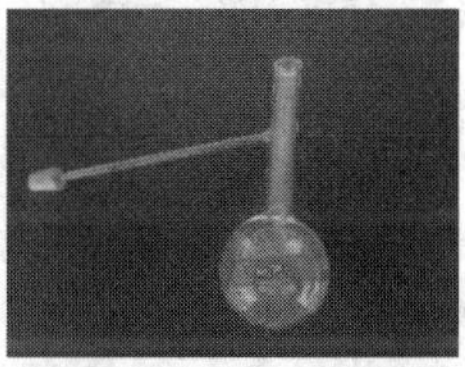
凯氏烧瓶	容量（ml）：50，100，300，500	消解有机物质	置石棉网上加热，瓶口方向勿对向自己及他人	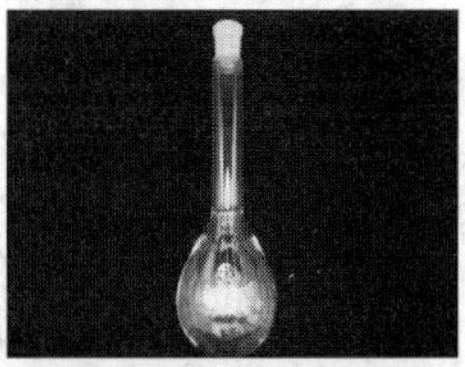
洗瓶	容量（ml）：250，500，1000	装纯水洗涤仪器或洗涤液洗涤沉淀	聚乙烯制的不可加热	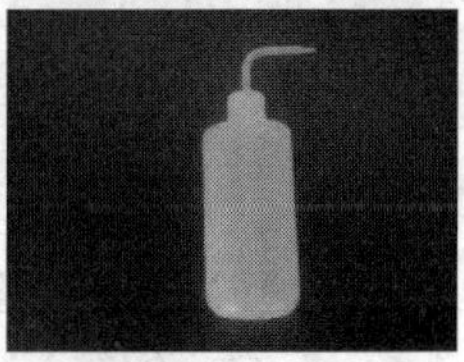

续表

名称	常见规格	主要用途	使用注意事项	图片
量筒、量杯	容量（ml）：5，10，25，50，100，250，500，1000，2000	粗略量取一定体积的液体用	沿壁加入或倒出溶液，不能加热	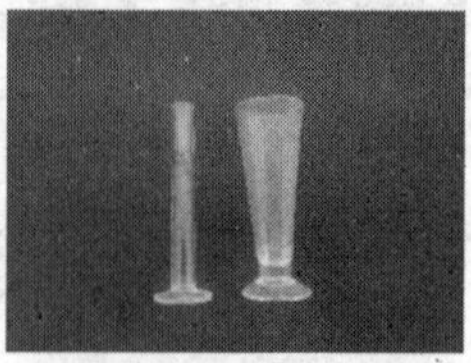
容量瓶	容量（ml）：5，10，25，50，100，250，500，1000，2000	配置准确体积的标准溶液或被测溶液	非标准的磨口塞要保持原配；用前要检漏，漏水的不能用；不能用直接火加热，可水浴加热	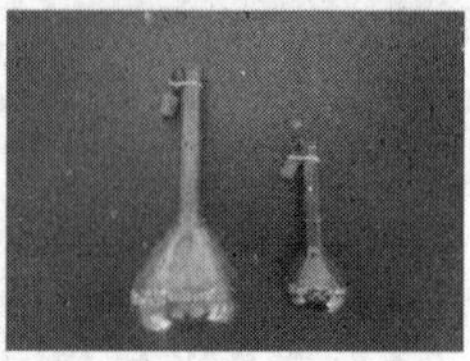
滴定管	容量（ml）：5，10，25，50，100	容量分析滴定操作	活塞要原配；用前要检漏，漏水的不能使用；不能加热；不能长期存放碱液；碱管不能放与橡胶作用的标准溶液	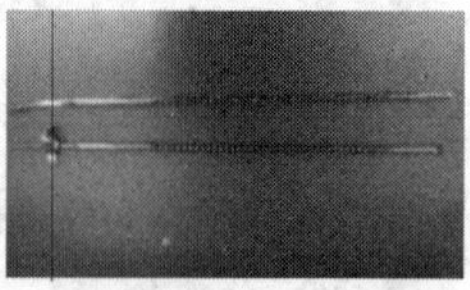
移液管（单标线吸量管）	容量（ml）：1，2，5，10，15，20，25，50，100	准确量取一定量的液体	不可加热；管体上有“吹”字时，移取液体时需要将残留管尖的液体吹出	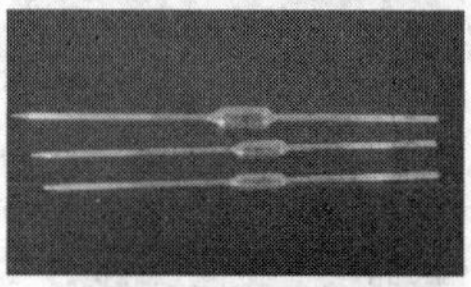
分度吸量管	容量（ml）：0.1，0.2，0.25，0.5，1，2，5，10，25，50	准确移取各种不同量的液体	不可加热；管体上有“吹”字时，移取液体时需要将残留管尖的液体吹出	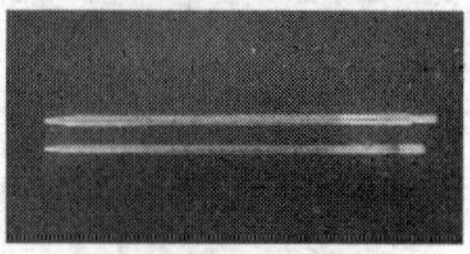
称量瓶	扁形、高形	扁形用作测定水分或在烘箱中烘基准物；高形用于称量基准物、样品	不可盖紧磨口塞烘烤，磨口塞要原配	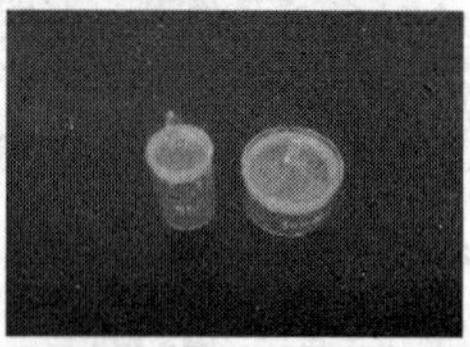
细口瓶、广口瓶、下口瓶	容量（ml）：30，60，125，250，500，1000，2000，10000，20000	细口瓶用于存放液体试剂；广口瓶用于装固体试剂；棕色瓶用于存放见光易分解的试剂	不能加热；不能用来配制溶液；磨口塞要保持原配；酸性药品、具有氧化性的药品、有机溶剂要用玻璃塞，碱性试剂要用橡胶塞；对见光易变质的要用棕色瓶	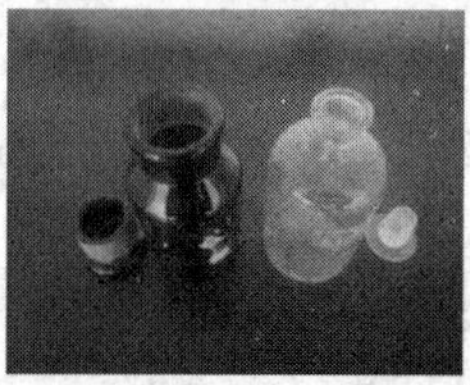
漏斗	长颈、短颈，锥体均为60°	长颈漏斗用于定量分析，过滤沉淀；短颈漏斗用作一般过滤	不可直接火加热	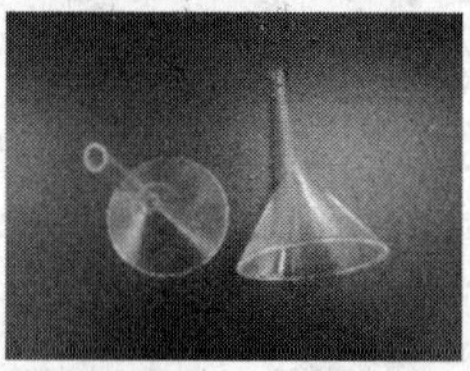

续表

名称	常见规格	主要用途	使用注意事项	图片
分液漏斗	容量（ml）：50，100，125，250，500，1000 有玻璃活塞或聚四氟乙烯活塞	分开两种互不相溶的液体；用于萃取分离和富集	磨口旋塞必须原配，漏水的漏斗不能使用；不可加热	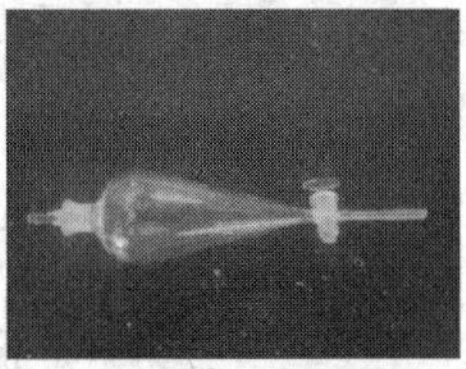
滴瓶	容量（ml）：30，60，125 无色、棕色	装需滴加的试剂	不能加热；不能用来配制溶液	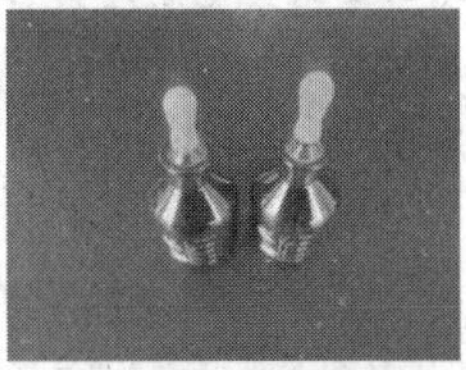
比色管	容量（ml）：10，25，50，100	光度分析	不可直接火加热；非标准磨口塞必须原配；注意保持管壁透明，不可用去污粉刷洗，以免磨伤透光面	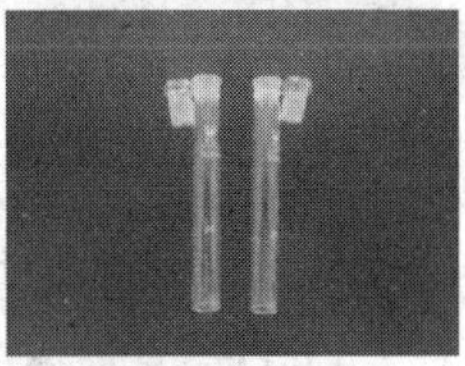
冷凝管	全长（mm）：320，370，490 分为直形、球形、蛇形、空气冷凝管	用于冷却蒸馏出的液体，蛇形管适用于冷凝低沸点液体蒸汽，空气冷凝管用于冷凝沸点150℃以上的液体蒸汽	不可骤冷骤热；注意从下口进冷却水，上口出水	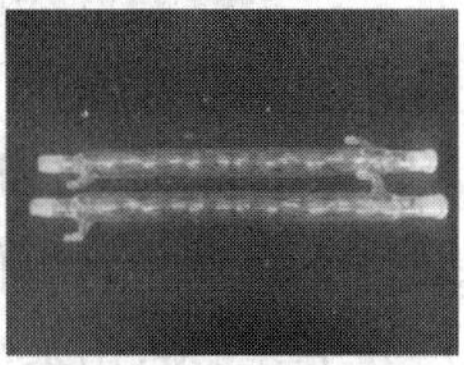
干燥器	内径（mm）：150，180，210，240，300，350，400，450等 无色、棕色	玻璃干燥器是一个密闭容器，用于干燥物品（里边加干燥剂），或加湿或保湿（里边加水或其他溶液）	在使用时，要保证盖子与底座密闭（需涂抹凡士林）	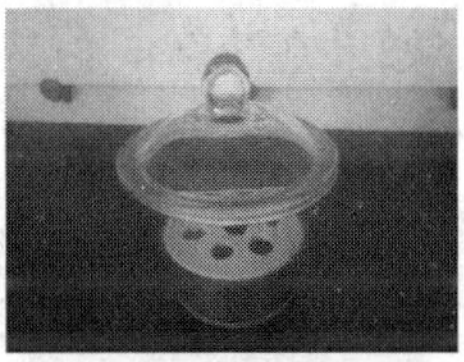
瓷研钵	口径（mm）：60，80，100，130，160，216，254，305等	可用于粉碎混合物品	要轻拿轻放，小心打碎	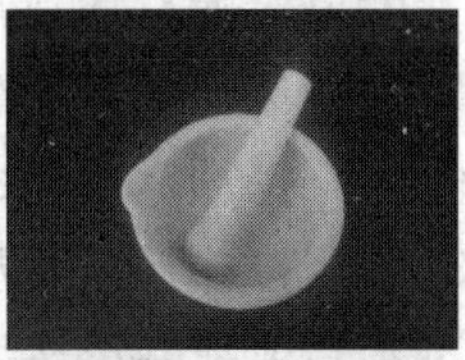
蒸发皿	口径（mm）：60，90，120，180等也可按容积分 玻璃、陶瓷	一般用于蒸发液体、浓缩溶液	不可骤冷骤热；用蒸发皿盛装液体时，其液体量不能超过其容积的2/3；要轻拿轻放，小心打碎	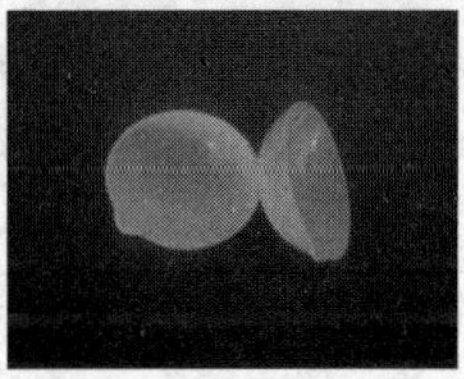

续表

名称	常见规格	主要用途	使用注意事项	图片
玻璃表面皿	直径（mm）：60，70，80，90，100，120，150，180，200等	用途很广，可以作盖子，盖在蒸发皿或烧杯上，防止灰尘落入蒸发皿或烧杯；可以作容器，暂时盛放固体或液体试剂，方便取用；可以作承载器，用来承载pH试纸，使滴在试纸上的酸液或碱液不腐蚀实验台等	用作各种仪器盖子，只要利用它的弧形放在仪器口上，放稳即可，但要注意按仪器的口径选择表面皿，一般表面皿直径应大于仪器口径1cm	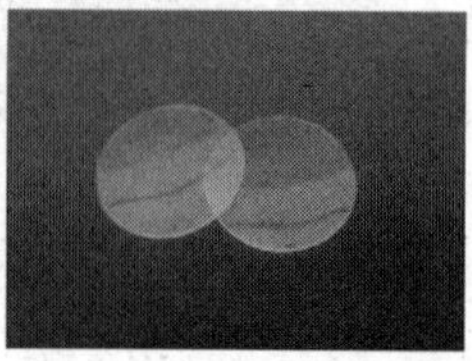

（三）常用实验室器具的使用

1.容量瓶的使用

（1）检漏和洗涤　在使用容量瓶之前要进行检漏和洗涤操作。①检漏：使用容量瓶之前，先检查磨口塞或塑料塞是否漏水，操作如下：在容量瓶内装入半瓶水，塞紧瓶塞。用一手食指按住塞子，另一手五指托住容量瓶底，将瓶倒立2分钟，用干滤纸片沿瓶口缝隙处检查看有无水渗出。如果不漏水，将瓶直立，旋转瓶塞180°，塞紧，再倒立2分钟，如果仍不漏水，则可使用。②洗涤：检验合格的容量瓶应洗涤干净。先用洗液洗，再用自来水冲洗，最后用蒸馏水洗涤干净（直至内壁不挂水珠为洗涤干净）。

（2）固体物质的溶解　把准确称量好的固体溶质放在干净的烧杯中，用少量溶剂溶解（如果在溶解时放热，则要放置使其降温到室温）。再把溶液转移到容量瓶里，采用玻璃棒引流的方法，具体操作是将玻璃棒一端靠在容量瓶颈内壁上，注意不要让玻璃棒其他部位触及容量瓶口，防止液体流到容量瓶外壁上，然后将烧杯中的溶液沿玻璃棒倒入容量瓶。

（3）淋洗　为保证溶质能全部转移到容量瓶中，要用溶剂少量多次洗涤烧杯，并把洗涤溶液全部转移到容量瓶里。转移时要用玻璃棒引流。

（4）定容　继续向容量瓶内加入溶剂，直到液体约为容量瓶容积的3/4时，水平振摇混匀。继续加入溶剂至液面离标线1cm左右时，改用滴管小心滴加，最后使液体的凹液面与标线正好相切。若加水超过刻度线，则需重新配制。需注意要平视凹液面，俯视或者仰视都会造成配制溶液浓度不准确。

（5）摇匀　盖紧瓶塞，用倒转和摇动的方法使瓶内的液体混合均匀，即得。

2.移液管的使用

（1）检查　使用移液管前，应检查其嘴尖管口无破损，然后要看一下移液管标记、准确度等级、刻度标线位置等。

（2）洗涤　应先用铬酸洗液润洗，以除去管内壁的油污。然后用自来水冲洗残留的洗液，再用蒸馏水洗净。移取溶液前，应先用滤纸将移液管末端内外的水吸干。

（3）润洗　用欲移取的溶液润洗管壁3～4次，以确保所移取溶液的浓度不变。操作如下：将移液管插入小烧杯中吸取溶液，当吸至移液管容量的1/3时，立即用右手食指按住管口，取出，横持并转动移液管，使溶液流遍全管内壁，将溶液从下端尖口处排入废液杯内。重复如此操作3～4次，即可吸取溶液。

（4）吸液　将用待吸液润洗过的移液管插入待吸液面下1～2cm处，左手拿洗耳球，先把球中空气压出，再将球的尖嘴接在移液管上口，慢慢松开压扁的洗耳球使溶液吸入管内，当管内液面上升至标线以上1～2cm处时，迅速用右手食指堵住管口，将移液管提出待吸液面，用滤纸擦干移液管或吸量管下端黏附的少量溶液（在移动移液管或吸量管时，应将移液管或吸量管保持垂直，不能倾斜）。

（5）调节液面　将移液管向上提升离开液面，管的末端仍靠在盛溶液器皿的内壁上保持45°角，管身保持直立，略放松食指（有时可微微转动吸管），使管内溶液慢慢从下口流出，直至溶液的凹液面与标线相切为止，立即用食指压紧管口。将尖端的液滴靠壁去掉，移出移液管，插入承接溶液的器皿中。

（6）放出溶液　承接溶液的器皿如是锥形瓶，应使锥形瓶倾斜30°～45°，移液管直立，管下端紧靠锥形瓶内壁，稍松开食指，让溶液沿瓶壁慢慢流下，全部溶液流完后需等15秒后再拿出移液管，以便使附着在管壁的部分溶液得以流出。如果移液管未标明“吹”字，则残留在管尖末端内的溶液不可吹出，因为移液管所标定的量出容积中并未包括这部分残留溶液。

四、问题引导

1.量取一定体积溶液时，可以选用哪些实验室玻璃器具（不少于3种）？

____

____

2.可以用于加热溶液的实验室玻璃器具有哪些（不少于3种）？

____

____

3.容量瓶定容时为什么要保持平视液面？

____

____

4.移液管在移液前为什么要进行润洗？

____

____

五、任务实施

1.请把下列实验玻璃器皿按要求进行分类。

量杯、烧杯、烧瓶、量筒、容量瓶、锥形瓶、碘量瓶、滴定管、移液管、试管。

以上属于量器的有：______

以上属于烧器的有：______

2.请选取适宜的实验器具完成以下操作。

精密称取亚硫酸钠对照品500mg，置10ml量瓶中，加入含0.5%甘露醇和0.1% 乙二胺四乙酸二钠的混合溶液溶解，并稀释至刻度，摇匀，制成每1ml含亚硫酸钠50.0mg的对照品贮备溶液。分别精密量取对照品备溶液 0.1ml、0.2ml、0.4ml、1ml、2ml，置10ml量瓶中，用含0.5%甘露醇和0.1%乙二胺四乙酸二钠的溶液分别稀释成每1ml含亚硫酸钠0.5mg、1mg、2mg、5mg、10mg的对照品溶液。

六、评价反馈

评价主体	评价内容	分值	得分
自我评价（10分）	自己的学习态度是否端正，学习方法是否正确，学习效果是否良好	10	
学生互评（30分）	学习态度是否端正	10	
	操作过程是否正确	10	
	操作结果是否符合要求	10	
指导教师（30分）	学习态度是否端正	10	
	操作过程是否正确	10	
	操作结果是否符合要求	10	
车间班组（30分）	学习态度是否端正	10	
	操作过程是否正确	10	
	操作结果是否符合要求	10	
合计		100	

七、思想加油站

2006年春夏之交的“齐二药”事件震惊全国，这是一起不法商人销售假冒药用辅料，制药企业采购和质量检验人员严重违规操作，使假冒药用辅料制成假药投放市场（用二甘醇代替了丙二醇），导致11人死亡的恶性案件。在这起案件中，有关部门对21名有关责任人员作出处理，其中移交司法机关处理10人，给予党纪政纪处分11人。国家药品监管部门依法吊销制药企业药品生产许可证。这一事件警醒我们，药品是特殊的商品，其品质好坏直接关系到治病救人效果，关系到人民的生命安全，药物质量检验是监控药品质量的重要手段，作为药学专业人员更应该严谨、求实，用所学知识把好药品质量关，坚守作为药学人的使命和社会责任。

项目二　中药饮片的质量检验

任务 2-1　淫羊藿饮片的质量检验

一、学习目标

1.掌握淫羊藿饮片质量检验方法；熟悉淫羊藿饮片质量要求。
2.能根据药品标准开展淫羊藿饮片的检验操作，能正确填写检验记录和检验报告。
3.培养一丝不苟、严谨求实、精益求精、依法检验的职业素养和职业精神。

二、任务书

×××公司中药饮片生产车间现已完成一批淫羊藿饮片的生产，需要质管部完成质量检验，出具检验报告。请完成相关检验工作。

请验单

物料名称：淫羊藿	供货单位：××××
规　　格：丝	物料代码：××××
批号/产品单号：××××××× 进厂编号：	请验部门：饮片生产车间
数　　量：××××	请 验 人：××××
件　　数：××××	请验日期：××××.××.××
检验项目：全检	
类　　别：原辅料□　中间产品□　包装材料□　成品☑	

第一联　请验部门留底（白）　第二联　质量管理部存档（红）

质量管理部签收人：×××××
日　期：××年××月××日

三、获取资讯

检验依据:《中国药典》(2020年版)一部淫羊藿项下质量标准。

淫羊藿

Yinyanghuo

EPIMEDII FOLIMM

本品为小檗科植物淫羊藿*Epimedium brevicornu* Maxim.、箭叶淫羊藿*Epimedium sagittatum*(Sieb. et Zucc.) Maxim.、柔毛淫羊藿*Epimedium pubescens* Maxim. 或朝鲜淫羊藿*Epimedium koreanum* Nakai的干燥叶。夏、秋季茎叶茂盛时采收，晒干或阴干。

【性状】淫羊藿 二回三出复叶；小叶片卵圆形，长3～8cm，宽2～6cm；先端微尖，顶生小叶基部心形，两侧小叶较小，偏心形，外侧较大，呈耳状，边缘具黄色刺毛状细锯齿；上表面黄绿色，下表面灰绿色，主脉7～9条，基部有稀疏细长毛，细脉两面突起，网脉明显；小叶柄长1～5cm。叶片近革质。气微，味微苦。

箭叶淫羊藿 一回三出复叶，小叶片长卵形至卵状披针形，长4～12cm，宽2.5～5cm；先端渐尖，两侧小叶基部明显偏斜，外侧多呈箭形。下表面疏被粗短伏毛或近无毛。叶片革质。

柔毛淫羊藿 一回三出复叶；叶下表面及叶柄密被绒毛状柔毛。

朝鲜淫羊藿 二回三出复叶；小叶较大，长4～10cm，宽3.5～7cm，先端长尖。叶片较薄。

【鉴别】(1)本品叶表面观：淫羊藿 上、下表皮细胞垂周壁深波状弯曲，沿叶脉均有异细胞纵向排列，内含1～多个草酸钙柱晶；下表皮气孔众多，不定式，有时可见非腺毛。

箭叶淫羊藿 上、下表皮细胞较小；下表皮气孔较密，具有多数非腺毛脱落形成的疣状突起，有时可见非腺毛。

柔毛淫羊藿 下表皮气孔较稀疏，具有多数细长的非腺毛。

朝鲜淫羊藿 下表皮气孔和非腺毛均易见。

(2)取本品粉末0.5g，加乙醇10ml，温浸30分钟，滤过，滤液蒸干，残渣加乙醇1ml使溶解，作为供试品溶液。另取淫羊藿苷对照品，加甲醇制成每1ml含0.1mg的溶液，作为对照品溶液。照薄层色谱法(通则0502)试验，吸取上述两种溶液各10μl，分别点于同一硅胶H薄层板上，以乙酸乙酯-丁酮-甲酸-水(10∶1∶1∶1)为展开剂，展开，取出，晾干。置紫外光灯(365nm)下检视，供试品色谱中，在与对照品色谱相应的位置上，显相同的暗红色斑点；喷以三氯化铝试液，再置紫外光灯(365nm)下检视，显相同的橙红色荧光斑点。

【检查】杂质 不得过3.0%(通则2301)。

水分 不得过12.0%(通则0832第二法)。

总灰分 不得过8.0%(通则2302)。

【浸出物】照醇溶性浸出物测定法（通则2201）项下的冷浸法测定，用稀乙醇作溶剂，不得少于15.0%。

【含量测定】**总黄酮**　精密量取〔含量测定〕总黄酮醇苷项下的供试品溶液0.5ml，置50ml量瓶中，加甲醇至刻度，摇匀，作为供试品溶液。另取淫羊藿苷对照品适量，精密称定，加甲醇制成每1ml含10μg的溶液，作为对照品溶液。分别取供试品溶液和对照品溶液，以相应试剂为空白，照紫外－可见分光光度法（通则0401），在270nm波长处测定吸光度，计算，即得。

本品按干燥品计算，叶片含总黄酮以淫羊藿苷（$C_{33}H_{40}O_{15}$）计，不得少于5.0%。

总黄酮醇苷　照高效液相色谱法（通则0512）测定。

色谱条件与系统适用性试验　以十八烷基硅烷键合硅胶为填充剂（柱长为250mm，内径为4.6mm）；以乙腈为流动相A，水为流动相B，按下表中的规定进行梯度洗脱；柱温为30℃；检测波长为270nm。理论板数按淫羊藿苷峰计算应不低于8000。

时间（分钟）	流动相A（%）	流动相B（%）
0～30	24→26	76→74
30～31	26→45	74→55
31～45	45→47	55→53

对照品溶液的制备　取淫羊藿苷对照品适量，精密称定，加甲醇制成每1ml含40μg的溶液，即得。

供试品溶液的制备　取本品叶片，粉碎过三号筛，取约0.2g，精密称定，置具塞锥形瓶中，精密加入稀乙醇20ml，称定重量，超声处理（功率400W，频率50kHz）1小时，放冷，再称定重量，用稀乙醇补足减失的重量，摇匀，滤过，取续滤液，即得。

测定法　分别精密吸取对照品溶液与供试品溶液各10μl，注入液相色谱仪，测定。以淫羊藿苷对照品为参照，以其相应的峰为S峰，计算朝藿定A、朝藿定B、朝藿定C峰的相对保留时间，其相对保留时间应在规定值的±5%范围之内。相对保留时间及校正因子见下表。

待测成分（峰）	相对保留时间	校正因子
朝藿定A	0.73	1.35
朝藿定B	0.81	1.28
朝藿定C	0.90	1.22
淫羊藿苷（S）	1.00	1.00

以淫羊藿苷对照品为对照，分别乘以校正因子，计算朝藿定A、朝藿定B、朝藿定C和淫羊藿苷的含量。

本品按干燥品计算，叶片含朝藿定A（$C_{39}H_{50}O_{20}$）、朝藿定B（$C_{38}H_{48}O_{19}$）、朝藿定C（$C_{39}H_{50}O_{19}$）和淫羊藿苷（$C_{33}H_{40}O_{15}$）的总量，朝鲜淫羊藿不得少于0.50%；淫羊藿、柔毛淫羊藿、箭叶淫羊藿均不得少于1.5%。

饮片

【炮制】淫羊藿 除去杂质，摘取叶片，喷淋清水，稍润，切丝，干燥。

【性状】本品呈丝片状。上表面绿色、黄绿色或浅黄色，下表面灰绿色，网脉明显，中脉及细脉凸出，边缘具黄色刺毛状细锯齿。近革质。气微，味微苦。

【鉴别】（除叶表面观外）**【检查】**（水分　总灰分）**【含量测定】**同药材。

炙淫羊藿 取羊脂油加热熔化，加入淫羊藿丝，用文火炒至均匀有光泽，取出，放凉。

每100kg淫羊藿，用羊脂油（炼油）20kg。

【性状】本品形如淫羊藿丝。表面浅黄色显油亮光泽。微有羊脂油气。

【检查】水分 同药材，不得过8.0%。

【含量测定】照高效液相色谱法（通则0512）测定。

对照品溶液的制备 取宝藿苷Ⅰ对照品适量，精密称定，加甲醇制成每1ml含10μg的溶液，即得。淫羊藿苷对照品溶液同药材〔含量测定〕总黄酮醇苷项下。

色谱条件与系统适用性试验、供试品溶液的制备 同药材。

测定法 分别精密吸取对照品溶液与供试品溶液各10μl，注入液相色谱仪，测定。以外标法计算宝藿苷Ⅰ含量，朝藿定A、朝藿定B、朝藿定C和淫羊藿苷的含量计算方法同药材。

本品按干燥品计算，含宝藿苷Ⅰ（$C_{27}H_{30}O_{10}$）不得少于0.030%；含朝藿定A（$C_{39}H_{50}O_{20}$）、朝藿定B（$C_{38}H_{48}O_{19}$）、朝藿定C（$C_{39}H_{50}O_{19}$）和淫羊藿苷（$C_{33}H_{40}O_{15}$）的总量，朝鲜淫羊藿不得少于0.40%，淫羊藿、柔毛淫羊藿、箭叶淫羊藿均不得少于1.2%。

【鉴别】（除叶表面观外）**【检查】**（总灰分）同药材。

【性味与归经】辛、甘，温。归肝、肾经。

【功能与主治】补肾阳，强筋骨，祛风湿。用于肾阳虚衰，阳痿遗精，筋骨痿软，风湿痹痛，麻木拘挛。

【用法与用量】6～10g。

【贮藏】置通风干燥处。

四、问题引导

1.薄层色谱法的操作步骤是什么？操作时需要注意哪些问题？

____

____

____

2.高效液相色谱法的操作步骤是什么？操作时需要注意哪些问题？

____

____

五、任务实施

（一）样品分样

1.样品分样管理

详见规程文件1：样品分样管理规程。

2.样品分样与发放记录

样品分样与发放记录

物料品名	送样时间	批号	规格	产品状态	取样人	取样数量	分样员	检验项目	检品数量	检验员	备注
								微生物组			
								理化组			
								精密仪器组			
								微生物组			
								理化组			
								精密仪器组			
								微生物组			
								理化组			
								精密仪器组			
								微生物组			
								理化组			
								精密仪器组			
								微生物组			
								理化组			
								精密仪器组			

（二）样品检验

1.样品前处理

参照《淫羊藿饮片检验标准操作规程（SOP）》中的要求对样品进行前处理。

2.药品检验

（1）淫羊藿饮片检验标准操作规程（SOP）

人淫羊藿饮片检验标准操作规程

文件编码	*******	页次：×/×

文件形成及控制：

	部门	姓名	签名	日期
起草人	QC人员	***		年　月　日
审核人	QA人员	***		年　月　日
	QC主管	***		年　月　日
	质量管理负责人	***		年　月　日
执行日期				年　月　日
颁发部门	质量管理部			年　月　日
	存档（书面、电子文档）各2份	颁发份数	各部门1份，共1份	
分发部门	物控管理部［　］　质量管理部［　］　生产管理部［　］ 设备管理部［　］　安全管理部［　］　营销管理部［　］ 企业管理部［　］　财务管理部［　］　药物警戒部［　］			

文件修订历史：

历史版本号	执行日期	修订内容及原因

1.目的：

建立淫羊藿饮片各项质量指标的检验方法与操作规程。

2.范围：

本标准适用于淫羊藿饮片的检验。

3.职责：

质量管理部QC人员按此标准操作规程进行检查。

4.内容：

4.1品名：

淫羊藿。

4.2标准依据：

淫羊藿质量标准。

4.3性状：

4.3.1仪器与用具：

放大镜。

4.3.2操作方法：

取用供试品，用目视或用放大镜观察；闻其气，用口尝其味。

4.3.3记录：

记录观察的性状和气味。

4.3.4结果判定：

本品呈丝片状。上表面绿色、黄绿色或浅黄色，下表面灰绿色，网脉明显，中脉及细脉凸出，边缘具黄色刺毛状细锯齿。近革质。气微，味微苦。

4.4鉴别：

4.4.1仪器与用具：

高效多功能粉碎机、薄层色谱自动成像分析系统、电子天平（感量0.01g/0.01mg）、超声处理器、分液漏斗、具塞锥形瓶、量筒、蒸发皿、微量进样针、三角漏斗、刻度吸管、具塞试管、试剂瓶、容量瓶、薄层展开缸、薄层板、定性滤纸。

4.4.2试剂与试药：

乙醇、乙酸乙酯、丁酮、甲酸、三氯化铝、硅胶H。

4.4.3对照品与对照药材：

淫羊藿苷对照品。

4.4.4操作方法：

取本品粉末0.5g，加乙醇10ml，温浸30分钟，滤过，滤液蒸干，残渣加乙醇1ml使溶解，作为供试品溶液。另取淫羊藿苷对照品，加甲醇制成每1ml含0.1mg的溶液，作为对照品溶液。照《薄层色谱法标准操作规程》SOP-10-3705试验，吸取上述两种溶液各10μl，分别点于同一硅胶H薄层板上，以乙酸乙酯-丁酮-甲酸-水（10：1：1：1）为展开剂，展开，取出，晾干。置紫外光灯（365nm）下检视。

4.4.5结果判定：

供试品色谱中，在与对照品色谱相应的位置上，显相同的暗红色斑点；喷以三氯化铝试液，再置紫外光灯（365nm）下检视，显相同的橙红色荧光斑点。

4.5检查：

4.5.1药屑及杂质：

取本品50g，照《杂质检查法标准操作规程》检查，通过药典二号筛，不得过3%。

4.5.2水分：

取本品2～5g，照《水分测定法标准操作规程》第二法烘干法检查，不得过12.0%。

4.5.3总灰分：

取本品2～3g，照《灰分测定法标准操作规程》检查，不得过8.0%。

4.5.4禁用农药：

取本品，照《农药残留量测定法》测定，甲胺磷不得过0.05mg/kg，甲基对硫磷不得过0.02mg/kg，对硫磷不得过0.02mg/kg，久效磷不得过0.03mg/kg，磷胺不得过0.05mg/kg，六六六不得过0.1mg/kg，滴滴涕不得过0.1mg/kg，杀虫脒不得过0.02mg/kg，除草醚不得过0.05mg/kg，艾氏剂不得过0.05mg/kg，狄氏剂不得过0.05mg/kg，苯线磷不得过0.02mg/kg，地虫硫磷不得过0.02mg/kg，硫线磷不得过0.02mg/kg，蝇毒磷不得过0.05mg/kg，治螟磷不得过0.02mg/kg，特丁硫磷不得过0.02mg/kg，氯磺隆不得过0.05mg/kg，胺苯磺隆不得过0.05mg/kg，甲磺隆不得过0.05mg/kg，甲拌磷不得过0.02mg/kg，甲基异柳磷不得过0.02mg/kg，内吸磷不得过0.02mg/kg，克百威不得过0.05mg/kg，涕灭威不得过0.1mg/kg，灭线磷不得过0.02mg/kg，氯唑磷不得过0.01mg/kg，水胺硫磷不得过0.05mg/kg，硫丹不得过0.05mg/kg，氟虫腈不得过0.02mg/kg，三氯杀螨醇不得过0.2mg/kg，硫环磷不得过0.03mg/kg，甲基硫环磷不得过0.03mg/kg。

4.5.5二氧化硫残留量：

称取本品10g，照《二氧化硫残留量测定法标准操作规程》测定，不得过150mg/kg。

4.6含量测定：

4.6.1总黄酮：照《紫外-可见分光光度法标准操作规程》检查。

4.6.1.1仪器与用具：

紫外可见分光光度计、电子天平（感量0.01mg）、单标线吸管、容量瓶、石英皿、刻度吸管。

4.6.1.2试剂和试药：

甲醇。

4.6.1.3对照品与对照药材：

淫羊藿苷对照品。

4.6.1.4操作方法：

精密量取总黄酮醇苷测定项下的供试品溶液0.5ml，置50ml量瓶中，加甲醇至刻度，摇匀，作为供试品溶液。另取淫羊藿苷对照品适量，精密称定，加甲醇制成每1ml含10μg的溶液，作为对照品溶液。

4.6.1.5测定：

分别取供试品溶液和对照品溶液，以相应试剂为空白，在270nm波长处测定吸光度，计算，即得。

4.6.1.6判定：

本品按干燥品计算，叶片含总黄酮以淫羊藿苷（$C_{33}H_{40}O_{15}$）计，不得少于5.0%。

4.6.2总黄酮醇苷：

4.6.2.1仪器与用具：

高效液相色谱仪、C18色谱柱、电子天平（感量0.1/0.01mg）、高效多功能粉碎机、药典筛（三号筛）、超声处理器、容量瓶、单标线吸管、刻度吸管、三角漏斗、砂芯过滤装置、真空泵、0.45μm微孔滤膜、过滤器、定量滤纸。

4.6.2.2试剂和试药：

甲醇（色谱纯）、乙腈（色谱纯）、乙醇。

4.6.2.3对照品与对照药材：

淫羊藿苷对照品。

4.6.2.4操作方法：

4.6.2.4.1照《高效液相色谱法标准操作规程》测定。

4.6.2.4.2色谱条件与系统适应性试验：

以十八烷基硅烷键合硅胶为填充剂（柱长为250mm，内径为4.6mm）；以乙腈为流动相A，水为流动相B，按下表中的规定进行梯度洗脱；柱温为30℃；检测波长为270nm。理论板数按淫羊藿苷峰计算应不低于8000。

时间（分钟）	流动相A（%）	流动相B（%）
0～30	24→26	76→74
30～31	26→45	74→55
31～45	45→47	55→53

4.6.2.4.3对照品溶液的制备：

取淫羊藿苷对照品适量，精密称定，加甲醇制成每1ml含40μg的溶液，即得。

4.6.2.4.4供试品溶液的制备：

取本品叶片，粉碎过三号筛，取约0.2g，精密称定，置具塞锥形瓶中，精密加入稀乙醇20ml，称定重量，超声处理（功率400W，频率50kHz）1小时，放冷，再称定重量，用稀乙醇补足减失的重量，摇匀，滤过，取续滤液，即得。

4.6.2.4.5分别精密吸取对照品溶液与供试品溶液各10μl，注入液相色谱仪，测定。以淫羊藿苷对照品为参照，以其相应的峰为S峰，计算朝藿定A、朝藿定B、朝藿定C峰的相对保留时间，其相对保留时间应在规定值的±5%范围之内。相对保留时间及校正因子见下表。

待测成分（峰）	相对保留时间	校正因子
朝藿定A	0.73	1.35
朝藿定B	0.81	1.28
朝藿定C	0.90	1.22
淫羊藿苷S	1.00	1.00

以淫羊藿苷对照品为对照，分别乘以校正因子，计算朝藿定A、朝藿定B、朝藿定C和淫羊藿苷的含量。

4.6.2.4.6结果判定：

本品按干燥品计算，叶片含朝藿定A（$C_{39}H_{50}O_{20}$）、朝藿定B（$C_{38}H_{48}O_{19}$）、朝藿定C（$C_{39}H_{50}O_{19}$）和淫羊藿苷（$C_{33}H_{40}O_{15}$）的总量，朝鲜淫羊藿不得少于0.50%；淫羊藿、柔毛淫羊藿、箭叶淫羊藿均不得少于1.5%。

4.7检查周期与报告时限：

本品应在15日内检验完毕并发放报告。

（2）淫羊藿检验记录

淫羊藿检验记录

第1页　共7页

检品名称	
规格	
检品数量	
检验项目	
送检日期	
完成日期	

检验纪要：

一、【性状】

本品为____

____

标准规定：（本品呈丝片状。上表面绿色、黄绿色或浅黄色，下表面灰绿色，网脉明显，中脉及细脉凸出，边缘具黄色刺毛状细锯齿。近革质。气微，味微苦。）

小结：本项□符合规定　　　□不符合规定

检验人：　　　　　检验日期：

二、【鉴别】

1.鉴别：照《薄层色谱法标准操作规程》试验。

室温：________相对湿度：________天平型号：________薄层色谱成像仪型号：________________

1.1供试品溶液的制备：取本品粉末______g，加乙醇____ml，温浸____分钟，滤过，滤液蒸干，残渣加乙醇____ml使溶解，作为供试品溶液。

1.2对照品溶液的制备：精密称取淫羊藿苷对照品____g，加甲醇制成每1ml含____mg的溶液，作为对照品溶液。

紫外光灯：________nm；

薄层板：______________板；

展开剂：乙酸乙酯－丁酮－甲酸－水（____：____：____：____）；

展　距：________cm；

点样量：供试品溶液________μl；对照品溶液________μl；

显色剂：______________；

结果：______________。

标准规定：置紫外光灯（365nm）下检视，供试品色谱中，在与对照品色谱相应的位置上，显相同的暗红色斑点；喷以三氯化铝试液，再置紫外光灯（365nm）下检视，显相同的橙红色荧光斑点。

小结：本项□符合规定　　　□不符合规定

检验人：　　　　　检验日期：

淫羊藿检验记录

检验纪要：

三、【检查】

1.药屑及杂质：照《杂质检查法标准操作规程》试验。

室温：__________相对湿度：__________天平型号：__________筛号：__________

	样品取样量(g) A	药屑及杂质(g) B
样品		

计算：药屑及杂质= $\frac{B}{A} \times 100\%$

标准规定：不得过3%。

小结：本项□符合规定　　　□不符合规定

检验人：　　　　检验日期：

2.水分：照《水分测定法标准操作规程》第二法烘干法测定。

室温：__________相对湿度：__________天平型号：__________恒温干燥箱型号：__________

烘干温度：__________烘干起始时间：__________烘干结束时间：__________

	在105℃第一次恒重的称量瓶	在105℃第二次恒重的称量瓶（W_1）	样品重（W）	样品与称量瓶在105℃干燥5小时	样品与称量瓶在105℃再次干燥1小时（W_2）
样品1（g）					
样品2（g）					

计算：水分= $\frac{W_1+W-W_2}{W} \times 100\%$

平均值：

标准规定：不得过12.0%

小结：本项□符合规定　　　□不符合规定

检验人：　　　　检验日期：

淫羊藿检验记录

检验纪要：

3.总灰分：照《灰分测定法标准操作规程》试验。

室温：＿＿＿＿＿相对湿度：＿＿＿＿＿天平型号：＿＿＿＿＿马弗炉型号：＿＿＿＿＿

炽灼温度：＿＿＿＿＿炽灼起始时间：＿＿＿＿＿炽灼结束时间：＿＿＿＿＿

	第一次恒重的坩锅重	第二次恒重的坩锅重（W_1）	样品重（W）	样与坩锅第一次恒重	样与坩锅再次恒重（W_2）
样品1（g）					
样品2（g）					

计算：总灰分$=\dfrac{W_2-W_1}{W}\times 100\%$

平均值：

标准规定：不得过8.0%。

小结：本项□符合规定　　　□不符合规定

检验人：　　　　　检验日期：

4.二氧化硫残留量：照《二氧化硫残留量测定法标准操作规程》试验。

室温：＿＿＿＿＿相对湿度：＿＿＿＿＿天平型号：＿＿＿＿＿滴定管编号：＿＿＿＿＿

样品1重W_1＿＿＿＿g、样品2重W_2＿＿＿＿g；

样1消耗氢氧化钠滴定液的体积A_1＿＿＿ml；样2消耗氢氧化钠滴定液的体积A_2＿＿＿ml；

空白消耗氢氧化钠滴定液的体积B＿＿＿ml；滴定管校正值：＿＿＿＿＿

氢氧化钠滴定液配制批号（＿＿＿＿＿），浓度C：＿＿＿＿＿mol/L。

计算：二氧化硫残留量（μg/g）$=\dfrac{(A-B)\times C\times 0.032\times 10^6}{W}$

平均值：

标准规定：不得过150mg/kg。

小结：本项□符合规定　　　□不符合规定

检验人：　　　　　检验日期：

淫羊藿检验记录

检验纪要：

四、【含量测定】

1.总黄酮：照《紫外-可见分光光度法标准操作规程》测定。

室温：______ 相对湿度：______ 天平型号：________ 紫外分光光度计型号：________

1.1对照品溶液的制备：

精密称取淫羊藿苷对照品（中国食品药品检定研究院□其他□________________

含量______），加甲醇制成每1ml含10μg的溶液，作为对照品溶液。

对照品溶液1（配制批号______）浓度____________μg/ml

对照品溶液2（配制批号______）浓度____________μg/ml

1.2供试品溶液的制备：

精密量取总黄酮醇苷测定项下的供试品溶液______ml，置______ml量瓶中，加甲醇至刻度，摇匀，作为供试品溶液。

样品1重：______g　样品1浓度C_1：____________

样品2重：______g　样品2浓度C_2：____________

1.3分别取供试品溶液和对照品溶液，以相应试剂为空白，在______nm波长处测定吸光度，计算，即得。

1.4含量测定记录：

	吸光度		吸光度平均值
对照品1			
对照品2			
样　品1			
样　品2			

计算公式：$含量\%=\frac{A_{样吸} \times C_{对}}{A_{样吸} \times C_{样}} \times \frac{1}{1-含水量} \times 100\%$

平均值：

标准规定：本品按干燥品计算，叶片含总黄酮以淫羊藿苷（$C_{33}H_{40}O_{15}$）计，不得少于5.0%。

小结：本项□符合规定　　□不符合规定

检验人：　　　　检验日期：

淫羊藿检验记录

检验纪要：

2.总黄酮醇苷：照《高效液相色谱法标准操作规程》进行测定。

室温：________相对湿度：________

2.1色谱条件与系统适用性试验：

天平型号：________高效液相色谱仪型号：________柱温：______℃ 流速：______ml/min

色谱柱：____检测波长：______nm

流动相：________________________理论塔板数不少于：________________

洗脱方法：□梯度洗脱　□等浓度洗脱　检测器：□紫外 □蒸发光散射器　□其他

时间（分钟）	流动相A（%）	流动相B（%）
0～30	24→26	76→74
30～31	26→45	74→55
31～45	45→47	55→53

2.2对照品溶液的制备：

精密称取淫羊藿苷对照品（中国食品药品检定研究院□其他□________________________________

含量________），加甲醇制成每1ml含40μg的溶液，即得。

对照品溶液1（配制批号______）浓度________________________________μg/ml

对照品溶液2（配制批号______）浓度________________________________μg/ml

2.3供试品溶液的制备：

取本品叶片，粉碎过三号筛，取约0.2g，精密称定，置具塞锥形瓶中，精密加入稀乙醇____ml，称定重量，超声处理（功率400W，频率50kHz）____小时，放冷，再称定重量，用稀乙醇补足减失的重量，摇匀，滤过，取续滤液，即得。

样品1重：______g　加稀乙醇20ml重：______g　样品1浓度C_1：________________________

样品2重：______g　加稀乙醇20ml重：______g　样品2浓度C_2：________________________

2.4分别精密吸取对照品溶液与供试品溶液各____μl，注入液相色谱仪，测定。以淫羊藿苷对照品为参照，以其相应的峰为S峰，计算朝藿定A、朝藿定B、朝藿定C峰的相对保留时间，其相对保留时间应在规定值的±5%范围之内。相对保留时间及校正因子见下表。

待测成分（峰）	相对保留时间	校正因子
朝藿定A	0.73	1.35
朝藿定B	0.81	1.28
朝藿定C	0.90	1.22
淫羊藿苷S	1.00	1.00

淫羊藿苷保留时间：____

淫羊藿检验记录

检验纪要：

朝藿定A保留时间范围：淫羊藿苷保留时间 × 0.73 ×（1–5%）~ 淫羊藿苷保留时间 × 0.73 ×（1＋5%）：

____

从供试品色谱图中相对保留时间为__________分钟为朝藿定A色谱峰。

朝藿定B保留时间范围：淫羊藿苷保留时间 × 0.81 ×（1–5%）~ 淫羊藿苷保留时间 × 0.81 ×（1＋5%）：

____

从供试品色谱图中相对保留时间为__________分钟为朝藿定B色谱峰。

朝藿定C保留时间范围：淫羊藿苷保留时间 × 0.90 ×（1–5%）~ 淫羊藿苷保留时间 × 0.90 ×（1＋5%）：

____

从供试品色谱图中相对保留时间为__________分钟为朝藿定C色谱峰。

2.5含量测定记录：

		峰面积		峰面积平均值
对照品1				
对照品2				
样品1	朝藿定A			
	朝藿定B			
	朝藿定C			
	淫羊藿苷S			
样品2	朝藿定A			
	朝藿定B			
	朝藿定C			
	淫羊藿苷S			

计算公式：$含量\% = \left(\frac{A_{样} \times C_{对}}{A_{对} \times C_{样}} \times 校正因子\right)\frac{1}{1-含水量} \times 100\%$

淫羊藿检验记录

第7页　共7页

检验纪要： 本品叶片含朝藿定A_______朝藿定B_______朝藿定C_______淫羊藿苷_______总量计_______ 标准规定：本品按干燥品计算，叶片含朝藿定A（$C_{39}H_{50}O_{20}$）、朝藿定B（$C_{38}H_{48}O_{19}$）、朝藿定C（$C_{39}H_{50}O_{19}$）和淫羊藿苷（$C_{33}H_{40}O_{15}$）的总量，朝鲜淫羊藿不得少于0.50%；淫羊藿、柔毛淫羊藿、箭叶淫羊藿均不得少于1.5%。 小结：本项□符合规定　　□不符合规定 检验人：　　　　检验日期：
结 论：本品□符合□不符合　标准规定。

复核人：　　　　复核日期：

（三）出具检验报告单、结论判定

重庆××药业股份有限公司

中药饮片成品检验报告书

报告书编号：

产品名称	淫羊藿	产　地	
代表数量		请验部门	
包装规格		饮片规格	
产品代码		检验目的	
产品批号		取样日期	
检验项目		检验日期	
检验依据		报告日期	
检验项目	标准规定	检验结果	
【性状】	本品应呈丝片状。上表面绿色、黄绿色或浅黄色，下表面灰绿色，网脉明显，中脉及细脉凸出，边缘具黄色刺毛状细锯齿。近革质。气微，味微苦。		
【鉴别】	供试品色谱与淫羊藿苷对照品色谱在相应的位置上应显相同的暗红色斑点；应显相同的橙红色荧光斑点。		

续表

【检查】		
药屑及杂质	应不得过3%。	
水分	应不得过12.0%。	
总灰分	应不得过8.0%。	
二氧化硫残留量	应不得过150mg/kg。	
【含量测定】		
1	本品按干燥品计算，叶片含总黄酮以淫羊藿苷计，应不得少于5.0%。	
2	本品按干燥品计算，叶片含朝藿定A、朝藿定B、朝藿定C和淫羊藿苷的总量，朝鲜淫羊藿应不得少于0.50%；淫羊藿、柔毛淫羊藿、箭叶淫羊藿应均不得少于1.5%。	
结论：		

负责人：　　　　复核人：　　　　检验人：

六、评价反馈

评价主体	评价内容	分值	得分
自我评价（10分）	自己的学习态度是否端正，学习方法是否正确，学习效果是否良好	10	
学生互评（30分）	学习态度是否端正	10	
	操作过程是否正确	10	
	操作结果是否符合要求	10	
指导教师（30分）	学习态度是否端正	10	
	操作过程是否正确	10	
	操作结果是否符合要求	10	
车间班组（30分）	学习态度是否端正	10	
	操作过程是否正确	10	
	操作结果是否符合要求	10	
合计		100	

任务 2-2　杜仲饮片的质量检验

一、学习目标

1.掌握杜仲饮片的质量检验方法；熟悉杜仲饮片的质量要求。

2.能根据药品标准开展杜仲饮片的检验操作，能正确填写检验记录和检验报告。

3.培养一丝不苟、严谨求实、精益求精、依法检验的职业素养和职业精神。

二、任务书

×××公司中药饮片生产车间现已完成一批杜仲饮片的生产，需要质管部完成质量检验，出具检验报告。请完成相关检验工作。

请验单

物料名称：杜仲	供货单位：××××
规　　格：丝	物料代码：××××
批号/产品单号：××××××× 进厂编号：	请验部门：饮片生产车间
数　　量：××××	请 验 人：××××
件　　数：××××	请验日期：××××.××.××
检验项目：全检	
类　　别：原辅料☐　中间产品☐　包装材料☐　成品☑	

第一联　请验部门留底（白）　第二联　质量管理部存档（红）

质量管理部签收人：×××××

日　期：××年××月××日

三、获取资讯

检验依据：《中国药典》（2020年版）一部杜仲项下质量标准。

杜仲

Duzhong

EUCOMMIAE CORTEX

本品为杜仲科植物杜仲*Eucommia ulmoides* Oliv.的干燥树皮。4~6月剥取，刮去粗皮，堆置“发汗”至内皮呈紫褐色，晒干。

【性状】本品呈板片状或两边稍向内卷，大小不一，厚3~7mm。外表面淡棕色或灰褐色，有明显的皱纹或纵裂槽纹，有的树皮较薄，未去粗皮，可见明显的皮孔。内表面暗紫色，光滑。质脆，易折断，断面有细密、银白色、富弹性的橡胶丝相连。气微，味稍苦。

【鉴别】（1）本品粉末棕色。橡胶丝成条或扭曲成团，表面显颗粒性。石细胞甚多，大多成群，类长方形、类圆形、长条形或形状不规则，长约至180μm，直径20~80μm，壁厚，有的胞腔内含橡胶团块。木栓细胞表面观多角形，直径15~40μm，壁不均匀增厚，木化，有细小纹孔；侧面观长方形，壁三面增厚，一面薄，孔沟明显。

（2）取本品粉末1g，加三氯甲烷10ml，浸渍2小时，滤过。滤液挥干，加乙醇1ml，产生具弹性的胶膜。

【浸出物】照醇溶性浸出物测定法（通则2201）项下的热浸法测定，用75%乙醇作溶剂，不得少于11.0%。

【含量测定】照高效液相色谱法（通则0512）测定。

色谱条件与系统适用性试验 以十八烷基硅烷键合硅胶为填充剂；以甲醇－水（25∶75）为流动相；检测波长为277nm。理论板数按松脂醇二葡萄糖苷峰计算应不低于1000。

对照品溶液的制备 取松脂醇二葡萄糖苷对照品适量，精密称定，加甲醇制成每1ml含0.5mg的溶液，即得。

供试品溶液的制备 取本品约3g，剪成碎片，揉成絮状，取约2g，精密称定，置索氏提取器中，加入三氯甲烷适量，加热回流6小时，弃去三氯甲烷液，药渣挥去三氯甲烷，再置索氏提取器中，加入甲醇适量，加热回流6小时，提取液回收甲醇至适量，转移至10ml量瓶中，加甲醇至刻度，摇匀，滤过，取续滤液，即得。

测定法 分别精密吸取对照品溶液与供试品溶液各10μl，注入液相色谱仪，测定，即得。

本品含松脂醇二葡萄糖苷（$C_{32}H_{42}O_{16}$）不得少于0.10%。

饮片

【炮制】杜仲 刮去残留粗皮，洗净，切块或丝，干燥。

【性状】本品呈小方块或丝状。外表面淡棕色或灰褐色，有明显的皱纹。内表面暗紫色，光滑。断面有细密、银白色、富弹性的橡胶丝相连。气微，味稍苦。

【鉴别】【浸出物】【含量测定】同药材。

盐杜仲　取杜仲块或丝，照盐炙法（通则0213）炒至断丝、表面焦黑色。

【性状】本品形如杜仲块或丝，表面黑褐色，内表面褐 色，折断时胶丝弹性较差。味微咸。

【检查】水分　不得过13.0%。

总灰分　不得过10.0%。

【浸出物】同药材，不得少于12.0%。

【鉴别】【含量测定】同药材。

【性味与归经】甘，温。归肝、肾经。

【功能与主治】补肝肾，强筋骨，安胎。用于肝肾不足，腰膝酸痛，筋骨无力，头晕目眩，妊娠漏血，胎动不安。

【用法与用量】6～10g。

【贮藏】置通风干燥处。

四、问题引导

1.杜仲的来源是什么？其最典型的性状特征是什么？

____

____

____

2.何为正向色谱？何为反向色谱？请举例说明。

____

____

____

五、任务实施

（一）样品分样

1.样品分样管理

详见规程文件1：样品分样管理规程。

2.样品分样与发记录

样品分样与发放记录

物料品名	送样时间	批号	规格	产品状态	取样人	取样数量	分样员	检验项目	检品数量	检验员	备注
								微生物组			
								理化组			
								精密仪器组			
								微生物组			
								理化组			
								精密仪器组			
								微生物组			
								理化组			
								精密仪器组			
								微生物组			
								理化组			
								精密仪器组			
								微生物组			
								理化组			
								精密仪器组			

（二）样品检验

1.样品前处理

参照《杜仲饮片检验标准操作规程（SOP）》中的要求对样品进行前处理。

2.样品检测

（1）杜仲饮片检验标准操作规程（SOP）

杜仲饮片检验标准操作规程

文件编码	*******	页次：×/×

文件形成及控制：

	部门	姓名	签名	日期
起草人	QC人员	***		年　月　日
审核人	QA人员	***		年　月　日
	QC主管	***		年　月　日
	质量管理负责人	***		年　月　日
执行日期	年　月　日			
颁发部门	质量管理部	年　月　日		
	存档（书面、电子文档）各2份	颁发份数	各部门1份，共1份	
分发部门	物控管理部［　］	质量管理部［　］	生产管理部［　］	
	设备管理部［　］	安全管理部［　］	营销管理部［　］	
	企业管理部［　］	财务管理部［　］	药物警戒部［　］	

文件修订历史：

历史版本号	执行日期	修订内容及原因

1.目的：

建立杜仲饮片各项质量指标的检验方法与操作规程。

2.范围：

本标准适用于杜仲饮片的检验。

3.职责：

质量管理部QC人员按此标准操作规程进行检查。

4.内容：

4.1品名：

杜仲。

4.2标准依据：

杜仲质量标准。

4.3性状：

4.3.1仪器与用具：

放大镜

4.3.2操作方法：

取用供试品，用目视或用放大镜观察，闻其气，用口尝其味。

4.3.3记录：

记录观察的形状和气味。

4.3.4结果判定：

本品呈小方块或丝状。外表面淡棕色或灰褐色，有明显的皱纹。内表面暗紫色，光滑。断面有细密、银白色、富弹性的橡胶丝相连。气微，味稍苦。

4.4鉴别：

4.4.1鉴别（1）：

4.4.1.1仪器与用具：
高效多功能粉碎机、显微镜、镊子、测微尺、载玻片、打火机、酒精灯。
4.4.1.2试剂与试药：
稀甘油（取甘油33ml，加水稀释使成100ml，再加樟脑一小块或液化苯酚1滴）。
水合氯醛试液（取水合氯醛50g，加水15ml与甘油10ml使溶解）。
4.4.1.3操作方法：
照《显微鉴别法标准操作规程》观察。
4.4.1.4结果判定：
本品粉末棕色，橡胶丝成条或扭曲成团，表面显颗粒性。石细胞甚多，大多成群，类长方形、类圆形、长条形或形状不规则，长约至180μm，直径20～80μm，壁厚，有的胞腔内含橡胶团块。木栓细胞表面观多角形，直径15～40μm，壁不均匀增厚，木化，有细小纹孔；侧面观长方形，壁三面增厚，一面薄，孔沟明显。
4.4.2鉴别（2）：
4.4.2.1仪器与用具：
高效多功能粉碎机、具塞试管、刻度吸管、蒸发皿、三角漏斗、定性滤纸。
4.4.2.2试剂与试药：
三氯甲烷、乙醇。
4.4.2.3操作方法：
取本品粉末1g，加三氯甲烷10ml，浸渍2小时，滤过。滤液挥干，加乙醇1ml。
4.4.2.4结果判定：
产生具弹性的胶膜。
4.5检查：
4.5.1药屑及杂质：
取本品100g，照《杂质检查法标准操作规程》检查，通过药典二号筛，不得过3%。
4.5.2水分：
取本品2～5g，照《水分测定法标准操作规程》第二法烘干法检查，不得过13.0%。
4.5.3禁用农药：
取本品，照《农药残留量测定法》测定，甲胺磷不得过0.05mg/kg，甲基对硫磷不得过0.02mg/kg，对硫磷不得过0.02mg/kg，久效磷不得过0.03mg/kg，磷胺不得过0.05mg/kg，六六六不得过0.1mg/kg，滴滴涕不得过0.1mg/kg，杀虫脒不得过0.02mg/kg，除草醚不得过0.05mg/kg，艾氏剂不得过0.05mg/kg，狄氏剂不得过0.05mg/kg，苯线磷不得过0.02mg/kg，地虫硫磷不得过0.02mg/kg，硫线磷不得过0.02mg/kg，蝇毒磷不得过0.05mg/kg，治螟磷不得过0.02mg/kg，特丁硫磷不得过0.02mg/kg，氯磺隆不得过0.05mg/kg，胺苯磺隆不得过0.05mg/kg，甲磺隆不得过0.05mg/kg，甲拌磷不得过0.02mg/kg，甲基异柳磷不得过0.02mg/kg，内吸磷不得过0.02mg/kg，克百威不得过0.05mg/kg，涕灭威不得过0.1mg/kg，灭线磷不得过0.02mg/kg，氯唑磷不得过0.01mg/kg，水胺硫磷不得过0.05mg/kg，硫丹不得过0.05mg/kg，氟虫腈不得过0.02mg/kg，三氯杀螨醇不得过0.2mg/kg，硫环磷不得过0.03mg/kg，甲基硫环磷不得过0.03mg/kg。
4.5.4二氧化硫残留量：
称取本品10g，照《二氧化硫残留量测定法标准操作规程》测定，不得过150mg/kg。
4.6浸出物：
取本品2～4g，照《浸出物测定法标准操作规程》中醇溶性浸出物测定法项下的热浸法测定，用75%乙醇作溶剂，不得少于11.0%。
4.7含量测定：
4.7.1仪器与用具：
高效液相色谱仪、C18色谱柱、电子天平（感量0.1/0.01mg）、高效多功能粉碎机、剪刀、超声处理器、电热套、回流冷凝管、圆底烧瓶、索氏提取器装置、容量瓶、单标线吸管、刻度吸管、三角漏斗、砂芯过滤装置、真空泵、0.45μm微孔滤膜、过滤器、定量滤纸。

4.7.2 试剂和试药：
甲醇（色谱纯）、三氯甲烷。
4.7.3 对照品与对照药材：
松脂醇二葡萄糖苷对照品。
4.7.4 操作方法：
4.7.4.1 照《高效液相色谱法标准操作规程》测定。
4.7.4.2 色谱条件与系统适应性试验：
以十八烷基硅烷键合硅胶为填充剂；以甲醇-水（25∶75）为流动相；检测波长为277nm。理论板数按松脂醇二葡萄糖苷峰计算应不低于1000。
4.7.4.3 对照品溶液的制备：
取松脂醇二葡萄糖苷对照品适量，精密称定，加甲醇制成每1ml含0.5mg的溶液，即得。
4.7.4.4 供试品溶液的制备：
取本品约3g，剪成碎片，揉成絮状，取约2g，精密称定，置索氏提取器中，加入三氯甲烷适量，加热回流6小时，弃去三氯甲烷液，药渣挥去三氯甲烷，再置索氏提取器中，加入甲醇适量，加热回流6小时，提取液回收甲醇至适量，转移至10ml量瓶中，加甲醇至刻度，摇匀，滤过，取续滤液，即得。
4.7.4.5 测定：
分别精密吸取对照品溶液与供试品溶液各10μl，注入液相色谱仪，测定，即得。
4.7.4.6 结果判定：
本品含松脂醇二葡萄糖苷（$C_{32}H_{42}O_{16}$）不得少于0.10%。
4.8 检查周期与报告时限：本品应在15日内检验完毕并发放报告。

（2）杜仲检验记录

杜仲检验记录

第1页　共5页

检品名称	
规　　格	
检品数量	
检验项目	
送检日期	
完成日期	

检验纪要：

一、【性状】

本品为____

____

____

标准规定：（本品呈小方块或丝状。外表面淡棕色或灰褐色，有明显的皱纹。内表面暗紫色，光滑。断面有细密、银白色、富弹性的橡胶丝相连。气微，味稍苦。）

小结：本项□符合规定　　　□不符合规定

检验人：　　　　　检验日期：

二、【鉴别】

1.鉴别：照《显微鉴别法标准操作规程》试验。

室温：________相对湿度：________显微镜型号：________________

取本品制片后置显微镜下观察：______________________________。

标准规定：本品粉末棕色。橡胶丝成条或扭曲成团，表面显颗粒性。石细胞甚多，大多成群，类长方形、类圆形、长条形或形状不规则，长约至180μm，直径20～80μm，壁厚，有的胞腔内含橡胶团块。木栓细胞表面观多角形，直径15～40μm，壁不均匀增厚，木化，有细小纹孔；侧面观长方形，壁三面增厚，一面薄，孔沟明显。

小结：本项□符合规定　　　□不符合规定

检验人：　　　　　检验日期：

2.鉴别：

室温：________相对湿度：________天平型号：________________

取本品粉末______g，加三氯甲烷______ml，浸渍______小时，滤过。滤液挥干，加乙醇______ml，产生________。

标准规定：应产生具弹性的胶膜。

小结：本项□符合规定　　　□不符合规定

检验人：　　　　　检验日期：

杜仲检验记录

检验纪要：

三、【检查】

1.药屑及杂质：照《杂质检查法标准操作规程》试验。

室温：________相对湿度：________天平型号：________筛号：________________________

	样品取样量（g）A	药屑及杂质（g）B
样品1		
样品2		

计算：药屑及杂质 $=\frac{B}{A}\times 100\%$

标准规定：不得过3%。

小结：本项□符合规定　　□不符合规定

检验人：　　　　检验日期：

2.水分：照《水分测定法标准操作规程》第二法烘干法测定。

室温：________相对湿度：________天平型号：________恒温干燥箱型号：________

烘干温度：________烘干起始时间：________烘干结束时间：________

	在105℃第一次恒重的称量瓶	在105℃第二次恒重的称量瓶（W_1）	样品重（W）	样与称量瓶在105℃干燥5小时	样与称量瓶在105℃再次干燥1小时（W_2）
样品1（g）					
样品2（g）					

计算：水分 $=\frac{W_1+W-W_2}{W}\times 100\%$

平均水分：

标准规定：不得过13.0%

小结：本项□符合规定　　□不符合规定

检验人：　　　　检验日期：

杜仲检验记录

检验纪要：

3.二氧化硫残留量：照《二氧化硫残留量测定法标准操作规程》试验。

室温：________相对湿度：________天平型号：________滴定管编号：________

样品1重W_1______g、样品2重W_2______g；

样1消耗氢氧化钠滴定液的体积A_1______ml；样2消耗氢氧化钠滴定液的体积A_2______ml；

空白消耗氢氧化钠滴定液的体积B______ml；滴定管校正值：______；

氢氧化钠滴定液配制批号（______），浓度C：______mol/L。

计算：二氧化硫残留量（μg/g）$=\dfrac{(A-B)\times C\times 0.032\times 10^6}{W}$

平均二氧化硫残留量：

标准规定：二氧化硫残留量不得过150mg/kg。

小结：本项□符合规定　　　□不符合规定

检验人：　　　　　检验日期：

四、【浸出物】照《浸出物测定法标准操作规程》中醇溶性浸出物测定法项下的热浸法测定，用______作溶剂。

室温：________相对湿度：________天平型号：________恒温干燥箱型号：________

	样品重	蒸发皿第一次恒重	第二次恒重	样品+试剂重	样加蒸发皿干燥3小时（105）℃
样品1（g）					
样品2（g）					

计算：浸出物$=\dfrac{\text{样品加蒸发皿干燥后重}-\text{恒重蒸发皿重}}{\text{样品重}\times(1-\text{平均水分})}\times\dfrac{(\quad)}{(\quad)}\times 100\%$

平均浸出物：

标准规定：不得少于11.0%。

小结：本项□符合规定　　　□不符合规定

检验人：　　　　　检验日期：

杜仲检验记录

第4页　共5页

检验纪要：

五、【含量测定】照《高效液相色谱法标准操作规程》进行测定。

室温：__________相对湿度：__________

1.色谱条件与系统适用性试验：

天平型号：__________高效液相色谱仪型号：__________柱温：__________℃ 流速：__________ml/min

色谱柱：____检测波长：______nm

流动相：配制批号(__________)：____________________理论塔板数不少于：____________________

洗脱方法：□梯度洗脱　□等浓度洗脱　检测器：□紫外 □蒸发光散射器　□(其他)

2.对照品溶液的制备：

精密称取松脂醇二葡萄糖苷对照品加甲醇制成每1ml含0.5mg的溶液，即得。

对照品溶液1(配制批号__________)浓度____mg/ml

对照品溶液2(配制批号__________)浓度____mg/ml

3.供试品溶液的制备：

取本品约3g，剪成碎片，揉成絮状，取约____g，精密称定，置索氏提取器中，加入三氯甲烷____ml，加热回流____小时，弃去三氯甲烷液，药渣挥去三氯甲烷，再置索氏提取器中，加入甲醇____ml，加热回流____小时，提取液回收甲醇至适量，转移至____ml量瓶中，加甲醇至刻度，摇匀，滤过，取续滤液，即得。

样品1重：________g 样品1浓度C_1：____

样品2重：________g 样品2浓度C_2：____

4.精密量取供试品溶液____μl与对照品溶液____μl，分别注入液相色谱仪，记录色谱图，按外标法以峰面积计算。

5.含量测定记录：

	峰面积		峰面积平均值
对照品1			
对照品2			
样　品1			
样　品2			

计算公式：含量%=$\frac{A_{样} \times C_{对}}{A_{对} \times C_{样}} \times 100\%$

杜仲检验记录

第5页　共5页

检验纪要：   平均值： 标准规定：本品含松脂醇二葡萄糖苷不得少于0.10%。 小结：本项☐符合规定　　☐不符合规定 检验人：　　　　检验日期：
结论：本品☐符合 ☐不符合规定。

复核人：　　　　复核日期：

（三）出具检验报告单、结论判定

重庆××药业股份有限公司

中药饮片成品检验报告书

报告书编号：

产品名称	杜仲	产　地	
代表数量		请验部门	
包装规格		饮片规格	
产品代码		检验目的	
产品批号		取样日期	
检验项目		检验日期	
检验依据		报告日期	

检验项目	标准规定	检验结果
【性状】	本品应呈小方块或丝状。外表面淡棕色或灰褐色，有明显的皱纹。内表面暗紫色，光滑。断面有细密、银白色、富弹性的橡胶丝相连。气微，味稍苦。	
【鉴别】		
1	应观察到显微特征。	
2	应呈正反应。	
【检查】		

药屑及杂质	应不得过3%。	
水分	应不得过13.0%。	
二氧化硫残留量	应不得过150mg/kg。	
【浸出物】	应不得少于11.0%。	
【含量测定】	本品含松脂醇二葡萄糖苷应不得少于0.10%。	
结论：		

负责人：　　　　复核人：　　　　检验人：

六、评价反馈

评价主体	评价内容	分值	得分
自我评价（10分）	自己的学习态度是否端正，学习方法是否正确，学习效果是否良好	10	
学生互评（30分）	学习态度是否端正	10	
	操作过程是否正确	10	
	操作结果是否符合要求	10	
指导教师（30分）	学习态度是否端正	10	
	操作过程是否正确	10	
	操作结果是否符合要求	10	
车间班组（30分）	学习态度是否端正	10	
	操作过程是否正确	10	
	操作结果是否符合要求	10	
合计		100	

任务 2-3　醋香附的质量检验

一、学习目标

1. 掌握醋香附质量检验方法；熟悉醋香附质量要求。
2. 能根据药品标准开展香附饮片的检验操作，能正确填写检验记录和检验报告。
3. 培养一丝不苟、严谨求实、精益求精、依法检验的职业素养和职业精神。

二、任务书

×××公司中药饮片生产车间现已完成一批醋香附的生产，需要质管部完成质量检验，出具检验报告。请完成相关检验工作。

请验单

物料名称：醋香附	供货单位：××××
规　　格：醋炙	物料代码：××××
批号/产品单号：××××××× 进厂编号：	请验部门：饮片生产车间
数　　量：××××	请 验 人：××××
件　　数：××××	请验日期：××××.××.××
检验项目：全检	
类　　别：原辅料☐　中间产品☐　包装材料☐　成品☑	

第一联　请验部门留底（白）　第二联　质量管理部存档（红）

质量管理部签收人：×××××
日　期：××年××月××日

三、获取资讯

检验依据《中国药典》（2020年版）一部香附项下质量标准。

香附

Xiangfu

CYPERI RHIZOMA

本品为莎草科植物莎草*Cyperus rotundus* L.的干燥根茎。秋季采挖，燎去毛须，置沸水中略煮或蒸透后晒干，或燎后直接晒干。

【性状】本品多呈纺锤形，有的略弯曲，长2～3.5cm，直径0.5～1cm。表面棕褐色或黑褐色，有纵皱纹，并有6～10个略隆起的环节，节上有未除净的棕色毛须和须根断痕；去净毛须者较光滑，环节不明显。质硬，经蒸煮者断面黄棕色或红棕色，角质样；生晒者断面色白而显粉性，内皮层环纹明显，中柱色较深，点状维管束散在。气香，味微苦。

【鉴别】（1）本品粉末浅棕色。分泌细胞类圆形，直径35～72μm，内含淡黄棕色至红棕色分泌物，其周围5～8个细胞作放射状环列。表皮细胞多角形，常带有下皮纤维和厚壁细胞。下皮纤维成束，深棕色或红棕色，直径7～22μm，壁厚。厚壁细胞类方形、类圆形或形状不规则，壁稍厚，纹孔明显。石细胞少数，类方形、类圆形或类多角形，壁较厚。

（2）取本品粉末1g，加乙醚5ml，放置1小时，时时振摇，滤过，滤液挥干，残渣加乙酸乙酯0.5ml使溶解，作为供试品溶液。另取α-香附酮对照品，加乙酸乙酯制成每1ml含1mg的溶液，作为对照品溶液。照薄层色谱法（通则0502）试验，吸取上述两种溶液各2μl，分别点于同一硅胶GF_{254}薄层板上，以二氯甲烷-乙酸乙酯-冰醋酸（80∶1∶1）为展开剂，展开，取出，晾干，置紫外光灯（254nm）下检视。供试品色谱中，在与对照品色谱相应的位置上，显相同的深蓝色斑点；喷以二硝基苯肼试液，放置片刻，斑点渐变为橙红色。

【检查】水分　不得过13.0%（通则0832第四法）。

总灰分　不得过4.0%（通则2302）。

【浸出物】照醇溶性浸出物测定法（通则2201）项下的热浸法测定，用稀乙醇作溶剂，不得少于15.0%。

【含量测定】挥发油　照挥发油测定法（通则2204）测定。

本品含挥发油不得少于1.0%（ml/g）。

饮片

【炮制】香附　　除去毛须及杂质，切厚片或碾碎。

【性状】本品为不规则厚片或颗粒状。外表皮棕褐色或黑褐色，有时可见环节。切面色白或黄棕色，质硬，内皮层环纹明显。气香，味微苦。

【浸出物】同药材，不得少于11.5%。

【鉴别】（2）**【检查】【含量测定】**　同药材。

醋香附　取香附片（粒），照醋炙法（通则0213）炒干。

【性状】本品形如香附片（粒），表面黑褐色。微有醋香气，味微苦。

【浸出物】同药材，不得少于13.0%。

【含量测定】同药材，含挥发油不得少于0.8%（ml/g）。

【鉴别】【检查】　同药材。

【性味与归经】辛、微苦、微甘，平。归肝、脾、三焦经。

【功能与主治】疏肝解郁，理气宽中，调经止痛。用于肝郁气滞，胸胁胀痛，疝气疼痛，乳房胀痛，脾胃气滞，脘腹痞闷，胀满疼痛，月经不调，经闭痛经。

【用法与用量】6～10g。

【贮藏】置阴凉干燥处，防蛀。

四、问题引导

1.薄层色谱操作中为防止出现边缘效，应采取什么措施？如何操作？

______

______

______

2.“硅胶GF_{254}”中的“F_{254}”的意思是什么？

______

______

______

五、任务实施

（一）样品分样

1.样品分样管理

详见规程文件1：样品分样管理规程。

2.样品分样与发记录

样品分样与发放记录

物料品名	送样时间	批号	规格	产品状态	取样人	取样数量	分样员	检验项目	检品数量	检验员	备注
								微生物组			
								理化组			
								精密仪器组			
								微生物组			
								理化组			
								精密仪器组			

续表

物料品名	送样时间	批号	规格	产品状态	取样人	取样数量	分样员	检验项目	检品数量	检验员	备注
								微生物组			
								理化组			
								精密仪器组			
								微生物组			
								理化组			
								精密仪器组			
								微生物组			
								理化组			
								精密仪器组			

（二）样品检验

1.样品前处理

参照《醋香附检验标准操作规程（SOP）》中的要求对样品进行前处理。

2.样品检测

（1）醋香附检验标准操作规程（SOP）

醋香附检验标准操作规程

文件编码	*******	页次：×/×

文件形成及控制：

	部门	姓名	签名	日期
起草人	QC人员	***		年　月　日
审核人	QA人员	***		年　月　日
	QC主管	***		年　月　日
	质量管理负责人	***		年　月　日
执行日期	年　月　日			
颁发部门	质量管理部	年　月　日		
	存档（书面、电子文档）各2份	颁发份数	各部门1份，共1份	
分发部门	物控管理部［　］	质量管理部［　］	生产管理部［　］	
	设备管理部［　］	安全管理部［　］	营销管理部［　］	
	企业管理部［　］	财务管理部［　］	药物警戒部［　］	

文件修订历史：

历史版本号	执行日期	修订内容及原因

1.目的：

建立醋香附各项质量指标的检验方法与操作规程。

2.范围：

本标准适用于醋香附的检验。

3.职责：

质量管理部QC人员按此标准操作规程进行检查。

4.内容：

4.1品名：

醋香附。

4.2标准依据：

醋香附质量标准。

4.3性状：

4.3.1仪器与用具：

放大镜、直尺。

4.3.2操作方法：

取供试品，用目视或放大镜观察；并用直尺测量其直径；闻其气，用口尝其味。

4.3.3记录：

记录观察供试品的形状、直径数值、颜色和气味。

4.3.4结果判定：

本品形如香附片（粒），表面黑褐色。微有醋香气，味微苦。

4.4鉴别：

4.4.1鉴别（1）：

4.4.1.1仪器与用具：

高效多功能粉碎机、镊子、显微镜、测微尺、载玻片、打火机、酒精灯。

4.4.1.2试剂与试药：

稀甘油（取甘油33ml，加水稀释使成100ml，再加樟脑一小块或液化苯酚1滴）。

水合氯醛试液（取水合氯醛50g，加水15ml与甘油10ml使溶解）。

4.4.1.3操作方法：照《显微鉴别法标准操作规程》观察。

4.4.1.4结果判定：

本品粉末浅棕色。分泌细胞类圆形，直径35～72μm，内含淡黄棕色至红棕色分泌物，其周围5～8个细胞作放射状环列。表皮细胞多角形，常带有下皮纤维和厚壁细胞。下皮纤维成束，深棕色或红棕色，直径7～22μm，壁厚。厚壁细胞类方形、类圆形或形状不规则，壁稍厚，纹孔明显。石细胞少数，类方形、类圆形或类多角形，壁较厚。

4.4.2鉴别（2）：

4.4.2.1仪器与用具：

薄层色谱自动成像分析系统、电子天平（感量0.01g/0.01mg）、具塞锥形瓶、高效多功能粉碎机、量筒、蒸发皿、微量进样针、三角漏斗、刻度吸管、试剂瓶、容量瓶、薄层层析缸、薄层层析板、定性滤纸。

4.4.2.2试剂与试药：

乙醚、乙酸乙酯、二氯甲烷、冰醋酸、二硝基苯肼、硫酸、硅胶GF_{254}。

4.4.2.3对照品与对照药材：
α-香附酮对照品。
4.4.2.4操作方法：
取本品粉末1g，加乙醚5ml，放置1小时，时时振摇，滤过，滤液挥干，残渣加乙酸乙酯0.5ml使溶解，作为供试品溶液。另取α-香附酮对照品，加乙酸乙酯制成每1ml含1mg的溶液，作为对照品溶液。照《薄层色谱法标准操作规程》试验，上述两种溶液各2μl，分别点于同一硅胶GF_{254}薄层板上，以二氯甲烷-乙酸乙酯-冰醋酸（80：1：1）为展开剂，展开，取出，晾干，置紫外光灯（254nm）下检视。
4.4.2.5结果判定：
供试品色谱中，在与对照品色谱相应的位置上，显相同的深蓝色斑点；喷以二硝基苯肼试液，放置片刻，斑点渐变为橙红色。
4.5检查：
4.5.1药屑及杂质：
取本品100g，照《杂质检查法标准操作规程》检查，通过药典二号筛，不得过3%。
4.5.2水分：
取本品适量，照《水分测定法标准操作规程》第四法甲苯法检查，不得过13.0%。
4.5.3总灰分：
取本品2~3g，照《灰分测定法标准操作规程》检查，不得过4.0%。
4.5.4禁用农药：
取本品，照《农药残留量测定法》SOP-10-3725测定，甲胺磷不得过0.05mg/kg，甲基对硫磷不得过0.02mg/kg，对硫磷不得过0.02mg/kg，久效磷不得过0.03mg/kg，磷胺不得过0.05mg/kg，六六六不得过0.1mg/kg，滴滴涕不得过0.1mg/kg，杀虫脒不得过0.02mg/kg，除草醚不得过0.05mg/kg，艾氏剂不得过0.05mg/kg，狄氏剂不得过0.05mg/kg，苯线磷不得过0.02mg/kg，地虫硫磷不得过0.02mg/kg，硫线磷不得过0.02mg/kg，蝇毒磷不得过0.05mg/kg，治螟磷不得过0.02mg/kg，特丁硫磷不得过0.02mg/kg，氯磺隆不得过0.05mg/kg，胺苯磺隆不得过0.05mg/kg，甲磺隆不得过0.05mg/kg，甲拌磷不得过0.02mg/kg，甲基异柳磷不得过0.02mg/kg，内吸磷不得过0.02mg/kg，克百威不得过0.05mg/kg，涕灭威不得过0.1mg/kg，灭线磷不得过0.02mg/kg，氯唑磷不得过0.01mg/kg，水胺硫磷不得过0.05mg/kg，硫丹不得过0.05mg/kg，氟虫腈不得过0.02mg/kg，三氯杀螨醇不得过0.2mg/kg，硫环磷不得过0.03mg/kg，甲基硫环磷不得过0.03mg/kg。
4.5.5二氧化硫残留量：
取本品10g，照《二氧化硫残留量测定法标准操作规程》测定，不得过150mg/kg。
4.6浸出物：
取本品2~4g，照《浸出物测定法标准操作规程》中醇溶性浸出物测定法项下的热浸法测定，用稀乙醇作溶剂，不得少于13.0%。
4.7含量测定：
4.7.1挥发油：
4.7.1.1仪器与用具：
挥发油提取器装置、电热套。
4.7.1.2操作方法：
取本品适量，照《挥发油测定法标准操作规程》检查。
4.7.1.3结果判定：
本品含挥发油不得少于0.80%（ml/g）。
4.8检查周期与报告时限：
本品应在15日内检验完毕并发放报告。

（2）醋香附检验记录

醋香附检验记录

第1页　共4页

检品名称	
规　　格	
检品数量	
检验项目	
送检日期	
完成日期	

检验纪要：

一、【性状】

本品为＿＿＿＿＿＿＿＿＿＿＿＿＿＿＿＿＿＿＿＿＿＿＿＿＿＿＿＿＿＿＿。

标准规定：（本品形如香附片（粒），表面黑褐色。微有醋香气，味微苦。）

小结：本项□符合规定　　　□不符合规定

检验人：　　　　　检验日期：

二、【鉴别】

1、鉴别：照《显微鉴别法标准操作规程》试验。

室温：＿＿＿＿相对湿度：＿＿＿＿显微镜型号：＿＿＿＿＿＿＿＿

取本品制片后置显微镜下观察：＿＿＿＿＿＿＿＿＿＿＿＿＿＿＿＿＿＿＿＿＿＿＿＿。

标准规定：本品粉末浅棕色。分泌细胞类圆形，直径35～72μm，内含淡黄棕色至红棕色分泌物，其周围5～8个细胞作放射状环列。表皮细胞多角形，常带有下皮纤维和厚壁细胞。下皮纤维成束，深棕色或红棕色，直径7～22μm，壁厚。厚壁细胞类方形、类圆形或形状不规则，壁稍厚，纹孔明显。石细胞少数，类方形、类圆形或类多角形，壁较厚。

小结：本项□符合规定　　　□不符合规定

检验人：　　　　　检验日期：

2.鉴别：照《薄层色谱法标准操作规程》试验。

室温：＿＿＿＿相对湿度：＿＿＿＿天平型号：＿＿＿＿薄层色谱成像仪型号：＿＿＿＿＿＿＿＿＿＿＿＿＿＿

2.1供试品溶液的制备：取本品粉末＿＿g，加乙醚＿＿ml，放置＿＿小时，时时振摇，滤过，滤液挥干，残渣加乙酸乙酯＿＿ml使溶解，作为供试品溶液。

2.2对照品溶液的制备：精密称取α-香附酮对照品＿＿g，加乙酸乙酯制成每1ml含＿＿mg的溶液，作为对照品溶液。

紫外光灯：＿＿nm；薄层板：＿＿＿＿＿＿＿＿板；

展开剂：二氯甲烷-乙酸乙酯-冰醋酸（＿＿：＿＿：＿＿）；展距：＿＿cm；

点样量：供试品溶液＿＿μl；对照品溶液＿＿μl；

醋香附检验记录

检验纪要：

显色剂：________________________________；

结果：________________________________。

标准规定：供试品色谱中，在与对照品色谱相应的位置上，显相同的深蓝色斑点；喷以二硝基苯肼试液，放置片刻，斑点渐变为橙红色。

小结：本项□符合规定　　　□不符合规定

检验人：　　　　　检验日期：

三、【检查】

1.药屑及杂质：照《杂质检查法标准操作规程》试验。

室温：________相对湿度：________天平型号：______________筛号：__________

	样品取样量（g）A	药屑及杂质（g）B
样品		

计算：药屑及杂质 $=\dfrac{B}{A}\times 100\%$

标准规定：不得过3%。

小结：本项□符合规定　　　□不符合规定

检验人：　　　　　检验日期：

2.水分：照《水分测定法标准操作规程》第四法甲苯法检查。

室温：__________相对湿度：__________天平型号：__________

	样品1	样品2
样品重（g）m		
水分读数（ml）V		

计算：水分 $=\dfrac{V}{m}\times 100\%$

平均值（%）：

标准规定：不得过13.0%

小结：本项□符合规定　　　□不符合规定

检验人：　　　　　检验日期：

醋香附检验记录

第3页　共4页

检验纪要：

3.总灰分：照《灰分测定法标准操作规程》试验。

室温：________相对湿度：________天平型号：________马弗炉型号：________

炽灼温度：________炽灼起始时间：________炽灼结束时间：________

	第一次恒重的坩锅重(g)	第二次恒重的坩锅重(W_1)(g)	样品重(W)(g)	样与坩锅第一次恒重(g)	样与坩锅再次恒重(W_2)(g)
样品1					
样品2					

计算：总灰分$=\frac{W_2-W_1}{W}\times 100\%$

平均值：

标准规定：应不得过4.0%。

小结：本项□符合规定　　□不符合规定

检验人：　　　　检验日期：

4.二氧化硫残留量：照《二氧化硫残留量测定法标准操作规程》试验。

室温：________相对湿度：________天平型号：________滴定管编号：________

样品1重W_1____g、样品2重W_2______g；

样品1消耗氢氧化钠滴定液的体积A_1________ml；样品2消耗氢氧化钠滴定液的体积A_2________ml；

空白消耗氢氧化钠滴定液的体积B________ml；滴定管校正值：________；

氢氧化钠滴定液，浓度C：________mol/L。

计算：二氧化硫残留量(mg/kg)$=\frac{(A-B)\times C\times 0.032\times 10^6}{W}$

平均值：

标准规定：不得过150mg/kg。

小结：本项□符合规定　　□不符合规定

检验人：　　　　检验日期：

醋香附检验记录

检验纪要：

四、【浸出物】照《浸出物测定法标准操作规程》中醇溶性浸出物测定法项下的热浸法测定，用________作溶剂。

室温：________相对湿度：________天平型号：________恒温干燥箱型号：________

	样品重	蒸发皿第一次恒重	蒸发皿第二次恒重	样品+试剂重	样加蒸发皿干燥3小时（105℃）
样品1（g）					
样品2（g）					

计算：$浸出物=\frac{样品加蒸发皿干燥后重-恒重蒸发皿重}{样品重\times(1-平均水分)}\times\frac{(\quad\quad)}{(\quad\quad)}\times 100\%$

平均值：

标准规定：不得少于13.0%。

小结：本项□符合规定　　　□不符合规定

检验人：　　　　检验日期：

五、【含量测定】

1.挥发油：照《挥发油测定法标准操作规程》进行测定。

室温：________相对湿度：________天平型号：________

	样品量（g）m	提取油（ml）V
样1		
样2		

计算：挥发油（%）$=\frac{V}{m}\times 100\%$

平均值：

标准规定：本品含挥发油不得少于0.8%（ml/g）

小结：本项□符合规定　　　□不符合规定

检验人：　　　　检验日期：

结论：本品□　符合□　不符合　标准规定。

复核人：　　　　复核日期：

（三）出具检验报告单、结论判定

重庆**药业股份有限公司**

中药饮片成品检验报告书

报告书编号：

产品名称	醋香附	产　地	
代表数量		请验部门	
包装规格		饮片规格	
产品代码		检验目的	
产品批号		取样日期	
检验项目		检验日期	
检验依据		报告日期	
检验项目	标准规定		检验结果
【性状】	本品应形如香附片（粒），表面黑褐色。微有醋香气，味微苦。		
【鉴别】			
1	应观察到显微特征。		
2	供试品色谱与α-香附酮对照品色谱在相应的位置上应显相同的深蓝色斑点；斑点应渐变为橙红色。		
【检查】			
药屑及杂质	应不得过3%。		
水分	应不得过13.0%。		
总灰分	应不得过4.0%。		
二氧化硫残留量	应不得过150mg/kg。		
【浸出物】	应不得少于15.0%。		
【含量测定】	本品含挥发油应不得少于0.80%（ml/g）。		

结论：		

负责人：　　　　复核人：　　　　检验人：

六、评价反馈

评价主体	评价内容	分值	得分
自我评价（10分）	自己的学习态度是否端正，学习方法是否正确，学习效果是否良好	10	
学生互评（30分）	学习态度是否端正	10	
	操作过程是否正确	10	
	操作结果是否符合要求	10	
指导教师（30分）	学习态度是否端正	10	
	操作过程是否正确	10	
	操作结果是否符合要求	10	
车间班组（30分）	学习态度是否端正	10	
	操作过程是否正确	10	
	操作结果是否符合要求	10	
合计		100	

任务 2–4　佛手饮片的质量检验

一、学习目标

1.掌握佛手饮片的检验方法；熟悉佛手饮片的质量要求。

2.能根据药品标准开展佛手饮片的检验操作，能正确填写检验记录和检验报告。

3.培养一丝不苟、严谨求实、精益求精、依法检验的职业素养和职业精神。

二、任务书

×××公司中药饮片生产车间现已完成一批佛手饮片的生产，需要质管部完成质量检验，出具检验报告。请完成相关检验工作。

请验单

物料名称：佛手	供货单位：××××
规　　格：片（或丝）	物料代码：××××
批号/产品单号：××××××× 进厂编号：	请验部门：饮片生产车间
数　　量：××××	请 验 人：××××
件　　数：××××	请验日期：××××.××.××
检验项目：全检	
类　　别：原辅料□　中间产品□　包装材料□　成品☑	

第一联　请验部门留底（白）　第二联　质量管理部存档（红）

质量管理部签收人：×××××

日　期：××年××月××日

三、获取资讯

检验依据：《中国药典》（2020年版）一部佛手项下质量标准。

佛手

Foshou

CITRI SARCODACTYLIS FRUCTUS

本品为芸香科植物佛手*Citrus medica* L. var. *sarco dactylis* Swingle 的干燥果实。秋季果实尚未变黄或变黄时采收，纵切成薄片，晒干或低温干燥。

【性状】本品为类椭圆形或卵圆形的薄片，常皱缩或卷曲，长6～10cm，宽3～7cm，厚0.2～0.4cm。顶端稍宽，常有3～5个手指状的裂瓣，基部略窄，有的可见果梗痕。外皮黄绿色或橙黄色，有皱纹和油点。果肉浅黄白色或浅黄色，散有凹凸不平的线状或点状维管束。质硬而脆，受潮后柔韧。气香，味微甜后苦。

【鉴别】（1）本品粉末淡棕黄色。中果皮薄壁组织众多，细胞呈不规则形或类圆形，壁不均匀增厚。果皮表皮细胞表面观呈不规则多角形，偶见类圆形气孔。草酸钙方晶成片存在于多角形的薄壁细胞中，呈多面形、菱形或双锥形。

（2）取本品粉末1g，加无水乙醇10ml，超声处理20分钟，滤过，滤液浓缩至干，残渣加无水乙醇0.5ml使溶解，作为供试品溶液。另取佛手对照药材1g，同法制成对照药材溶液。照薄层色谱法（通则0502）试验，吸取上述两种溶液各2μl，分别点于同一硅胶G薄层板上，以环己烷-乙酸乙酯（3∶1）为展开剂，展开，取出，晾干，置紫外光灯（365nm）下检视。供试品色谱中，在与对照药材色谱相应的位置上，显相同颜色的荧光斑点。

【检查】水分　不得过15.0%（通则0832第二法）。

【浸出物】照醇溶性浸出物测定法（通则2201）项下的热浸法测定，用乙醇作溶剂，不得少于10.0%。

【含量测定】照高效液相色谱法（通则0512）测定。

色谱条件与系统适用性试验　以十八烷基硅烷键合硅胶为填充剂；以甲醇-水-冰醋酸（33∶63∶2）为流动相；检测波长为284nm。理论板数按橙皮苷峰计算应不低于5000。

对照品溶液的制备　取橙皮苷对照品适量，精密称定，加甲醇制成每1ml含15μg的溶液，即得。

供试品溶液的制备　取本品粉末（过五号筛）约0.5g，精密称定，置具塞锥形瓶中，精密加入甲醇25ml，称定重量，加热回流1小时，放冷，再称定重量，用甲醇补足减失的重量，摇匀，滤过，取续滤液，即得。

测定法　分别精密吸取对照品溶液与供试品溶液各10μl，注入液相色谱仪，测定，即得。

本品按干燥品计算，含橙皮苷（$C_{28}H_{34}O_{15}$）不得少于0.030%。

饮片

【炮制】除去杂质；或润透，切丝，干燥。

【性状】本品为类椭圆形、卵圆形的薄片或不规则的丝条，常皱缩或卷曲。薄片长6～10cm，宽3～7cm，厚0.2～0.4cm；顶端稍宽，常有3～5个手指状的裂瓣，基部略窄，有的可见果梗痕。丝长0.4～10cm，宽0.2～1cm，厚0.2～0.4cm。外皮黄绿色或橙黄色，有皱纹和油点。果肉浅黄白 色或浅黄色，散有凹凸不平的线状或点状维管束。质硬而脆，受潮后柔韧。气香，味微甜后苦。

【鉴别】【检查】【浸出物】【含量测定】 同药材。

【性味与归经】 辛、苦、酸，温。归肝、脾、胃、肺经。

【功能与主治】 疏肝理气，和胃止痛，燥湿化痰。用于肝胃气滞，胸胁胀痛，胃脘痞满，食少呕吐，咳嗽痰多。

【用法与用量】 3～10g。

【贮藏】 置阴凉干燥处，防霉，防蛀。

四、问题引导

1.佛手的主要显微特征有哪些？

____

____

____

2.高效液相色谱仪主要由哪几部分组成？

____

____

____

五、任务实施

（一）样品分样

1. 样品分样管理

详见规程文件1：样品分样管理规程。

2.样品分样与发放记录

样品分样与发放记录

物料品名	送样时间	批号	规格	产品状态	取样人	取样数量	分样员	检验项目	检品数量	检验员	备注
								微生物组			
								理化组			
								精密仪器组			
								微生物组			
								理化组			
								精密仪器组			
								微生物组			
								理化组			
								精密仪器组			

续表

物料品名	送样时间	批号	规格	产品状态	取样人	取样数量	分样员	检验项目	检品数量	检验员	备注
								微生物组			
								理化组			
								精密仪器组			
								微生物组			
								理化组			
								精密仪器组			

（二）样品检验

1.样品前处理

参照《佛手检验标准操作规程（SOP）》中的要求对样品进行前处理。

2.样品检测

（1）佛手检验标准操作规程（SOP）

佛手检验标准操作规程

文件编码	*******	页次：×/×

文件形成及控制：

	部门	姓名	签名	日期
起草人	QC人员	***		年　月　日
审核人	QA人员	***		年　月　日
	QC主管	***		年　月　日
	质量管理负责人	***		年　月　日
执行日期	年　月　日			
颁发部门	质量管理部	年　月　日		
	存档（书面、电子文档）各2份	颁发份数	各部门1份，共1份	
分发部门	物控管理部［　］　质量管理部［　］　生产管理部［　］ 设备管理部［　］　安全管理部［　］　营销管理部［　］ 企业管理部［　］　财务管理部［　］　药物警戒部［　］			

文件修订历史：

历史版本号	执行日期	修订内容及原因

1. 目的：
建立佛手饮片各项质量指标的检验方法与操作规程。
2. 范围：
本标准适用于佛手饮片的检验。
3. 职责：
质量管理部QC人员按此标准操作规程进行检查。
4. 内容：
4.1 品名：
佛手。
4.2 标准依据：
佛手质量标准。
4.3 性状：
4.3.1 仪器与用具：
放大镜、直尺。
4.3.2 操作方法：
取用供试品，用目视或用放大镜观察，并用直尺测量其直径；闻其气，用口尝其味。
4.3.3 记录：
记录观察的形状，供试品其直径数值和气味。
4.3.4 结果判定：
本品为类椭圆形、卵圆形的薄片或不规则的丝条，常皱缩或卷曲。薄片长6～10cm，宽3～7cm，厚0.2～0.4cm；顶端稍宽，常有3～5个手指状的裂瓣，基部略窄，有的可见果梗痕。丝长0.4～10cm，宽0.2～1cm，厚0.2～0.4cm。外皮黄绿色或橙黄色，有皱纹和油点。果肉浅黄白 色或浅黄色，散有凹凸不平的线状或点状维管束。质硬而脆，受潮后柔韧。气香，味微甜后苦。
4.4 鉴别：
4.4.1 鉴别（1）：
4.4.1.1 仪器与用具：
高效多功能粉碎机、显微镜、镊子、载玻片、打火机、酒精灯。
4.4.1.2 试剂与试药：
稀甘油（取甘油33ml，加水稀释使成100ml，再加樟脑一小块或液化苯酚1滴）。
水合氯醛试液（取水合氯醛50g，加水15ml与甘油10ml使溶解）。
4.4.1.3 操作方法：照《显微鉴别法标准操作规程》观察。
4.4.1.4 结果判定：
本品粉末淡棕黄色。中果皮薄壁组织众多，细胞呈不规则形或类圆形，壁不均匀增厚。果皮表皮细胞表面观呈不规则多角形，偶见类圆形气孔。草酸钙方晶成片存在于多角形的薄壁细胞中，呈多面形、菱形或双锥形。
4.4.2 鉴别（2）：
4.4.2.1 仪器与用具：
薄层色谱自动成像分析系统、高效多功能粉碎机、电子天平（感量0.01g/0.01mg）、超声处理器、恒温水浴锅、具塞锥形瓶、蒸发皿、三角漏斗、试剂瓶、刻度吸管、薄层层析缸、薄层层析板、微量进样针、定性滤纸。
4.4.2.2 试剂与试药：
无水乙醇、环己烷、乙酸乙脂、硅胶G。
4.4.2.3 对照品与对照药材：
佛手对照药材
4.4.2.4 操作方法：
取本品粉末1g，加无水乙醇10ml，超声处理20分钟，滤过，滤液浓缩至干，残渣加无水乙醇0.5ml使溶解，作为供试品溶液。另取佛手对照药材1g，同法制成对照药材溶液。照《薄层色谱法标准操作规程》SOP-10-3705试验，吸取上述两种溶液各2μl，分别点于同一硅胶G薄层板上，以环己烷-乙酸乙酯（3：1）为展开剂，展开，取出，晾干，置紫外光灯（365mn）下检视。

4.4.2.5结果判定：
供拭品色谱中，在与对照药材色谱相应的位置上，显相同颜色的荧光斑点。
4.5检查：
4.5.1药屑及杂质：
取本品100g，照《杂质检查法标准操作规程》检查，通过药典三号筛，不得过3%。
4.5.2水分：
取本品2～5g，照《水分测定法标准操作规程》第二法烘干法检查，不得过15.0%。
4.5.3禁用农药：
取本品，照《农药残留量测定法》SOP-10-3725测定，甲胺磷不得过0.05mg/kg，甲基对硫磷不得过0.02mg/kg，对硫磷不得过0.02mg/kg，久效磷不得过0.03mg/kg，磷胺不得过0.05mg/kg，六六六不得过0.1mg/kg，滴滴涕不得过0.1mg/kg，杀虫脒不得过0.02mg/kg，除草醚不得过0.05mg/kg，艾氏剂不得过0.05mg/kg，狄氏剂不得过0.05mg/kg，苯线磷不得过0.02mg/kg，地虫硫磷不得过0.02mg/kg，硫线磷不得过0.02mg/kg，蝇毒磷不得过0.05mg/kg，治螟磷不得过0.02mg/kg，特丁硫磷不得过0.02mg/kg，氯磺隆不得过0.05mg/kg，胺苯磺隆不得过0.05mg/kg，甲磺隆不得过0.05mg/kg，甲拌磷不得过0.02mg/kg，甲基异柳磷不得过0.02mg/kg，内吸磷不得过0.02mg/kg，克百威不得过0.05mg/kg，涕灭威不得过0.1mg/kg，灭线磷不得过0.02mg/kg，氯唑磷不得过0.01mg/kg，水胺硫磷不得过0.05mg/kg，硫丹不得过0.05mg/kg，氟虫腈不得过0.02mg/kg，三氯杀螨醇不得过0.2mg/kg，硫环磷不得过0.03mg/kg，甲基硫环磷不得过0.03mg/kg。
4.5.4二氧化硫残留量：
取本品10g，照《二氧化硫残留量测定法标准操作规程》测定，不得过150mg/kg。
4.6浸出物：
取本品2～4g，照《浸出物测定法标准操作规程》中醇溶性浸出物测定法项下的热浸法测定，用乙醇作溶剂，不得少于10.0%。
4.7含量测定：
4.7.1仪器与用具：
高效液相色谱仪、C18色谱柱、电子天平（感量0.1/0.01mg）、高效多功能粉碎机、药典筛（五号筛）、电热套、回流冷凝管、超声处理器、具塞锥形瓶、容量瓶、单标线吸管、刻度吸管、试剂瓶、三角漏斗、0.45μm微孔滤膜、砂芯过滤装置、真空泵、过滤器、定量滤纸。
4.7.2试剂和试药：
甲醇（色谱纯）、醋酸。
4.7.3对照品与对照药材：
橙皮苷对照品。
4.7.4操作方法：
4.7.4.1照《高效液相色谱法标准操作规程》测定。
4.7.4.2色谱条件与系统适应性试验：
以十八烷基硅烷键合硅胶为填充剂；以甲醇-水-冰醋酸（33∶63∶2）为流动相；检测波长为284nm。理论板数按橙皮苷峰计算应不低于5000。
4.7.4.3对照品溶液的制备：
取橙皮苷对照品适量，精密称定，加甲醇制成每1ml含15μg的溶液，即得。
4.7.4.4供试品溶液的制备：
取本品粉末（过五号筛）约0.5g，精密称定，置具塞锥形瓶中，精密加入甲醇25ml，称定重量，加热回流1小时，放冷，再称定重量，用甲醇补足减失的重量，摇匀，滤过，取续滤液，即得。
4.7.4.5测定：
分别精密吸取对照品溶液与供试品溶液各10μl，注入液相色谱仪，测定，即得。
4.7.4.6结果判定：
本品按干燥品计算，含橙皮苷（$C_{28}H_{34}O_{15}$）不得少于0.030%。
4.8检查周期与报告时限：本品应在15日内检验完毕并发放报告。

（2）佛手检验记录

佛手检验记录

第1页　共5页

检品名称	
规　　格	
检品数量	
检验项目	
送检日期	
完成日期	

检验纪要：

一、【性状】

本品为____

____

____

____

____。

标准规定：（本品为类椭圆形、卵圆形的薄片或不规则的丝条，常皱缩或卷曲。薄片长6～10cm，宽3～7cm，厚0.2～0.4cm；顶端稍宽，常有3～5个手指状的裂瓣，基部略窄，有的可见果梗痕。丝长0.4～10cm，宽0.2～1cm，厚0.2～0.4cm。外皮黄绿色或橙黄色，有皱纹和油点。果肉浅黄白色或浅黄色，散有凹凸不平的线状或点状维管束。质硬而脆，受潮后柔韧。气香，味微甜后苦。）

小结：本项☐符合规定　　☐不符合规定

检验人：　　　　检验日期：

二、【鉴别】

1.鉴别：照《显微鉴别法标准操作规程》试验。

室温：________相对湿度：________显微镜型号：________

取本品制片后置显微镜下观察：________。

标准规定：本品粉末淡棕黄色。中果皮薄壁组织众多，细胞呈不规则形或类圆形，壁不均匀增厚。果皮表皮细胞表面观呈不规则多角形，偶见类圆形气孔。草酸钙方晶成片存在于多角形的薄壁细胞中，呈多面形、菱形或双锥形。

小结：本项☐符合规定　　☐不符合规定

检验人：　　　　检验日期：

2.鉴别：照《薄层色谱法标准操作规程》试验。

室温：________相对湿度：________天平型号：________薄层色谱成像仪型号：________

2.1供试品溶液的制备：取本品粉末____g，加无水乙醇____ml，超声处理____分钟，滤过，滤液浓缩至干，残渣加无水乙醇____ml使溶解，作为供试品溶液。

佛手检验记录

检验纪要：

2.2对照药材溶液的制备：称取佛手对照药材______g，照供试品溶液的制备方法制成对照药材溶液。

紫外光灯：______nm；

薄层板：______板；

展开剂：环己烷-乙酸乙酯（______：______）；

展　距：______cm；

点样量：供试品溶液______μl；对照药材溶液______μl；

结果：______________________________。

标准规定：供拭品色谱中，在与对照药材色谱相应的位置上，显相同颜色的荧光斑点。

小结：本项□符合规定　　　□不符合规定

检验人：　　　　　检验日期：

三、【检查】

1.药屑及杂质：照《杂质检查法标准操作规程》测定。

室温：______相对湿度：______天平型号：______筛号：______

	样品取样量A（g）	药屑及杂质B（g）
样品		

计算：药屑及杂质$=\dfrac{B}{A}\times 100\%$

标准规定：不得过3%。

小结：本项□符合规定　　　□不符合规定

检验人：　　　　　检验日期：

2.水分：照《水分测定法标准操作规程》第二法烘干法测定。

室温：______相对湿度：______天平型号：______恒温干燥箱型号：______

烘干温度：______烘干起始时间：______烘干结束时间：______

	在105℃第一次恒重的称量瓶	在105℃第二次恒重的称量瓶（W_1）	样品重（W）	样与称量瓶在105℃干燥5小时	样与称量瓶在105℃再次干燥1小时（W_2）
样品1（g）					
样品2（g）					

计算：水分$=\dfrac{W_1+W-W_2}{W}\times 100\%$

佛手检验记录

检验纪要：

平均值：

标准规定：不得过15.0%。

小结：本项□符合规定　　　□不符合规定

检验人：　　　　　检验日期：

3.二氧化硫残留量：照《二氧化硫残留量测定法标准操作规程》试验。

室温：________相对湿度：________天平型号：________滴定管编号：________

样品1重W_1________g，样品2重W_2________g；

样品1消耗氢氧化钠滴定液的体积A_1________ml；样品2消耗氢氧化钠滴定液的体积A_2________ml；

空白消耗氢氧化钠滴定液的体积B________ml；滴定管校正值：________；

氢氧化钠滴定液，浓度C：________mol/L。

计算：二氧化硫残留量（mg/kg）$=\dfrac{(A-B)\times C\times 0.032\times 10^6}{W}$

平均值：

标准规定：不得过150mg/kg。

小结：本项□符合规定　　　□不符合规定

检验人：　　　　　检验日期：

四、【浸出物】照《浸出物测定法标准操作规程》中醇溶性浸出物测定法项下的热浸法测定，用________作溶剂。

室温：________相对湿度：________天平型号：________恒温干燥箱型号：________

佛手检验记录

检验纪要：

	样品重	蒸发皿第一次恒重	第二次恒重	样品+试剂重	样加蒸发皿干燥3小时干燥（105）℃
样品1（g）					
样品2（g）					

计算：浸出物＝$\frac{\text{样品加蒸发皿干燥后重}-\text{恒重蒸发皿重}}{\text{样品重}\times(1-\text{平均水分})}\times\frac{(\quad\quad)}{(\quad\quad)}\times 100\%$

平均值：

标准规定：不得少于10.0%。

小结：本项□符合规定　　□不符合规定

检验人：　　　　检验日期：

五、【含量测定】照《高效液相色谱法标准操作规程》进行测定。

室温：________相对湿度：________

1.色谱条件与系统适用性试验：

天平型号：________高效液相色谱仪型号：________柱温：____℃ 流速：____ml/min

色谱柱：________________________检测波长：____nm

流动相）：________________________理论塔板数不少于：________

洗脱方法：□梯度洗脱　□等浓度洗脱　检测器：□紫外 □蒸发光散射器　□（其他）

2.对照品溶液的制备：

精密称取橙皮苷对照品（中国食品药品检定研究院□其他□____________________

含量_____），加甲醇制成每1ml含15μg的溶液，即得。

对照品溶液1（配制批号________）浓度____________________μg/ml

对照品溶液2（配制批号________）浓度____________________μg/ml

3.供试品溶液的制备：

取本品粉末（过五号筛）约0.5g，精密称定，置具塞锥形瓶中，精密加入甲醇____ml，称定重量，加热回流____小时，放冷，再称定重量，用甲醇补足减失的重量，摇匀，滤过，取续滤液，即得。

样品1重：____g　加25ml甲醇重：____g　样品1浓度C_1：____________________

样品2重：____g　加25ml甲醇重：____g　样品2浓度C_2：____________________

4.精密量取供试品溶液____μl与对照品溶液____μl，分别注入液相色谱仪，记录色谱图，按外标法以峰面积计算。

佛手检验记录

第5页　共5页

检验纪要：

5. 含量测定记录：

	峰面积		峰面积平均值
对照品1			
对照品2			
样　品1			
样　品2			

计算公式：$含量\% = \frac{A_{样} \times C_{对}}{A_{对} \times C_{样}} \times \frac{1}{1-含水量} \times 100\%$

平均值：

标准规定：本品按干燥品计算，含橙皮苷（$C_{28}H_{34}O_{15}$）不得少于0.030%。

小结：本项□符合规定　　□不符合规定

检验人：　　　　检验日期：

结论：本品□符合　□不符合　标准规定。

复核人：　　　　复核日期：

（三）出具检验报告单、结论判定

重庆××药业股份有限公司

中药饮片成品检验报告书

报告书编号：

产品名称	佛手	产　　地	
代表数量		请验部门	
包装规格		饮片规格	
产品代码		检验目的	
产品批号		取样日期	
检验项目		检验日期	
检验依据		报告日期	

检验项目	标准规定	检验结果
【性状】	本品为类椭圆形、卵圆形的薄片或不规则的丝条，常皱缩或卷曲。薄片长6～10cm，宽3～7cm，厚0.2～0.4cm；顶端稍宽，常有3～5个手指状的裂瓣，基部略窄，有的可见果梗痕。丝长0.4～10cm，宽0.2～1cm，厚0．2～0.4cm。外皮黄绿色或橙黄色，有皱纹和油点。果肉浅黄白 色或浅黄色，散有凹凸不平的线状或点状维管束。质硬而脆，受潮后柔韧。气香，味微甜后苦。	
【鉴别】		
1	应观察到显微特征。	
2	供试品色谱与佛手对照药材色谱在相应的位置上应显相同颜色的荧光斑点。	
【检查】		
药屑及杂质	应不得过3%。	
水分	应不得过15.0%。	
二氧化硫残留量	应不得过150mg/kg。	
【浸出物】	应不得少于10.0%。	
【含量测定】	本品按干燥品计算，含橙皮苷应不得少于0.030%。	
结论：		

负责人：　　　　复核人：　　　　检验人：

六、评价反馈

评价主体	评价内容	分值	得分
自我评价（10分）	自己的学习态度是否端正，学习方法是否正确，学习效果是否良好	10	
学生互评（30分）	学习态度是否端正	10	
	操作过程是否正确	10	
	操作结果是否符合要求	10	
指导教师（30分）	学习态度是否端正	10	
	操作过程是否正确	10	
	操作结果是否符合要求	10	
车间班组（30分）	学习态度是否端正	10	
	操作过程是否正确	10	
	操作结果是否符合要求	10	
合计		100	

项目三　药用辅料的质量检验

任务 3-1　明胶空心胶囊的质量检验

一、学习目标

1. 掌握明胶空心胶囊的质量检验方法；熟悉明胶空心胶囊的质量要求。

2. 能根据药品标准开展明胶空心胶囊的检验操作，能正确填写检验记录和检验报告。

3. 培养一丝不苟、严谨求实、精益求精、依法检验的职业素养和职业精神。

二、任务书

×××公司采购部门现采购了一批明胶空心胶囊，需要质管部完成质量检验，出具检验报告。请完成相关检验工作。

请验单

物料名称：明胶空心胶囊	供货单位：××××
规　　格：药用	物料代码：××××
批号/产品单号：××××××× 进厂编号：	请验部门：采购部
数　　量：××××	请 验 人：××××
件　　数：××××	请验日期：××××.××.××
检验项目：全检	
类　　别：原辅料☑　中间产品☐　包装材料☐　成品☐	

第一联　请验部门留底（白）　第二联　质量管理部存档（红）

质量管理部签收人：×××××

日　期：××年××月××日

三、获取资讯

检验依据：《中国药典》（2020年版）四部明胶空心胶囊项下质量标准。

明胶空心胶囊

Mingjiao Kongxin Jiaonang

Vacant Gelatin Capsules

本品系由胶囊用明胶加辅料制成的空心硬胶囊。

【性状】本品呈圆筒状，系由可套合和锁合的帽和体两节组成的质硬且有弹性的空囊。囊体应光洁、色泽均匀、切口平整、无变形、无异臭。本品分为透明（两节均不含遮光剂）、半透明（仅一节含遮光剂）、不透明（两节均含遮光剂）三种。

【鉴别】（1）取本品0.25g，加水50ml，加热使溶化，放冷、摇匀，取溶液5ml，加重铬酸钾试液-稀盐酸（4∶1）数滴，即产生絮状沉淀。

（2）取鉴别（1）项下的溶液1ml，加水50ml，摇匀，加鞣酸试液数滴，即产生浑浊。

（3）取本品约0.3g，置试管中，加钠石灰少许，加热产生的气体能使湿润的红色石蕊试纸变蓝色。

【检查】松紧度 取本品10粒，用拇指与食指轻捏胶囊两端，旋转拔开，不得有粘结、变形或破裂，然后装满滑石粉，将帽、体套合并锁合，逐粒于1m的高度处直坠于厚度为2cm的木板上，应不漏粉；如有少量漏粉，不得超过1粒。如超过，应另取10粒复试，均应符合规定。

脆碎度 取本品50粒，置表面皿中，放入盛有硝酸镁饱和溶液的干燥器内，置25℃±1℃恒温24小时，取出，立即分别逐粒放入直立在木板（厚度2cm）上的玻璃管（内径为24mm，长为200mm）内，将圆柱形砝码（材质为聚四氟乙烯，直径为22mm，重20g±0.1g）从玻璃管口处自由落下，视胶囊是否破裂，如有破裂，不得超过5粒。

崩解时限 取本品6粒，装满滑石粉，照崩解时限检查法（通则0921）胶囊剂项下的方法，加挡板进行检查，各粒均应在10分钟内崩解，除破碎的囊壳外，应全部通过筛网。如有胶囊壳碎片不能通过筛网，但已软化、黏附在筛网及挡板上，可作符合规定论。如有1粒不符合规定，应另取6粒复试，均应符合规定。

亚硫酸盐（以SO_2计） 取本品5.0g，置长颈圆底烧瓶中，加热水100ml使溶化，加磷酸2ml与碳酸氢钠0.5g，即时连接冷凝管，加热蒸馏，用0.05mol/L碘溶液15ml为接收液，收集馏出液50ml，用水稀释至100ml，摇匀，量取50ml，置水浴上蒸发，随时补充水适量，蒸至溶液几乎无色，用水稀释至40ml，照硫酸盐检查法（通则0802）检查，如显浑浊，与标准硫酸钾溶液3.75ml制成的对照液比较，不得更浓（0.01%）。

对羟基苯甲酸酯类（此项适用于以对羟基苯甲酸酯类作为抑菌剂的工艺） 取本品约0.5g，精密称定，置已加热水30ml的分液漏斗中，振摇使溶解，放冷，精密加乙醚50ml，小心振摇，静置分层，精密量取乙醚层25ml，置蒸发皿中，蒸干乙醚，用流动相转移至

5ml量瓶中并稀释至刻度，摇匀，作为供试品溶液；另精密称取羟苯甲酯、羟苯乙酯、羟苯丙酯、羟苯丁酯对照品各25mg，置同一250ml量瓶中，加流动相溶解并稀释至刻度，摇匀，精密量取5ml置25ml量瓶中，用流动相稀释至刻度，摇匀，作为对照品溶液。照高效液相色谱法（通则0512）试验，用十八烷基硅烷键合硅胶为填充剂，以甲醇-0.02mol/L醋酸铵（58∶42）为流动相，检测波长为254nm，理论板数按羟苯乙酯峰计算应不低于1600。精密量取供试品溶液与对照品溶液各10μl，分别注入液相色谱仪，记录色谱图；供试品溶液如出现与对照品溶液相应的峰，按外标法以峰面积计算，含羟苯甲酯、羟苯乙酯、羟苯丙酯与羟苯丁酯的总量不得过0.05%。

氯乙醇（此项适用于环氧乙烷灭菌的工艺） 取本品适量，剪碎，称取2.5g，置具塞锥形瓶中，加正己烷25ml，浸渍过夜，将正己烷液移至分液漏斗中，精密加水2ml，振摇提取，取水溶液作为供试品溶液；另取氯乙醇适量，精密称定，加正己烷溶解并定量稀释成每1ml中约含25μg的溶液，精密量取2ml，置盛有正己烷24ml的分液漏斗中，精密加水2ml，振摇提取，取水溶液作为对照溶液。照气相色谱法（通则0521）试验，用10%聚乙二醇（或极性相近）为固定液的毛细管柱为色谱柱，柱温为110℃。供试品溶液中氯乙醇峰面积不得大于对照溶液峰面积（0.002%）。

环氧乙烷（此项适用于环氧乙烷灭菌的工艺） 取本品约2.0g，精密称定，置20ml顶空瓶中，精密加60℃的水10ml，密封，不断振摇使溶解，作为供试品溶液；取外部干燥的100ml量瓶，加水约60ml，加瓶塞，称重，用注射器注入环氧乙烷对照品约0.3ml，不加瓶塞，振摇，盖好瓶塞，称重，前后两次称重之差即为溶液中环氧乙烷的重量，用水稀释至刻度，摇匀，精密量取适量，用水定量稀释制成每1ml中约含2μg的溶液，精密量取1ml，置20ml顶空瓶中，精密加水9ml，密封，作为对照品溶液；照残留溶剂测定法（通则0861第一法）试验，用5%甲基聚硅氧烷或聚乙二醇（或极性相近）为固定液的毛细管柱为色谱柱，柱温为45℃。顶空瓶平衡温度为80℃，平衡时间为15分钟。取供试品溶液与对照品溶液分别顶空进样，记录色谱图。供试品溶液中环氧乙烷的峰面积不得大于对照品溶液主峰面积（0.0001%）。

干燥失重 取本品1.0g，将帽、体分开，在105℃干燥6小时，减失重量应为12.5%～17.5%。

炽灼残渣 取本品1.0g，依法检查（通则0841），遗留残渣分别不得过2.0%（透明）、3.0%（半透明）与5.0%（不透明）。

铬 取本品0.5g，精密称定，置聚四氟乙烯消解罐内，加硝酸5～10ml，混匀，100℃预消解2小时后，盖上内盖，旋紧外套，置适宜的微波消解炉内，进行消解。消解完全后，取消解内罐置电热板上缓缓加热至红棕色蒸气挥尽并近干，用2%硝酸转移至50ml量瓶中，并用2%硝酸稀释至刻度，摇匀，作为供试品溶液（如胶囊中含有钛白粉，在消解后将供试液定容后离心或过滤，取上清液或续滤液作为供试品溶液，或消解前加入1ml氢氟酸进行消解）。同法制备试剂空白溶液；另取铬单元素标准溶液，用2%硝酸稀释制成每1ml含铬1.0μg的铬标准贮备液，临用时，分别精密量取铬标准贮备液适量，用2%硝酸溶液稀释制成每1ml含铬0～80ng的对照品溶液。取供试品溶液与对照品溶液，以石墨炉为原子化器，照原子吸收分光光度法（通则0406第一法），在357.9nm的波长处测定，或照电感耦合等离子体质谱法（通则0412第一法）测定。计算，即得，含铬不得过百万分之二。如需要仲裁时，以电感耦合等离子体质谱法（通则0412第一法）的测定结果为准。

重金属 取炽灼残渣项下遗留的残渣，加硝酸0.5ml蒸干，至氧化氮蒸气除尽后，放冷，加盐酸2ml，置水浴上蒸干后加水5ml，微热溶解，滤过（透明空心胶囊不需滤过），滤渣用15ml水洗涤，合并滤液和洗液至乙管中，依法检查（通则0821第二法）。如空心胶囊中含有氧化铁色素对结果有干扰，在操作步骤"……移至纳氏比色管中，加水稀释成25ml"后按第一法操作。含重金属不得过百万分之二十。

微生物限度 取本品，依法检查（通则1105与通则1106），每1g供试品中需氧菌总数不得过10^3cfu，霉菌和酵母菌总数不得过10^2cfu，不得检出大肠埃希菌；每10g供试品中不得检出沙门菌。

【类别】药用辅料，用于胶囊剂的制备。

【贮藏】密闭，在温度10～25℃，相对湿度35%～65%条件下保存。

【标示】①应标明使用的抑菌剂名称，是否采用环氧乙烷灭菌；②应标明本品运动黏度的标示值及范围（可按下述测定方法测定）。

附：黏度 取本品4.50g，置已称定重量的100ml烧杯中，加温水20ml，置60℃水浴中搅拌使溶化；取出烧杯，擦干外壁，加水使胶液总重量达到下列计算式的重量（含干燥品15.0%），将胶液搅匀后倒入干燥的具塞锥形瓶中，密塞，置40℃±0.1℃水浴中，当胶液的温度达到40℃±0.1℃后，移至平氏黏度计内，照黏度测定法（通则0633第一法，毛细管内径为2.0mm），于40℃±0.1℃水浴中测定。

$$\text{胶液总重量(g)}=\frac{1-(\text{干燥失重})\times 4.50\times 100}{15.0}$$

四、问题引导

1. 明胶空心胶囊主要由哪些成分组成？

2.《中国药典》规定明胶空心胶囊中的金属铬的含量限度是多少？其主要检测方法有哪些？

3. 明胶空心胶囊的微生物限度要求是多少？

五、任务实施

（一）样品分样

1.样品分样管理

详见规程文件1：样品分样管理规程。

2.样品分样与发记录

样品分样与发放记录

物料品名	送样时间	批号	规格	产品状态	取样人	取样数量	分样员	检验项目	检品数量	检验员	备注
								微生物组			
								理化组			
								精密仪器组			
								微生物组			
								理化组			
								精密仪器组			
								微生物组			
								理化组			
								精密仪器组			
								微生物组			
								理化组			
								精密仪器组			
								微生物组			
								理化组			
								精密仪器组			

（二）样品检验

1.样品前处理

参照《明胶空心胶囊检验标准操作规程（SOP）》中的要求对样品进行前处理。

2.样品检测

（1）明胶空心胶囊检验标准操作规程（SOP）

明胶空心胶囊检验标准操作规程

文件编码	*******	页次：×/×

文件形成及控制：

<table>
<tr><td></td><td>部门</td><td>姓名</td><td>签名</td><td>日期</td></tr>
<tr><td>起草人</td><td>QC人员</td><td>***</td><td></td><td>年　月　日</td></tr>
<tr><td rowspan="3">审核人</td><td>QA人员</td><td>***</td><td></td><td>年　月　日</td></tr>
<tr><td>QC主管</td><td>***</td><td></td><td>年　月　日</td></tr>
<tr><td>质量管理负责人</td><td>***</td><td></td><td>年　月　日</td></tr>
<tr><td>执行日期</td><td colspan="4">年　月　日</td></tr>
<tr><td rowspan="2">颁发部门</td><td>质量管理部</td><td colspan="3">年　月　日</td></tr>
<tr><td>存档（书面、电子文档）各2份</td><td>颁发份数</td><td colspan="2">各部门1份，共1份</td></tr>
<tr><td>分发部门</td><td colspan="4">物控管理部[　]　质量管理部[　]　生产管理部[　]
设备管理部[　]　安全管理部[　]　营销管理部[　]
企业管理部[　]　财务管理部[　]　药物警戒部[　]</td></tr>
</table>

文件修订历史：

历史版本号	执行日期	修订内容及原因

1.目的：

建立明胶空心胶囊各项质量指标的检验方法与操作规程。

2.范围：

本标准适用于明胶空心胶囊的检验。

3.职责：

质量管理部QC人员按此标准操作规程进行检查。

4.内容：

4.1品名：

明胶空心胶囊。

4.2标准依据：

明胶空心胶囊质量标准。

4.3性状：

4.3.1仪器与用具：

放大镜。

4.3.2操作方法：

取用供试品，用目视或用放大镜观察，闻其气。

4.3.3记录：

记录观察的形状和气味。

4.3.4结果判定：

本品呈圆筒状，系由可套合和锁合的帽和体两节组成的质硬且有弹性的空囊。囊体应光洁、色泽均匀、切口平整、无变形、无异臭。本品分为透明（两节均不含遮光剂）、半透明（仅一节含遮光剂）、不透明（两节均含遮光剂）三种。

4.4鉴别：
4.4.1鉴别（1）：
4.4.1.1仪器与用具：
分析天平（感量0.01g）、电热套、量筒、烧杯、刻度吸管、胶头滴管。
4.4.1.2试剂与试药：
盐酸、重铬酸钾。
4.4.1.3操作方法：
取本品0.25g，加水50ml，加热使溶化，放冷，摇匀，取溶液5ml，加重铬酸钾试液-稀盐酸（4∶1）数滴。
4.4.1.4结果判定：
即产生絮状沉淀。
4.4.2鉴别（2）：
4.4.2.1仪器与用具：
刻度吸管、量筒、烧杯、胶头滴管。
4.4.2.2试剂与试药：
鞣酸。
4.4.2.3操作方法：
取鉴别（1）项下的溶液1ml，加水50ml，摇匀，加鞣酸试液数滴。
4.4.2.4结果判定：
即产生浑浊。
4.4.3鉴别（3）：
4.4.3.1仪器与用具：
电子天平（感量0.01g）、试管、药勺、红色石蕊试纸。
4.4.3.2试剂与试药：
钠石灰。
4.4.3.3操作方法：
取本品约0.3g，置试管中，加钠石灰少许。
4.4.3.4结果判定：
加热产生的气体能使湿润的红色石蕊试纸变蓝色。
4.5检查：
4.5.1黏度：
4.5.1.1仪器与用具：
电子天平（感量0.1mg）、恒温水浴锅、烧杯、具塞锥形瓶、平氏黏度计。
4.5.1.2操作方法：
取本品4.50g，置已称定重量的100ml烧杯中，加温水20ml，置60℃水浴中搅拌使溶化；取出烧杯，擦干外壁，加水使胶液总重量达到下列计算式的重量（含干燥品15.0%），将胶液搅匀后倒入干燥的具塞锥形瓶中，密塞，置40℃±0.1℃水浴中，约10分钟后，移至平氏黏度计内，照《黏度测定法标准操作规程》项下的第一法检查，于40℃±0.1℃水浴中测定。

$$胶液总重量(g)=\frac{(1-干燥失重)\times 4.50\times 100}{15.0}$$

4.5.1.3结果判定：
应与标示值一致。
4.5.2松紧度：
4.5.2.1仪器与用具：
2cm的木板。

4.5.2.2试剂与试药：
滑石粉。
4.5.2.3操作方法：
取本品10粒，用拇指与食指轻捏胶囊两端，旋转拔开，不得有粘结、变形或破裂，然后装满滑石粉，将帽、体套合并锁合，逐粒于1m的高度处直坠于厚度为2cm的木板上。
4.5.2.4结果判定：
应不漏粉；如有少量漏粉，不得超过1粒。如超过，应另取10粒复试，均应符合规定。
4.5.3脆碎度：
4.5.3.1仪器与用具：
表面皿、干燥器、木板（厚度2cm）、玻璃管（内径为24mm，长为200mm）、圆柱形砝码（材质为聚四氟乙烯，直径为22mm，重20g ± 0.1g）。
4.5.3.2试剂与试药：
硝酸镁。
4.5.3.3操作方法：
取本品50粒，置表面皿中，放入盛有硝酸镁饱和溶液的干燥器内，置25℃ ± 1℃恒温24小时，取出，立即分别逐粒放入直立在木板（厚度2cm）上的玻璃管（内径为24mm，长为200mm）内，将圆柱形砝码（材质为聚四氟乙烯，直径为22mm，重20g ± 0.1g）从玻璃管口处自由落下。
4.5.3.4结果判定：
视胶囊是否破裂，如有破裂，不得超过5粒。
4.5.4崩解时限：
4.5.4.1仪器与用具：
崩解仪。
4.5.4.2试剂与试药：
滑石粉。
取本品6粒，装满滑石粉，照《崩解时限检查法标准操作规程》项下的方法，加挡板进行检查。
4.5.4.3结果判定：
各粒均应在10分钟内全部溶化或崩解。如有1粒不能全部溶化或崩解，应另取6粒复试，均应符合规定。
4.5.5亚硫酸盐（以SO_2计）：
4.5.5.1仪器与用具：
电子天平（感量0.01g）、长颈圆底烧瓶、恒温水浴锅、电热套、回流冷凝管、纳氏比色管。
4.5.5.2试剂与试药：
磷酸、碳酸氢钠、碘、硫酸钾、氯化钡、盐酸。
4.5.5.3操作方法：
取本品5.0g，置长颈圆底烧瓶中，加热水100ml使溶化，加磷酸2ml与碳酸氢钠0.5g，即时连接冷凝管，加热蒸馏，用0.05mol/L碘溶液15ml为接收液，收集馏出液50ml，用水稀释至100ml，摇匀，量取50ml，置水浴上蒸发，随时补充水适量，蒸至溶液几乎无色，用水稀释至40ml，（溶液如显碱性，可滴加盐酸使成中性）；溶液如不澄清，应滤过；置50ml纳氏比色管中，加稀盐酸2ml，摇匀，即得供试品溶液。照《硫酸盐检查法标准操作规程》检查，取标准硫酸钾溶液3.75ml置50ml纳氏比色管中，加水使成约40ml，加稀盐酸2ml，摇匀，即得对照溶液。于供试品溶液与对照溶液中，分别加入25%氯化钡溶液5ml，用水稀释至50ml，充分摇匀，放置10分钟，同置黑色背景上，从比色管上方向下观察、比较，即得。
4.5.5.4结果判定：
不得更浓（0.01%）。
4.5.6对羟基苯甲酸酯类：
4.5.6.1仪器与用具：

高效液相色谱仪、电子天平（0.1mg/0.01mg）、恒温水浴锅、C18色谱柱、超声处理器、分液漏斗、单标线吸管、容量瓶、砂芯过滤装置、真空泵、量筒、试剂瓶、烧杯、蒸发皿。

4.5.6.2试剂与试药：

乙醚、甲醇、醋酸氨。

4.5.6.3对照品与对照药材：

羟苯甲酯对照品、羟苯乙酯对照品、羟苯丙酯对照品、羟苯丁酯对照品。

4.5.6.4操作方法：

取本品约0.5g，精密称定，置已加热水30ml的分液漏斗中，振摇使溶解，放冷，精密加乙醚50ml，小心振摇，静置分层，精密量取乙醚层25ml，置蒸发皿中，蒸干乙醚，用流动相转移至5ml量瓶中并稀释至刻度，摇匀，作为供试品溶液；另精密称取羟苯甲酯、羟苯乙酯、羟苯丙酯、羟苯丁酯对照品各25mg，置同一250ml量瓶中，加流动相溶解并稀释至刻度，摇匀，精密量取上述溶液5ml置25ml量瓶中，用流动相稀释至刻度，摇匀，作对照品溶液。照《高效液相色谱法标准操作规程》测定，用十八烷基硅烷键合硅胶为填充剂，以甲醇-0.02mol/L醋酸氨（58：42）为流动相，检测波长为254nm，理论板数按羟苯乙酯峰计算应不低于1600。精密量取供试品溶液与对照品溶液各10μl，分别注入液相色谱仪，记录色谱图；供试品溶液如出现与对照品溶液相应的峰，按外标法以峰面积计算。

4.5.6.5结果判定：

含羟苯甲酯、羟苯乙酯、羟苯丙酯与羟苯丁酯的总量不得过0.05%。（此项适用于以对羟基苯甲酸酯类作为抑菌剂的工艺）。

4.5.7氯乙醇：

4.5.7.1仪器与用具：

气相色谱仪、10%聚乙二醇柱、电子天平（0.1mg/0.01mg）、超声处理器、剪刀、具塞锥形瓶、分液漏斗、刻度吸管、单标线吸管、容量瓶。

4.5.7.2试剂与试药：

正己烷。

4.5.7.3对照品与对照药材：

正己烷、氯乙醇。

4.5.7.4操作方法：

取本品适量，剪碎，称取2.5g，置具塞锥形瓶中，加正己烷25ml，浸渍过夜，将正己烷液移至分液漏斗中，精密加水2ml，振摇提取，取水溶液作为供试品溶液。另取氯乙醇适量，精密称定，加正己烷溶解并定量稀释成每1ml中约含22μg的溶液，精密量取2ml，置盛有正己烷24ml的分液漏斗中，精密加水2ml，振摇提取，取水溶液作为对照溶液。照《气相色谱法标准操作规程》检查，用10%聚乙二醇柱，在柱温110℃下测定。

4.5.7.5结果判定：

供试品溶液中氯乙醇峰面积不得大于对照溶液峰面积。（此项适用于环氧乙烷灭菌的工艺）。

4.5.8环氧乙烷：

4.5.8.1仪器与用具：

气相色谱仪、电子天平（0.1mg/0.01mg）、5%甲基聚硅氧烷或聚乙二醇为固定液（或其他性质近似的固定液）的毛细管柱、恒温水浴锅、超声处理器、顶空瓶、容量瓶、单标线吸管。

4.5.8.2试剂与试药：

正己烷。

4.5.8.3对照品与对照药材：

环氧乙烷对照品。

4.5.8.4操作方法：

取本品约2.0g，精密称定，置20ml顶空瓶中，精密加60℃的水10ml，密封，不断振摇使溶解，作为供试品溶液；取外部干燥的100ml量瓶，加水约60ml，加瓶塞，称重，用注射器注入环氧乙烷对照品约0.3ml，不加瓶塞，振摇，盖好瓶塞，称重，前后两次称重之差即为溶液中环氧乙烷的重量，用水稀释至刻度，摇匀，精密量取适量，用水定量稀释制成每1ml中约含2μg的溶液，精密量取1ml，置20ml顶空瓶中，精密加水9ml，密封，作为对照品溶液；照《残留溶剂测定法标准操作规程》项下的第一法检查，用5%甲基聚硅氧烷或聚乙二醇为固定液（或其他性质近似的固定液）的毛细管柱，柱温45℃，顶空瓶平衡温度为80℃，平衡时间为15分钟。取供试品溶液与对照品溶液分别顶空进样，记录色谱图。

4.5.8.5结果判定：

供试品溶液中环氧乙烷的峰面积不得大于对照品溶液主峰面积（0.0001%）。（此项适用于环氧乙烷灭菌的工艺）

4.5.9干燥失重：

4.5.9.1仪器与用具：

电子天平（感量0.1mg）、恒温干燥箱、称量瓶、干燥器。

4.5.9.2操作方法：

取本品1.0g，将帽、体分开，照《干燥失重测定法标准操作规程》检查，

4.5.9.3结果判定：

减失重量应为12.5% ~ 17.5%。

4.5.10炽灼残渣：

4.5.10.1仪器与用具：

电子天平（感量0.1mg）、马弗炉、干燥器、坩埚。

4.5.10.2操作方法：

取本品1.0g，照《炽灼残渣检查法标准操作规程》检查。

4.5.10.3结果判定：

遗留残渣分别不得过2.0%（透明）、3.0%（半透明）与5.0%（不透明）。

4.5.11铬：

4.5.11.1仪器与用具：

原子分光光度计、电子天平（感量0.1mg）、聚四氟乙烯消解罐、微波消解炉、电热板、量瓶、刻度吸管。

4.5.11.2试剂与试药：

硝酸。

4.5.11.3标准液：

标准铬溶液。

4.5.11.4操作方法：

取本品0.5g，精密称定，置聚四氟乙烯消解罐内，加硝酸5 ~ 10ml，混匀，100℃预消解2小时后，盖上内盖，旋紧外套，置适宜的微波消解炉内，进行消解。消解完全后，取消解内罐置电热板上缓缓加热至红棕色蒸气挥尽并近干，用2%硝酸转移至50ml量瓶中，并用2%硝酸稀释至刻度，摇匀，作为供试品溶液（如胶囊中含有钛白粉，在消解后将供试液定容后离心或过滤，取上清液或续滤液作为供试品溶液，或消解前加入1ml氢氟酸进行消解）。同法制备试剂空白溶液；另取铬单元素标准溶液，用2%硝酸稀释制成每1ml含铬1.0μg的铬标准贮备液，临用时，分别精密量取铬标准贮备液适量，用2%硝酸溶液稀释制成每1ml含铬0 ~ 80ng的对照品溶液。取供试品溶液与对照品溶液，以石墨炉为原子化器，照《原子吸收分光光度法标准操作规程》项下的第一法检查，在357.9nm的波长处测定，或照电感耦合等离子体质谱法（通则0412第一法）测定。计算，即得。

4.5.11.5结果判定：

含铬不得过百万分之二，如需要仲裁时，以电感耦合等离子体质谱法（通则0412第一法）的测定结果为准。

4.5.12重金属：

4.5.12.1仪器与用具：

纳氏比色管。

4.5.12.2试剂与试药：
醋酸铵、盐酸、氨水、硫代乙酰胺、氢氧化钠、甘油。
4.5.12.3标准液：
标准铅溶液。
4.5.12.4操作方法：
取炽灼残渣项下遗留的残渣，加硝酸0.5ml蒸干，至氧化氮蒸气除尽后，放冷，加盐酸2ml，置水浴上蒸干后加水5ml，微热溶解，滤过（透明空心胶囊不需滤过），滤渣用15ml水洗涤，合并滤液和洗液至乙管中，照《重金属检查法标准操作规程》项下的第二法检查。滴加氨试液至对酚酞指示液显微粉红色，再加醋酸盐缓冲液（pH3.5）2ml，微热溶解后，移置纳氏比色管中，加水稀释成25ml，作为乙管；另取配制供试品溶液的试剂，置瓷皿中蒸干后，加醋酸盐缓冲液（pH3.5）2ml与水15ml，微热溶解后，移置纳氏比色管中，加标准铅溶液一定量，再用水稀释成25ml，作为甲管；再在甲、乙两管中分别加硫代乙酰胺试液各2ml，摇匀，放置2分钟，同置白纸上，自上向下透视，乙管中显出的颜色与甲管比较，不得更深。
4.5.12.5结果判定：
含重金属不得过百万分之二十。
4.5.13微生物限度：
取本品，照《微生物限度检查法标准操作程序》检查，每1g供试品中需氧菌总数不得过1000cfu、霉菌和酵母菌总数不得过100cfu，不得检出大肠埃希菌/g；每10g供试品中不得检出沙门菌；长霉、长螨者不得检出。
4.6检查周期与报告时限：
本品应在6日内检验完毕并发放报告。

（2）明胶空心胶囊检验记录

明胶空心胶囊检验记录

第1页　共7页

检品名称	
规格	
检品数量	
检验项目	
送检日期	
完成日期	

检验纪要：

一、【性状】

在日光灯下或自然光线明亮处，观察、嗅闻____。

标准规定：本品呈圆筒状，系由可套合和锁合的帽和体两节组成的质硬且有弹性的空囊。囊体应光洁、色泽均匀、切口平整、无变形、无异臭。本品分为透明（两节均不含遮光剂）、半透明（仅一节含遮光剂）、不透明（两节均含遮光剂）三种。

小结：本项☐符合规定　　☐不符合规定

检验人：　　　　检验日期：

二、【鉴别】

1.鉴别

室温：______相对湿度：______天平型号：__________

取本品___g，加水___ml，加热使溶化，放冷，取溶液____ml，加重铬酸钾试液–稀盐酸（4∶1）的混合液数滴，观察____________________。

标准规定：应生成橙黄色絮状沉淀。

小结：本项☐符合规定　　☐不符合规定

检验人：　　　　检验日期：

2.鉴别

室温：______相对湿度：______

取鉴别1项下剩余的溶液____ml，加水____ml，摇匀，加鞣酸试液___滴，观察__________。

标准规定：应发生浑浊。

小结：本项☐符合规定　　☐不符合规定

检验人：　　　　检验日期：

明胶空心胶囊检验记录

检验纪要：

鉴别

室温：________ 相对湿度：________ 天平型号：________

取本品约____g，置试管中，加钠石灰少许，加热，将湿润的红色石蕊试纸放在试管口，观察______________。

标准规定：产生的气体能使湿润的红色石蕊试纸变蓝色。

小结：本项☐符合规定　　☐不符合规定

检验人：　　　　检验日期：

三、【检查】

1.松紧度：

室温：________ 相对湿度：________

松紧度：取本品____粒，用拇指和食指轻捏胶囊两端，旋转拔开：______________________。然后装满滑石粉，将帽、体套合，逐粒在1m的高度处直坠于厚度为2cm的木板上______________。

标准规定：前者不得有粘结、变形或破裂；后者应不漏粉，如有少量漏粉，不得超过1粒。如超过，应另取10粒复试，均应不漏粉。

小结：本项☐符合规定　　☐不符合规定

检验人：　　　　检验日期：

2.脆碎度：

室温：________ 相对湿度：________

取本品____粒，置表面皿中，移入盛有硝酸镁饱和溶液的干燥器内，置____℃恒温____小时，取出，立即分别逐粒放入直立在木板（厚度2cm）上的玻璃管（内径为24mm，长为200mm）内，将圆柱形砝码（材质为聚四氟乙烯，直径为22mm，重20g ± 0.1g）从玻璃管口处自由落下。观察胶囊是否破裂______________________。

标准规定：如有破裂，不得超过5粒。

小结：本项☐符合规定　　☐不符合规定

检验人：　　　　检验日期：

3.崩解时限：

室温：________ 相对湿度：________ 崩解时限仪型号：________ 水温：________℃

取本品____粒，装满滑石粉，照《崩解时限检查法标准操作规程》胶囊剂项下的方法，加挡板进行检查，____分钟内观察到____。

标准规定：各粒均应在10分钟内全部溶化或崩解，如有1粒不能全部溶化或崩解，应另取6粒复试，均应符合规定。

小结：本项☐符合规定　　☐不符合规定

检验人：　　　　检验日期：

明胶空心胶囊检验记录

检验纪要：

4.黏度：照《黏度测定法标准操作规程》（第一法，毛细管内径为2.0mm）检查。

室温：________ 相对湿度：________ 天平型号________

取样品 1________g，样品2________g分别置100ml烧杯中，加温水，置____℃水浴中搅拌，使溶化，取出烧杯，擦干外壁，加水使胶液总重量样品1______g，样品2______g，将胶液搅匀后倒入干燥的具塞锥形瓶中，密塞，置____℃水浴中，____分钟后，移至平氏黏度计内，于____℃水浴中测定。

$$胶液总重量(g)=\frac{(1-干燥失重)\times 样品重\times 100}{15.0}$$

流出时间：1#________秒，2#________秒，平均流出时间：________秒。

运动黏度（mm^2/s）$=K\times t=$________×________=________黏度标示值：________

标准规定：本品运动黏度应不低于$60mm^2/s$。

小结：本项□符合规定　　　□不符合规定

检验人：　　　　　检验日期：

5.亚硫酸盐（以SO_2）：照《硫酸盐检查法标准操作规程》进行检查。

室温：________ 相对湿度：________天平型号：________

5.1标准硫酸钾溶液的制备：称取硫酸钾______g，置______ml量瓶中，加水适量使溶解并稀释至刻度，摇匀，即得（每1ml相当于100μg的SO_4）。

5.2供试品溶液的配制：取本品______g，置长颈圆底烧瓶中，加热水____ml使溶化，加磷酸____ml与碳酸氢钠____g，即时连接冷凝管，加热蒸馏，用____mol/L碘溶液____ml为接收液，收集馏出液____ml，加水至____ml，摇匀，量取____ml，置水浴上蒸发，随时补充水适量，蒸至溶液几乎无色，加水至____ml，即得。

5.3对照溶液的配制：精密量取标准硫酸钾溶液____ml，置另一50ml纳氏比色管中，加水使成约____ml，加稀盐酸____ml，摇匀，即得，

5.4于供试品溶液与对照溶液中，分别加入25%氯化钡溶液____ml，用水稀释使成____ml，充分摇匀，放置____分钟，同置黑色背景上，从比色管上方向下观察，与标准硫酸钾溶液____ml制成的对照液比较：________________________。

标准规定：与标准硫酸钾溶液3.75ml制成的对照液比较，不得更浓（0.01%）。

小结：本项□符合规定　　　□不符合规定

检验人：　　　　　检验日期：

6.氯乙醇：照《气相色谱法标准操作规程》检查。

室温：________ 相对湿度：________________

6.1色谱条件与系统适应性试验：

天平型号：________ 气相色谱仪型号：________ 检测器类型：__________ 检测器温度：____℃

载气：__________ 柱温：________℃　进样口温度：____℃　流速：________ml/min

明胶空心胶囊检验记录

检验纪要：

6.2 供试品溶液的制备：取胶囊适量，剪碎，称取样品1________g、样品2________g，置具塞锥形瓶中，加正已烷________ml，浸渍过夜，将正已烷液移至分液漏斗中，精密加水________ml，振摇提取，取水溶液置20ml顶空瓶中作为供试品溶液。

6.3 对照品溶液的制备：精密称取氯乙醇________g，加正已烷溶解并定量稀释成每1ml中含________μg的溶液，精密量取________ml，置盛有正已烷________ml的分液漏斗中，精密加水________ml，振摇提取，取水溶液置20ml顶空瓶中作为对照品溶液。

结果：供试品溶液中氯乙醇峰面积________对照溶液峰面积或峰高（此项适用于环氧乙烷灭菌的工艺）。

标准规定：供试品溶液中氯乙醇峰面积不得大于对照溶液峰面积或峰高。

小结：本项□符合规定　　　□不符合规定

检验人：　　　　　　检验日期：

7.环氧乙烷：照《残留溶剂测定法标准操作规程》（第一法）检查。

室温：________相对湿度：________

7.1 色谱条件与系统适应性试验：

天平型号：________气相色谱仪型号：________检测器类型：________检测器温度：________℃载气：________

柱温：________℃ 进样口温度：________℃　流速：________ml/min 顶空平衡温度：________℃平衡时间：________分钟

色谱柱型号：________________________________

7.2 供试品溶液的制备：取样品1______g、样品2______g，精密称定，置____ml顶空瓶中，精密加______℃的水______ml，密封，不断振摇使溶解，作为供试品溶液。

7.3 作为对照品溶液制备：取外部干燥的____ml量瓶，加水约____ml，加瓶塞，称重，用注射器注入环氧乙烷对照品（中国食品药品检定研究院□其他□________________________含量______ml），不加瓶塞，振摇，盖好瓶塞，称重，前后两次称重之差即为溶液中环氧乙烷的重量，用水稀释至刻度，摇匀，精密量取适量，用水定量稀释制成每1ml中含________μg的溶液，精密量取________ml，置________ml顶空瓶中，精密加水____ml，密封，作为对照品溶液。

7.4 用5%甲基聚硅氧烷或聚乙二醇为固定液（或其他性质相近的固定液）的毛细管柱；取供试品溶液及对照品溶液分别顶空进样，记录色谱图。

结果：供试品溶液中环氧乙烷峰面积________对照品溶液主峰面积（此项适用于环氧乙烷灭菌的工艺）。

标准规定：供试品溶液中环氧乙烷峰面积不得大于对照品溶液主峰面积（0.0001%）。

小结：本项□符合规定　　　□不符合规定

检验人：　　　　　　检验日期：

8.干燥失重：照《干燥失重测定法标准操作规程》检查。

室温：________相对湿度：________天平型号：________恒温干燥箱型号：________

烘干温度：________烘干起始时间：________烘干结束时间：________

明胶空心胶囊检验记录

检验纪要：

供试品	称量瓶第一次恒重	称量瓶第二次恒重（W_2）	供试品重 W_1	（称量瓶+供试品）干燥5小时重	（称量瓶+供试品）干燥1小时后重 W_3
供试品1（g）					
供试品2（g）					

计算公式：干燥失重（%）$=\dfrac{W_1+W_2-W_3}{W_1}\times 100\%$

平均值（%）：

标准规定：减失重量应为12.5% ~17.5%。

小结：本项□符合规定　　　□不符合规定

检验人：　　　　　　　检验日期：

9.炽灼残渣：取本品1.0g，照《炽灼残渣检查法标准操作规程》检查。

室温：________相对湿度：________天平型号：________箱式电阻炉型号：________

炽灼温度：________炽灼起始时间：________炽灼结束时间：________

	空坩埚第一次恒重	空坩埚第二次恒重（W）	供试品重（W_1）	坩埚及残渣第一次炽灼	坩埚及残渣第二次炽灼（W_2）
供试品1（g）					
供试品2（g）					

计算公式：炽灼残渣（%）$=\dfrac{W_2-W}{W_1}\times 100\%$

平均值（%）：

标准规定：遗留残渣分别不得过2.0%（透明）、3.0%（半透明）与5.0%（不透明）。按________判定检验结果。

小结：本项□符合规定　　　□不符合规定

检验人：　　　　　　　检验日期：

明胶空心胶囊检验记录

检验纪要：

10.铬的测定：照《原子吸收分光光度法标准操作规程》第一法检查。

室温：________相对湿度：________天平型号：________消解仪型号：________________

原子分光光度计型号：________________检测波长________________

10.1铬单元素标准液

批号：________浓度：________________来源：____

10.2铬标准贮备液的制备：精密量取铬单元素标准溶液____ml，置____ml量瓶中，加2%硝酸溶液稀释，制成每1ml含铬（Cr）____μg的溶液，作为铬标准液贮备液。

10.3分别精密量取铬标准储备液____ml、____ml、____ml、____ml、____ml、____ml置____ml量瓶中，用2%硝酸溶液稀释刻度，制成每1ml分别含铅____ng、____ng、____ng、____ng、____ng、____ng的溶液，分别精密吸取____μl，注入石墨炉原子化器，测定吸光度，以吸光度为纵坐标，浓度为横坐标，绘制标准曲线。

10.4取样品1____g、样品2____g，置聚四氟乙烯消解罐内，加硝酸____ml，混匀，____℃预消解____小时后，盖上内盖，旋紧外套，置适宜的微波消解炉内，进行消解。消解完全后，取消解内罐置电热板上缓缓加热至红棕色蒸气挥尽并近干，用2%硝酸转移至____ml量瓶中，并用2%硝酸稀释至刻度，摇匀，作为供试品溶液。

10.5取供试品溶液与对照品溶液，以石墨炉为原子化器，在357.9nm波长处测定，即得。

标准规定：含铬不得过百万分之二。（图谱附后）

小结：本项□符合规定　　　　□不符合规定

检验人：　　　　　　　检验日期：

11.重金属：照《重金属检查法标准操作规程》第二法检查。

11.1铅单元素标准液：

批号：________________浓度：________________来源：____

11.2铅对照品溶液：精密量取铅单元素标准液____ml，置____ml量瓶中，加水稀释至刻度，制成每1ml含铅（Pb）____μg的溶液，即得。

11.3取炽灼残渣项下遗留的残渣，加硝酸____ml蒸干，至氧化氮蒸气除尽后，放冷，加盐酸____ml，置水浴上蒸干后加水____ml，微热溶解，滤过，滤渣用____ml水洗涤，合并滤液和洗液至乙管中，滴加氨试液至对酚酞指示液显微粉红色，再加醋酸盐缓冲液（pH 3.5）____ml，微热溶解后，移置纳氏比色管中，加水稀释成____ml，作为乙管；

11.4取硝酸____ml与盐酸____ml，置瓷皿中蒸干后，加醋酸盐缓冲液（pH 3.5）____ml与水____ml，微热溶解后，移置纳氏比色管中，加铅对照品溶液____ml，再用水稀释成____ml，作为甲管。

11.5再在甲、乙两管中分别加硫代乙酰胺试液各____ml，摇匀，放置____分钟，同置白纸上，自上向下透视，观察____。

明胶空心胶囊检验记录

检验纪要： 标准规定：乙管中显出的颜色与甲管比较，不得更深。（含重金属不得过百万分之二十。） 小结：本项□符合规定　　　□不符合规定 检验人：　　　　检验日期：
结论：本品□符合　□不符合　标准规定。

复核人：　　　　复核日期

（三）出具检验报告单、结论判定

重庆××药业股份有限公司

原辅料检验报告书

报告书编号：

检品名称： 明胶空心胶囊	供货单位： 生产单位：	请验部门：
规　　格：	供货批号：	检验项目：
物料代码：	代表数量：	检验目的：
物料编号：	检品数量：	取样日期：
检验依据：		检验日期： 报告日期：

检验项目	标准规定	检验结果
【性状】	本品应为呈圆筒状，系由可套合和锁合的帽和体两节组成的质硬且具有弹性的空囊。囊体应光洁、色泽均匀、切口平整、无变形、无异臭。本品为不透明（两节均含遮光剂）。	
【鉴别】		
1	应呈正反应。	
2	应呈正反应。	
3	应呈正反应。	
【检查】		
松紧度	应符合规定。	
脆碎度	应如有破裂，不得超过5粒。	
崩解时限	应不得过10分钟。	
黏度	应不得低于60mm^2/s。	
亚硫酸盐	应不得更浓（0.01%）。	
干燥失重	应为12.5% ~17.5%。	

炽灼残渣	应不得过5.0%。	
铬	应不得过百万分之二。	
重金属	应不得过百万分之二十。	
【微生物限度】		
需氧菌总数	应不得过10^3cfu/g。	
霉菌和酵母菌总数	应不得过10^2cfu/g。	
大肠埃希菌	每1g应不得检出。	
沙门菌	每10g应不得检出。	
结论：		

负责人：　　　　　　　　　　复核人：　　　　　　　　　　检验人：

六、评价反馈

评价主体	评价内容	分值	得分
自我评价（10分）	自己的学习态度是否端正，学习方法是否正确，学习效果是否良好	10	
学生互评（30分）	学习态度是否端正	10	
	操作过程是否正确	10	
	操作结果是否符合要求	10	
指导教师（30分）	学习态度是否端正	10	
	操作过程是否正确	10	
	操作结果是否符合要求	10	
车间班组（30分）	学习态度是否端正	10	
	操作过程是否正确	10	
	操作结果是否符合要求	10	
合计		100	

任务3-2　玉米淀粉的质量检验

一、学习目标

1. 掌握玉米淀粉的质量检验方法；熟悉玉米淀粉的质量要求。
2. 能根据药品标准开展玉米淀粉的检验操作，能正确填写检验记录和检验报告。

3. 培养一丝不苟、严谨求实、精益求精、依法检验的职业素养和职业精神。

二、任务书

×××公司采购部门现采购了一批玉米淀粉，需要质管部完成质量检验，出具检验报告。请完成相关检验工作。

请验单

物料名称：玉米淀粉	供货单位：××××
规　　格：药用	物料代码：××××
批号/产品单号：××××××× 进厂编号：	请验部门：采购部
数　　量：××××	请 验 人：××××
件　　数：××××	请验日期：××××.××.××
检验项目：全检	
类　　别：原辅料☑　中间产品☐　包装材料☐　成品☐	

第一联　请验部门留底（白）　第二联　质量管理部存档（红）

质量管理部签收人：×××××

日　期：××年××月××日

三、获取资讯

检验依据：《中国药典》（2020年版）四部玉米淀粉项下质量标准。

玉米淀粉

Yumidianfen

Maize Starch

本品系自禾本科植物玉蜀黍 *Zea mays* L. 的颖果制得。

【**性状**】本品为白色或类白色粉末。

本品在水或乙醇中不溶。

【**鉴别**】（1）取本品适量，用甘油醋酸试液装片（通则2001），置显微镜下观察，淀粉均为单粒，多角形颗粒，或呈圆形或椭圆形颗粒，直径为2～35μm；脐点中心性，呈圆点状或星状；层纹不明显。在偏光显微镜下观察，呈现偏光十字，十字交叉位于颗粒脐点处。

（2）取本品约1g，加水15ml，煮沸后继续加热1分钟，放冷，即成类白色半透明的凝胶状物。

（3）取鉴别（1）项下凝胶状物约1g，加碘试液1滴，即显蓝黑色或紫黑色，加热后逐渐褪色。

【检查】酸度　取本品5.0g，加水25ml，搅拌1分钟，静置15分钟，依法测定（通则0631），pH值应为4.5～7.0。

外来物质　取鉴别（1）项下装片，在显微镜下观察，不得有非淀粉颗粒，也不得有其他品种的淀粉颗粒。

二氧化硫　取本品适量，依法检查（通则2331第一法），含二氧化硫不得过0.004%。

氧化物质　取本品4.0g，置具塞锥形瓶中，加水50.0ml，密塞，振摇5分钟，转入具塞离心管中，离心至澄清，取上清液30.0ml，置碘瓶中，加冰醋酸1ml与碘化钾1.0g，密塞，摇匀，置暗处放置30分钟，加淀粉指示液1ml，用硫代硫酸钠滴定液（0.002mol/L）滴定至蓝色消失，并将滴定的结果用空白试验校正。每1ml硫代硫酸钠滴定液（0.002mol/L）相当于34μg的氧化物质（以过氧化氢H_2O_2计）消耗硫代硫酸钠滴定液（0.002mol/L）不得过1.4ml（0.002%）。

干燥失重　取本品，在130℃干燥90分钟，减失重量不得过14.0%（通则0831）。

炽灼残渣　取本品1.0g，依法检查（通则0841），遗留残渣不得过0.6%。

铁盐　取本品1.0g，置于具塞锥形瓶中，加稀盐酸4ml与水16ml，强力振摇5分钟，滤过，用适量水洗涤，合并滤液与洗液置50ml纳氏比色管中，加过硫酸铵50mg，用水稀释成35ml后，依法检查（通则0807），与标准铁溶液1.0ml制成的对照液比较，不得更深（0.001%）。

重金属　取炽灼残渣项下遗留的残渣，依法检查（通则0821第二法），含重金属不得过百万分之二十。

微生物限度　取本品，依法检查（通则1105与通则1106），每1g供试品中需氧菌总数不得过10^3cfu，霉菌和酵母菌数不得过10^2cfu，不得检出大肠埃希菌。

【类别】药用辅料，填充剂和崩解剂等。

【贮藏】密闭保存。

四、问题引导

1.玉米淀粉主要的显微特征有哪些？

____

____

____

2. 中国药典规定玉米淀粉中重金属的含量限度是多少？其主要检测方法有哪些？

3. 玉米淀粉的微生物限度要求是多少？

五、任务实施

（一）样品分样

1. 样品分样管理

详见规程文件1：样品分样管理规程。

2. 样品分样与发记录

样品分样与发放记录

物料品名	送样时间	批号	规格	产品状态	取样人	取样数量	分样员	检验项目	检品数量	检验员	备注
								微生物组			
								理化组			
								精密仪器组			
								微生物组			
								理化组			
								精密仪器组			
								微生物组			
								理化组			
								精密仪器组			
								微生物组			
								理化组			
								精密仪器组			

续表

物料品名	送样时间	批号	规格	产品状态	取样人	取样数量	分样员	检验项目	检品数量	检验员	备注
								微生物组			
								理化组			
								精密仪器组			

（二）样品检验

1.样品前处理

参照《玉米淀粉检验标准操作规程（SOP）》中的要求对样品进行前处理。

2.样品检测

（1）玉米淀粉检验标准操作规程（SOP）

玉米淀粉检验标准操作规程

文件编码	*******	页次：×/×

文件形成及控制：

	部门	姓名	签名	日期
起草人	QC人员	***		年 月 日
审核人	QA人员	***		年 月 日
	QC主管	***		年 月 日
	质量管理负责人	***		年 月 日
执行日期	年 月 日			
颁发部门	质量管理部	年 月 日		
	存档（书面、电子文档）各2份	颁发份数	各部门1份，共1份	
分发部门	物控管理部［ ］	质量管理部［ ］	生产管理部［ ］	
	设备管理部［ ］	安全管理部［ ］	营销管理部［ ］	
	企业管理部［ ］	财务管理部［ ］	药物警戒部［ ］	

文件修订历史：

历史版本号	执行日期	修订内容及原因

1. 目的：

建立玉米淀粉各项质量指标的检验方法与操作规程。

2. 范围：

本标准适用于玉米淀粉的检验。

3. 职责：

质量管理部QC人员按此标准操作规程进行检查。

4. 内容：

4.1 品名：

玉米淀粉。

4.2 标准依据：

玉米淀粉质量标准。

4.3 性状：

4.3.1 仪器与用具：

放大镜。

4.3.2 操作方法：

取用供试品，用目视或用放大镜观察；闻其气，用口尝其味。

4.3.3 记录：

记录观察的性状和气味。

4.3.4 结果判定：

本品为白色或类白色粉末。

本品在水或乙醇中不溶。

4.4 鉴别：

4.4.1 鉴别（1）：

4.4.1.1 仪器与用具：

显微镜、偏光显微镜、镊子、载玻片、打火机、酒精灯。

4.4.1.2 试剂与试药：

稀甘油（取甘油33ml，加水稀释使成100ml，再加樟脑一小块或液化苯酚1滴）；

水合氯醛试液（取水合氯醛50g，加水15ml与甘油10ml使溶解）。

4.4.1.3 操作方法：照《显微鉴别法标准操作规程》观察。

4.4.1.4 结果判定：

取本品适量，用甘油醋酸试液装片，置显微镜下观察，淀粉均为单粒，多角形颗粒，或呈圆形或椭圆形颗粒，直径为2～35μm；脐点中心性，呈圆点状或星状；层纹不明显。在偏光显微镜下观察，呈现偏光十字，十字交叉位于颗粒脐点处。

4.4.2 鉴别（2）：

4.4.2.1 仪器与用具：

电子天平（感量0.01g）、电热套、量筒、烧杯。

4.4.2.2 操作方法：

取本品约1g，加水15ml，煮沸后继续加热1分钟，放冷。

4.4.2.3 结果判定：

即成类白色半透明的凝胶状物。

4.4.3鉴别(3):
4.4.3.1仪器与用具:
分析天平(感量0.01g)、电热套、烧杯、胶头滴管。
4.4.3.2试剂与试药:
碘、碘化钾。
4.4.3.3操作方法:
取鉴别(2)项下凝胶状物约1g,加碘试液1滴。
4.4.3.4结果判定:
即显蓝黑色或紫黑色,加热后逐渐褪色。
4.5检查:
4.5.1酸度:
4.5.1.1仪器与用具:
电子天平(感量0.01g)、酸度计、量筒、玻璃棒。
取本品4.0g,加水20ml,振摇5分钟,使混匀,离心,取上清液,照《pH值测定法标准操作规程》检查。
4.5.1.2结果判定:
pH值应为4.5~7.0。
4.5.2外来物质:
4.5.2.1仪器与用具:
显微镜、镊子、载玻片、打火机、酒精灯。
取鉴别(1)项下装片,在显微镜下观察,照《显微鉴别法标准操作规程》观察,不得有非淀粉颗粒,也不得有其他品种的淀粉颗粒。
4.5.3二氧化硫:
取本品适量,照《二氧化硫残留量测定法标准操作规程》测定,含二氧化硫不得过0.004%。
4.5.4氧化物质:
4.5.4.1仪器与用具:
电子天平(感量0.01g)、具塞锥形瓶、量筒、具塞离心管、台式离心机、碘量瓶、刻度吸管。
4.5.4.2试剂与试药:
冰醋酸、碘化钾、可溶性淀粉、硫代硫酸钠、无水碳酸钠、基准重铬酸钾、硫酸。
4.5.4.3操作方法:
取本品4.0g,置具塞锥形瓶中,加水50.0ml,密塞,振摇5分钟,转入具塞离心管中,离心至澄清,取上清液30.0ml,置碘量瓶中,加冰醋酸1ml与碘化钾1.0g,密塞,摇匀,置暗处放置30分钟,加淀粉指示液1ml,用硫代硫酸钠滴定液(0.002mol/L)滴定至蓝色消失,并将滴定的结果用空白试验校正。每1ml硫代硫酸钠滴定液(0.002mol/L)相当于34μg的氧化物质(以过氧化氢H_2O_2计)。
4.5.4.4结果判定:
消耗硫代硫酸钠滴定液(0.002mol/L)不得过1.4ml(0.002%)。
4.5.5干燥失重:
4.5.5.1.仪器与用具:
电子天平(感量0.1mg)、恒温干燥箱、称量瓶、干燥器。
4.5.5.2操作方法:
取本品约1g,照《干燥失重测定法标准操作规程》检查,在130℃干燥90分钟。
4.5.5.3结果判定:

失重量不得过14.0%。
4.5.6炽灼残渣：
4.5.6.1仪器与用具：
电子天平（感量0.1mg）、马弗炉、干燥器、坩埚。
4.5.6.2操作方法：
取本品1.0g，照《炽灼残渣检查法标准操作规程》检查。
4.5.6.3结果判定：
遗留残渣不得过0.6%。
4.5.7铁盐：
4.5.7.1.仪器与用具：
马弗炉、刻度吸管、烧杯、三角漏斗、纳氏比色管、定性滤纸。
4.5.7.2试剂与试药：
盐酸、硫氰酸铵、过硫酸铵。
4.5.7.3操作方法：
取本品1.0g，置于具塞锥形瓶中，加稀盐酸4ml与水16ml，强力振摇5分钟，滤过，用适量水洗涤，合并滤液与洗液置50ml纳氏比色管中，加过硫酸铵50mg，用水稀释成35ml后，照《铁盐检查法标准操作规程》检查，加30%硫氰酸铵溶液3ml，再加水适量稀释成50ml，摇匀；如显色，立即与标准铁溶液（取标准铁溶液1.0ml，置50ml纳氏比色管中，加水使成25ml，加稀盐酸4ml与过硫酸铵50mg，用水稀释使成35ml，加30%硫氰酸铵溶液3ml，再加水适量稀释成50ml，摇匀）比较，即得。
4.5.7.4结果判定：
不得更深（0.001%）。
4.5.8重金属：
4.5.8.1.仪器与用具：
电子天平（感量0.01）、马弗炉、刻度吸管、烧杯、三角漏斗、纳氏比色管、定性滤纸。
4.5.8.2试剂与试药：
硫酸、硝酸、盐酸、醋酸、醋酸铵、硫代乙酰胺、氢氧化钠、甘油。
4.5.8.3标准液：
标准铅溶液
4.5.8.4操作方法：
取炽灼残渣项下遗留的残渣，加硝酸0.5ml，蒸干，至氧化氮蒸气除尽后，放冷，在500～600℃炽灼使完全灰化，放冷，加盐酸2ml，置水浴上蒸干后加水15ml与稀醋酸2ml，加热溶解后，放冷，加醋酸盐缓冲液（PH3.5）2ml与水适量使成25ml，作为乙管；照《重金属检查法标准操作规程》项下的第二法测定。另取配制供试品溶液的试剂，置瓷皿中蒸干后，加醋酸盐缓冲液（pH3.5）2ml与水15ml，微热溶解后，移置纳氏比色管中，加标准铅溶液一定量，再用水稀释成25ml，作为甲管；再在甲、乙两管中分别加硫代乙酰胺试液各2ml，摇匀，放置2分钟，同置白纸上，自上向下透视，乙管中显出的颜色与甲管比较，不得更深。
4.5.8.5结果判定：
含重金属不得过百万分之二十。
4.5.9微生物限度：
取本品，照《微生物限度检查法标准操作程序》检查，需氧菌总数不过1000cfu/g；霉菌、酵母菌总数不得过100cfu/g；大肠埃希菌不得检出/1g；长霉、长螨者不得检出。
4.6检查周期与报告时限：
本品应在6日内检验完毕并发放报告。

（2）玉米淀粉检验记录

玉米淀粉检验记录

第1页　共5页

检品名称	
规　　格	
检品数量	
检验项目	
送检日期	
完成日期	

检验纪要：

一、【性状】

本品为________________，在水中________，在乙醇中________。

标准规定：（本品为白色或类白色粉末，在水或乙醇中不溶。）

小结：本项☐符合规定　　☐不符合规定

检验人：　　　　检验日期：

二、【鉴别】

1.鉴别：照《显微鉴别法标准操作规程》试验。

室温：______相对湿度：______显微镜型号：________偏光显微镜型号：________

取本品适量，用甘油醋酸试液装片，在显微镜下观察：________________

在偏光显微镜下观察，特征简图如下：

标准规定：取本品适量，用甘油醋酸试液装片，置显微镜下观察，淀粉均为单粒，多角形颗粒，或呈圆形或椭圆形颗粒，直径为2～35μm；脐点中心性，呈圆点状或星状；层纹不明显。在偏光显微镜下观察，呈现偏光十字，十字交叉位于颗粒脐点处。

小结：本项☐符合规定　　☐不符合规定

检验人：　　　　检验日期：

2.鉴别

室温：______相对湿度：______天平型号：________

取本品____g，加水____ml，煮沸后继续加热____分钟，放冷后________________。

标准规定：即成类白色半透明的凝胶状物。

小结：本项☐符合规定　　☐不符合规定

检验人：　　　　检验日期：

3.鉴别

室温：______相对湿度：______天平型号：________

取鉴别（2）项下凝胶状物____g，加碘试液____滴，即显________。加热后________。标准规定：即显蓝黑色或紫黑色，加热后逐渐褪色。

小结：本项☐符合规定　　☐不符合规定

检验人：　　　　检验日期：

玉米淀粉检验记录

第2页　共5页

检验纪要：

三、【检查】

1.酸度：照《pH值测定法标准操作规程》测定。

室温：________ 相对湿度：________ 酸度计型号：________________________

取本品________g，加水________ml，振摇________分钟，使混匀，离心，取上清液，立即测定：

仪器校正用标准缓冲液：

（配制批号______________）¨ 邻苯二甲酸盐标准缓冲液　　　　校准结果：

（配制批号______________）¨ 磷酸盐标准缓冲液　　　　校准结果：

（配制批号______________）¨ 硼砂标准缓冲液　　　　校准结果：

pH值测定结果：

测得值1	测得值2	测得值3	平均值

标准规定：pH值应为4.5～7.0。

小结：本项□符合规定　　　□不符合规定

检验人：　　　　　检验日期：

2.外来物质：照《显微鉴别法标准操作规程》试验。

取本品适量，用甘油醋酸试液装片，在显微镜下观察到________________________。

标准规定：不得有非淀粉颗粒，也不得有其他品种的淀粉颗粒。

小结：本项□符合规定　　　□不符合规定

检验人：　　　　　检验日期：

3.二氧化硫残留量：照《二氧化硫残留量测定法标准操作规程》试验。

室温：________ 相对湿度：________ 天平型号：________ 滴定管编号：______________

样品1重W_1________g 样品2重W_2________g；

样品1消耗氢氧化钠滴定液的体积A_1________ml；样品2消耗氢氧化钠滴定液的体积A_2________ml；

空白消耗氢氧化钠滴定液的体积B________ml；滴定管校正值：____________；

氢氧化钠滴定液浓度C：______________mol/L。

计算：二氧化硫残留量（%）$=\frac{(A-B)\times C\times 0.032}{W}\times 100\%$

平均值：

标准规定：二氧化硫不得过0.004%。

小结：本项□符合规定　　　□不符合规定

检验人：　　　　　检验日期：

玉米淀粉检验记录

第3页　共5页

检验纪要：

4.氧化物质：

室温：________ 相对湿度：________ 天平型号：________ 滴定管编号：________

取样品m_1______g、样品m_2______g，置具塞锥形瓶中，加水______ml，密塞，振摇______分钟，转入______ml具塞离心管中，离心至澄清，取上清液______ml，置碘量瓶中，加冰醋酸______ml与碘化钾______g，密塞，摇匀，置暗处放置______分钟，加淀粉指示液______ml，用硫代硫酸钠滴定液滴定至蓝色消失，空白消耗硫代硫酸钠滴定液体积（V_0）______ml；

样品1消耗体积（V_1）______ml、样品2消耗体积（V_1）______ml，

平均值：____

根据取样量和硫代硫酸钠滴定液的浓度计算公式：$\frac{1.4 \times 4 \times 0.002}{m \times C}$

样品1不过：____

样品2不过：____

标准规定：消耗的硫代硫酸钠滴定液C（0.002mol/L）不得过1.4ml（0.002%）。

小结：本项□符合规定　　　□不符合规定

检验人：　　　　　　检验日期：

5.干燥失重：取本品1.0g，在130℃干燥90分钟，按《干燥失重测定法标准操作规程》检查。

室温：________ 相对湿度：________ 天平型号：________ 恒温干燥箱型号：________

烘干温度：________ 烘干起始时间：________ 烘干结束时间：________

	称量瓶第一次干燥后重	称量瓶第二次干燥后重（W_2）	供试品重W_1	（称量瓶+供试品）干燥90分钟后重（W_3）
供试品1（g）				
供试品2（g）				

计算公式：干燥失重%=$\frac{W_1+W_2-W_3}{W_1} \times 100\%$

平均值（%）：

标准规定：减失重量不得过14.0%。

小结：本项□符合规定　　　□不符合规定

检验人：　　　　　　检验日期

玉米淀粉检验记录

第4页 共5页

检验纪要：

6.炽灼残渣：取本品1g，照《炽灼残渣检查法标准操作规程》检查

室温：________相对湿度：________天平型号：________箱式电阻炉型号：________

炽灼温度：________炽灼起始时间：________炽灼结束时间：________

	空坩埚第一次	空坩埚第二次	供试品重	坩埚及残渣炽	坩埚及残渣炽灼第二次
供试品1（g）					
供试品2（g）					

计算公式：炽灼残渣%=$\frac{W_2-W}{W_1}\times 100\%$

平均值（%）：

标准规定：遗留残渣不得过0.6%。

小结：本项□符合规定　　　□不符合规定

检验人：　　　　检验日期：

7.铁盐：照《铁盐检查法标准操作规程》检查。

室温：________相对湿度：________天平型号：________

7.1标准铁溶液的制备：称取硫酸铁铵［$FeNH_4(SO_4)_2\cdot 12H_2O$］____g，置____ml量瓶中，加水溶解后，加硫酸____ml，用水稀释至刻度，摇匀，作为贮备液。临用前，精密量取贮备液____ml，置____ml量瓶中，加水稀释至刻度，摇匀，即得（每1ml相当于10μg的Fe）。

7.2取本品____g，置于具塞锥形瓶中，加稀盐酸____ml与水____ml，强力振摇____分钟，滤过，用适量水洗涤，合并滤液与洗液置____ml纳氏比色管中，加过硫酸铵____mg，用水稀释成____ml后，加30%硫氰酸铵溶液____ml，再加水适量稀释成____ml，摇匀；立即与标准铁溶液一定量制成的对照溶液（取标准铁溶液____ml，置____ml纳氏比色管中，加水使成____ml，加稀盐酸____ml与过硫酸铵____mg，用水稀释使成____ml，加30%硫氰酸铵溶液____ml，再加水适量稀释成____ml，摇匀）比较，即得。

7.3供试品溶液与标准铁溶液1.0ml制成的对照品溶液比较，观察：________________。

标准规定：供试品溶液与标准铁溶液1.0ml制成的对照液比较，不得更深（0.001%）。

小结：本项□符合规定　　　□不符合规定

检验人：　　　　检验日期：

玉米淀粉检验记录

第5页　共5页

检验纪要： 8.重金属：照《重金属检查法标准操作规程》第二法检查。 室温：_______相对湿度：_______天平型号：______________ 8.1铅单元素标准液 批号：_______浓度：_______来源：____ 8.2标准铅溶液的制备：精密量取铅单元素标准液____ml，置____ml量瓶中，加水稀释至刻度，摇匀，即得（每1ml相当于10μg的Pb）。 8.3取炽灼残渣项下遗留的残渣，加硝酸____ml，蒸干，至氧化氮蒸气除尽后，放冷，在____℃炽灼使完全灰化，放冷，加盐酸____ml，置水浴上蒸干后加水____ml与稀醋酸____ml，加热溶解后，放冷，加醋酸盐缓冲液（pH3.5）____ml与水适量使成____ml，作为乙管 8.4取硝酸____ml与盐酸____ml，置瓷皿中蒸干后，加醋酸盐缓冲液（pH3.5）____ml与水____ml，微热溶解后，移置纳氏比色管中，加标准铅溶液____ml，再用水稀释成____ml，作为甲管； 8.5再在甲、乙两管中分别加硫代乙酰胺试液各____ml，摇匀，放置　　分钟，同置白纸上，自上向下透视，观察：________________________________。 标准规定：乙管中显出的颜色与甲管比较，不得更深。（含重金属不得过百万分之二十。） 小结：本项□符合规定　　　□不符合规定 检验人：　　　　　检验日期：
结 论：本品□符合　□不符合　标准规定。

复核人：　　　　　　　　复核日期：

（三）出具检验报告单、结论判定

重庆**药业股份有限公司**

原辅料检验报告书

报告书编号：

检品名称：玉米淀粉	供货单位：		请验部门：
	生产单位：		
规　　格：	供货批号：		检验项目：
物料代码：	代表数量：		检验目的：
物料编号：	检品数量：		取样日期：
检验依据：			检验日期：
			报告日期：

检验项目	标准规定	检验结果
【性状】	本品应为白色或类白色粉末。在水或乙醇中均不溶解。	
【鉴别】		
1	应观察到显微特征。	
2	应呈正反应。	
3	应呈正反应。	

续表

【检查】		
酸度	应为4.5～7.0。	
外来物质	应符合规定。	
二氧化硫	应不得过0.004%。	
氧化物质	应不得过1.4ml。	
干燥失重	应不得过14.0%。	
炽灼残渣	应不得过0.6%。	
铁盐	应不得过0.001%。	
重金属	应不得过百万分之二十。	
【微生物限度】		
需氧菌总数	应不得过10^3cfu/g。	
霉菌和酵母菌总数	应不得过10^2cfu/g。	
大肠埃希菌	每1g应不得检出。	
霉变长螨	应不得检出。	
结论：		
负责人：	复核人：	检验人：

六、评价反馈

评价主体	评价内容	分值	得分
自我评价（10分）	自己的学习态度是否端正，学习方法是否正确，学习效果是否良好	10	
学生互评（30分）	学习态度是否端正	10	
	操作过程是否正确	10	
	操作结果是否符合要求	10	
指导教师（30分）	学习态度是否端正	10	
	操作过程是否正确	10	
	操作结果是否符合要求	10	
车间班组（30分）	学习态度是否端正	10	
	操作过程是否正确	10	
	操作结果是否符合要求	10	
合计		100	

任务 3-3　乙醇的质量检验

一、学习目标

1. 掌握乙醇的质量检验方法；熟悉乙醇的质量要求。
2. 能根据药品标准开展乙醇的检验操作，能正确填写检验记录和检验报告。
3. 培养一丝不苟、严谨求实、精益求精、依法检验的职业素养和职业精神。

二、任务书

×××公司采购部门现采购了一批乙醇，需要质管部完成质量检验，出具检验报告。请完成相关检验工作。

请验单

物料名称：乙醇	供货单位：××××
规　　格：药用	物料代码：××××
批号/产品单号：××××××× 进厂编号：	请验部门：采购部
数　　量：××××	请 验 人：××××
件　　数：××××	请验日期：××××.××.××
检验项目：全检	
类　　别：原辅料☑　中间产品☐　包装材料☐　成品☐	

第一联　请验部门留底（白）　第二联　质量管理部存档（红）

质量管理部签收人：×××××
日　期：××年××月××日

三、获取资讯

检验依据：《中国药典》（2020年版）四部乙醇项下质量标准。

乙醇

Yichun

Ethanol

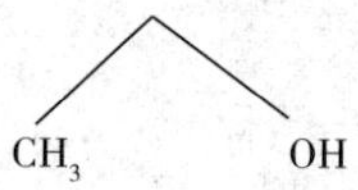

C_2H_6O　46.07　［64-17-5］

【性状】本品为无色澄清液体；微有特臭；加热至约78℃即沸腾。

相对密度　本品的相对密度（通则0601）不大于0.8129，相当于含C_2H_6O不少于95.0%（ml/ml）。

【鉴别】（1）取本品1ml，加水5ml与氢氧化钠试液1ml后，缓缓滴加碘试液2ml，即发生碘仿的臭气，并生成黄色沉淀。

（2）本品的红外光吸收图谱应与对照图谱（光谱集1290图）一致。

【检查】酸碱度　取本品20ml，加入新沸放冷的水20ml，摇匀，滴加酚酞指示液0.1ml，溶液应为无色；再加氢氧化钠滴定液（0.01mol/L）1.0ml，溶液应显粉红色。

溶液的澄清度与颜色　本品应澄清无色（通则0901与通则0902）。取本品适量，与同体积的水混合后，溶液应澄清；在10℃放置30分钟，溶液仍应澄清。

吸光度　取本品，以水为空白，照紫外-可见分光光度法（通则0401）测定吸光度，在240nm波长处不得过0.08，250～260nm波长范围内不得过0.06，270～340nm波长范围内不得过0.02。

挥发性杂质　取本品作为供试品溶液（a）；精密量取4-甲基-2-戊醇150μl，置20ml量瓶中，用本品稀释至刻度，摇匀，精密量取1ml，置25ml量瓶中，用本品稀释至刻度，摇匀，作为供试品溶液（b）；另精密量取无水甲醇100μl，置50ml量瓶中，用本品稀释至刻度，摇匀，精密量取5ml，置50ml量瓶中，用本品稀释至刻度，摇匀，作为对照溶液（a）；精密量取无水甲醇1ml与乙醛1ml，置100ml量瓶中，用本品稀释至刻度，摇匀，精密量取100μl，置100ml量瓶中，用本品稀释至刻度，摇匀，作为对照溶液（b）；精密量取乙缩醛150μl，置50ml量瓶中，用本品稀释至刻度，摇匀，精密量取100μl，置10ml量瓶中，用本品稀释至刻度，摇匀，作为对照溶液（c）；精密量取苯50μl，置50ml量瓶中，用本品稀释至刻度，摇匀，精密量取50μl，置25ml量瓶中，用本品稀释至刻度，摇匀，作为对照溶液（d）。照气相色谱法测定（通则0521），以6%氰丙基苯基-94%二甲基聚硅氧烷（或极性相近）为固定液的毛细管色谱柱；起始温度为40℃，维持12分钟，以每分钟10℃的速率升温至240℃，维持10分钟；进样口温度为200℃，检测器温度为280℃；载气为氦气或氮气。取对照溶液（b）1μl注入气相色谱仪，记录色谱图，乙醛峰与甲醇峰的分离度应符合要求。精密量取对照溶液（a）、（b）、（c）、（d）和供试品溶液（a）、（b）各1μl，分别注入气相色谱仪，记录色谱图。供试品溶液（a）色谱图中如有杂质峰，甲醇峰面积不得大于对照溶液（a）中甲醇峰面积的0.5倍（0.02%）；含乙醛和乙缩醛的总量按公式（1）计算，总量不得过0.001%（以乙醛计）；含苯按公式（2）计算，不得过0.0002%。供试品溶液（b）色谱图中其他各杂质峰面积的总和不得大于4-甲基-2-戊醇的峰面积（0.03%，以4-甲基-2-戊醇计）。

乙醛和乙缩醛的总含量（%）=

$$(0.001\% \times A_E)/(A_T-A_E)+(0.003\% \times C_E)/(C_T-C_E) \times (M_{r1}/M_{r2}) \quad (1)$$

式中A_E为供试品溶液（a）中乙醛的峰面积；A_T为对照溶液（b）中乙醛的峰面积；C_E为供试品溶液（a）中乙缩醛的峰面积；C_T为对照溶液（c）中乙缩醛的峰面积；M_{r1}为乙醛的分子量，44.05；M_{r2}为乙缩醛的分子量，118.2。

$$苯含量\%=(0.0002\% \times B_E)/(B_T-B_E) \quad (2)$$

式中，B_E为供试品溶液（a）中苯的峰面积；B_T为对照溶液（d）中苯的峰面积。

不挥发物　精密量取本品40ml，置105℃恒重的蒸发皿中，于水浴上蒸干后，在105℃干燥2小时，遗留残渣不得过1mg。

【类别】药用辅料，溶剂。

【贮藏】遮光，密封保存。

注：本品易挥发，易燃烧，燃烧时显淡蓝色火焰。

四、问题引导

1.何为相对密度？检测相对密度的方法有哪些？

____

____

____

2.紫外分光光度计的主要组成部件有哪些？

____

____

____

3.朗伯-比尔定律的物理意义是什么？其数学表达式是什么？

____

____

____

五、任务实施

（一）样品分样

1.样品分样管理

详见规程文件1：样品分样管理规程。

2. 样品分样与发记录

样品分样与发放记录

物料品名	送样时间	批号	规格	产品状态	取样人	取样数量	分样员	检验项目	检品数量	检验员	备注
								微生物组			
								理化组			
								精密仪器组			
								微生物组			
								理化组			
								精密仪器组			
								微生物组			
								理化组			
								精密仪器组			
								微生物组			
								理化组			
								精密仪器组			
								微生物组			
								理化组			
								精密仪器组			

（二）样品检验

1. 样品前处理

参照《乙醇检验标准操作规程（SOP）》中的要求对样品进行前处理。

2. 样品检测

（1）乙醇检验标准操作规程（SOP）

乙醇检验标准操作规程

文件编码	*******	页次：×/×

文件形成及控制：

	部门	姓名	签名	日期
起草人	QC人员	***		年　月　日
审核人	QA人员	***		年　月　日
	QC主管	***		年　月　日
	质量管理负责人	***		年　月　日
执行日期	年　月　日			
颁发部门	质量管理部	年　月　日		
	存档（书面、电子文档）各2份	颁发份数	各部门1份，共1份	
分发部门	物控管理部[　]　质量管理部[　]　生产管理部[　] 设备管理部[　]　安全管理部[　]　营销管理部[　] 企业管理部[　]　财务管理部[　]　药物警戒部[　]			

文件修订历史：

历史版本号	执行日期	修订内容及原因

1.目的：

建立乙醇各项质量指标的检验方法与操作规程。

2.范围：

本标准适用于乙醇的检验。

3.职责：

质量管理部QC人员按此标准操作规程进行检查。

4.内容：

4.1品名：

乙醇。

4.2标准依据：

乙醇质量标准。

4.3性状：

4.3.1性状：

4.3.1.1仪器与用具：

放大镜。

4.3.1.2操作方法：

取用供试品，用目视或用放大镜观察；闻其气，用口尝其味。

4.3.1.3记录：

记录观察的性状和气味。

4.3.1.4结果判定：

本品为无色澄清液体；微有特臭；加热至约78℃即沸腾。

4.3.2相对密度：

照《相对密度测定法标准操作规程》检查，本品的相对密度不大于0.8129，相当于含C_2H_6O不少于95.0%（ml/ml）。

4.4鉴别：
4.4.1鉴别（1）：
4.4.1.1仪器与用具：
刻度吸管、烧杯。
4.4.1.2试剂与试药：
氢氧化钠、碘、碘化钾。
4.4.1.3操作方法：
取本品1ml，加水5ml与氢氧化钠试液1ml后，缓缓滴加碘试液2ml。
4.4.1.4结果判定：
即发生碘仿的臭气，并生成黄色沉淀。
4.4.2鉴别（2）：
照《红外分光光度法标准操作规程》检查，本品的红外光吸收图谱应与对照品的图谱一致。
4.5检查：
4.5.1酸碱度：
4.5.1.1仪器与用具：
电热套、烧杯、刻度吸管。
4.5.1.2试剂与试药：
酚酞、乙醇、氢氧化钠、基准邻苯二甲酸氢钾。
4.5.1.3操作方法：
取本品20ml，加入新沸放冷的水20ml，摇匀，滴加酚酞指示液0.1ml，溶液应为无色；再加氢氧化钠滴定液（0.01mol/L）1.0ml。
4.5.1.4结果判定：
溶液应显粉红色。
4.5.2溶液的澄清度与颜色：
4.5.2.1仪器与用具：
量筒、冰箱。
4.5.2.2操作方法：
本品应澄清无色。取本品适量，与同体积的水混合。
4.5.2.3结果判定：
溶液应澄清；在10℃放置30分钟，溶液仍应澄清。
4.5.3吸光度：
4.5.3.1仪器与用具：
紫外-可见分光光度计、比色皿。
4.5.3.2操作方法：
取本品，以水为空白，照《紫外-可见分光光度法标准操作规程》检查。
4.5.3.3结果判定：
在240nm的波长处不得过0.08；250～260nm的波长范围内不得过0.06；270～340nm的波长范围内不得过0.02。
4.5.4挥发性杂质：
4.5.4.1仪器与用具：
气相色谱仪、6%氰丙基苯基-94%二甲基聚硅氧烷（或极性相近）为固定液的毛细管色谱柱、单标线吸管、移液枪、容量瓶。
4.5.4.2试剂与试药：
无水甲醇、乙醛、乙缩醛、苯、4-甲基-2-戊醇。
4.5.4.3操作方法：
4.5.4.3.1照《气相色谱法标准操作规程》测定。

4.5.4.3.2色谱条件与系统适应性试验：
采用6%氰丙基苯基-94%二甲基聚硅氧烷为固定液；起始温度 40℃，维持12分钟，以每分钟10℃的速率升温至240℃，维持10分钟；进样口温度为200℃，检测器温度为280℃。载气为氦气或氮气。
4.5.4.3.3对照品溶液的制备：
精密量取无水甲醇100μl，置50ml量瓶中，用本品稀释至刻度，摇匀，精密量取5ml，置50ml量瓶中，用本品稀释至刻度，摇匀，作为对照溶液（a）；精密量取无水甲醇1ml与乙醛1ml，置100ml量瓶中，用本品稀释至刻度，摇匀，精密量取100μl，置100ml量瓶中，用本品稀释至刻度，摇匀，作为对照溶液（b）；精密量取乙缩醛150μl，置50ml量瓶中，用本品稀释至刻度，摇匀，精密量取100μl，置10ml量瓶中，用本品稀释至刻度，摇匀，作为对照溶液（c）；精密量取苯50μl，置50ml量瓶中，用本品稀释至刻度，摇匀，精密量取50μl，置25ml量瓶中，用本品稀释至刻度，摇匀，作为对照溶液（d）。
4.5.4.3.4供试品溶液的制备：
取本品作为供试品溶液（a）；精密量取4-甲基-2-戊醇150μl，置20ml量瓶中，用本品稀释至刻度，摇匀，精密量取1ml，置25ml量瓶中，用本品稀释至刻度，摇匀，作为供试品溶液（b）。
4.5.4.3.5测定：
精密量取对照溶液（a）、（b）、（c）、（d）和供试品溶液（a）、（b）各1μl，分别注入气相色谱仪，记录色谱图。
4.5.4.3.6结果判定：
供试品溶液（a）色谱图中如有杂质峰，甲醇峰面积不得大于对照溶液（a）中甲醇峰面积的0.5倍（0.02%）；含乙醛和乙缩醛的总量按公式（1）计算，总量不得过0.001%（以乙醛计）；含苯按公式（2）计算，不得过0.0002%。供试品溶液（b）色谱图中其他各杂质峰面积的总和不得大于4-甲基-2-戊醇的峰面积（0.03%，以4-甲基-2-戊醇计）。

乙醛和乙缩醛的总含量$\%=[(0.001\%\times A_E)/(A_T-A_E)]+[(0.003\%\times C_E)/(C_T-C_E)]\times(M_{r1}/M_{r2})$　　公式（1）

式中：A_E为供试品溶液（a）中乙醛的峰面积；A_T为对照溶液（b）中乙醛的峰面积；C_E为供试品溶液（a）中乙缩醛的峰面积；C_T为对照溶液（c）中乙缩醛的峰面积；M_{r1}为乙醛的分子量，44.05；M_{r2}为乙缩醛的分子量，118.2。

苯含量$\%=(0.0002\%\times B_E)/(B_T-B_E)$　　公式（2）

式中：B_E为供试品溶液中苯的峰面积；B_T为对照溶液（d）中苯的峰面积。
4.5.5不挥发物：
4.5.5.1仪器与用具：
电子天平（感量0.1mg）、单标线吸管、恒温水浴锅、蒸发皿、恒温干燥箱、干燥器。
4.5.5.2操作方法：
精密量取本品40ml，置105℃恒重的蒸发皿中，于水浴上蒸干后，在105℃干燥2小时。
4.5.5.3结果判定：
遗留残渣不得过1mg。
4.6检查周期与报告时限：
本品应在4日内检验完毕并发放报告。

（2）乙醇检验记录

乙醇检验记录

第1页　共5页

检品名称	
规　　格	
检品数量	
检验项目	
送检日期	
完成日期	

检验纪要：

一、【性状】

1.本品为______________________________；加热至____℃即沸腾。

标准规定：本品为无色澄清液体；微有特臭；加热至约78℃即沸腾。

小结：本项□符合规定　　　□不符合规定

检验人：　　　　检验日期：

2.相对密度：照《相对密度测定法标准操作规程》测定。

室温：______相对湿度：______天平型号：__________

空瓶重（W）	样品加空瓶（W_1）	水加空瓶（W_2）

计算公式：相对密度=$\frac{W_1-W}{W_2-W}\times 100\%$

标准规定：相对密度不大于0.8129，相当于含C_2H_6O不少于95.0%（ml/ml）。

小结：本项□符合规定　　　□不符合规定

检验人：　　　　检验日期：

二、【鉴别】

1.鉴别

室温：______相对湿度：______

取本品____ml，加水____ml与氢氧化钠试液____ml后，缓缓滴加碘试液____ml，即发生______，并生成______。

标准规定：即发生碘仿的臭气，并生成黄色沉淀。

小结：本项□符合规定　　　□不符合规定

检验人：　　　　检验日期：

乙醇检验记录

检验纪要：

2.鉴别：照《红外分光光度法检验标准操作规程》测定。

室温：________相对湿度：________红外色谱仪型号：__________________

供试品的制备：将供试品灌入适宜厚度的液体池中测定。

测定：将供试片置于仪器的样品光路中，扣除用同法制成的空白溴化钾片的背景，录制光谱图。

（红外吸收图谱附后）

标准规定：本品的红外光吸收图谱应与对照品的图谱（光谱集1290图）一致。

小结：本项□符合规定　　　　□不符合规定

检验人：　　　　　　检验日期：

三、【检查】

1.酸碱度：

室温：________相对湿度：________天平型号：__________________

取样品____ml，加入新沸放冷的水____ml，摇匀，滴加酚酞指示液____ml，溶液为__________；再加氢氧化钠滴定液（0.01mol/L）____ml，溶液显________________。

标准规定：滴加酚酞指示液0.1ml，溶液应为无色；再加氢氧化钠滴定液（0.01mol/L）1.0ml，溶液应显粉红色。

小结：本项□符合规定　　　　□不符合规定

检验人：　　　　　　检验日期：

2.溶液的澄清度与颜色：

室温：________相对湿度：__________

取本品____ml，与同体积的水混合后，溶液________；在____℃放置____分钟，溶液______________。

标准规定：溶液应澄清无色。

小结：本项□符合规定　　　　□不符合规定

检验人：　　　　　　检验日期：

3.吸光度：照《紫外-可见分光光度法标准操作规程》检查。

室温：________相对湿度：________紫外-可见分光光度仪型号：__________

取本品，以水为空白，依法测定吸光度，在240nm的波长处为____；250～260nm的波长范围____。270～340nm的波长范围________。

标准规定：在240nm的波长处不得过0.08；250～260nm的波长范围内不得过0.06；270～340nm的波长范围内不得过0.02。

小结：本项□符合规定　　　　□不符合规定

检验人：　　　　　　检验日期：

乙醇检验记录

检验纪要：

4.挥发性杂质：照《气相色谱法标准操作规程》测定。

室温：________ 相对湿度：__________

4.1色谱条件与系统适应性试验：

起始温度____℃，维持____分钟，以每分钟____℃的速率升温至____℃，维持____分钟；

气相色谱仪型号：__________ 检测器：________ 进样口温度为____℃检测器温度为____℃

色谱柱：____

流速：____ml/min　进样体积：____μl　载气：____ 分流比：________ 进样方式：□顶空进样□直接进样

4.2对照品溶液的制备：

精密量取无水甲醇____μl，置____ml量瓶中，用本品稀释至刻度，摇匀，精密量取____ml，置____ml量瓶中，用本品稀释至刻度，摇匀，作为对照溶液（a）；精密量取无水甲醇____ml与乙醛____ml，置____ml量瓶中，用本品稀释至刻度，摇匀，精密量取____μl，置____ml量瓶中，用本品稀释至刻度，摇匀，作为对照溶液（b）；精密量取乙缩醛____μl，置____ml量瓶中，用本品稀释至刻度，摇匀，精密量取____μl，置____ml量瓶中，用本品稀释至刻度，摇匀，作为对照溶液（c）；精密量取苯____μl，置____ml量瓶中，用本品稀释至刻度，摇匀，精密量取____μl，置____ml量瓶中，用本品稀释至刻度，摇匀，作为对照溶液（d）。

4.3供试品溶液的制备：

取供试品作为供试品溶液（a）；精密量取4-甲基-2-戊醇____μl，置____ml量瓶中，用本品稀释至刻度，摇匀，精密量取____ml，置____ml量瓶中，用本品稀释至刻度，摇匀，作为供试品溶液（b）。

4.4测定：精密量取对照溶液（a）、（b）、（c）、（d）和供试品溶液（a）、（b）各1μl，分别注入气相色谱仪，记录色谱图。

4.5比较：

4.5.1供试品溶液（a）________杂质峰，甲醇峰面积________对照溶液（a）主峰面积的0.5倍（0.02%）。

4.5.2供试品溶液（b）中其他各杂质峰面积的总和为：____

____。

4-甲基-2-戊醇的峰面积为________，杂质峰面积________4-甲基-2-戊醇的峰面积（0.03%，以4-甲基-2-戊醇计）。

4.5.3供试品溶液（a）________乙醛峰、________乙缩醛峰（检出乙醛和乙缩醛峰就按4.6计算）。

4.5.4供试品溶液（a）________苯的峰（检出苯的峰按4.7计算）。

4.6乙醛和乙缩醛的总含量测定记录：

乙醇检验记录

检验纪要：

	峰面积		平均值
对照品a			
对照品b			
对照品c			
对照品d			
样　品a（乙醛）			
样　品a（乙缩醛）			
样　品b			

计算公式（1）：乙醛和乙缩醛的总含量%=[（0.001%×A_E）/（A_T−A_E）]+[（0.003%×C_E）/（C_T−C_E）]×（M_{r1}/M_{r2}）

式中：A_E为供试品溶液（a）中乙醛的峰面积；A_T为对照溶液（b）中乙醛的峰面积；C_E为供试品溶液（a）中乙缩醛的峰面积；C_T为对照溶液（c）中乙缩醛的峰面积；M_{r1}为乙醛的分子量，44.05；M_{r2}为乙缩醛的分子量，118.2。

平均值（%）：

4.7苯的含量测定记录：

	峰面积		峰面积平均值
对照品d			
样　品a			
样　品b			

计算公式（2）：苯含量%=（0.0002%×B_E）/（B_T−B_E）

式中：B_E为供试品溶液中苯的峰面积；

B_T为对照溶液中苯的峰面积。

乙醇检验记录

第5页　共5页

检验纪要：

平均值：

标准规定：供试品溶液（a）如出现杂质峰，甲醇峰面积不得大于对照溶液（a）主峰面积的0.5倍（0.02%）；含乙醛和乙缩醛的总量应不得过0.001%（以乙醛计）；含苯应不得过0.0002%；供试品溶液（b）中其他各杂质峰面积的总和应不得大于4-甲基-2-戊醇的峰面积（0.03%，以4-甲基-2-戊醇计）。

小结：本项□符合规定　　　□不符合规定

检验人：　　　　　检验日期：

5.不挥发物：

室温：______相对湿度：______天平型号：______恒温干燥箱型号：______

烘干温度：______烘干起始时间：______烘干结束时间：______

取供试品1#______ml、供试品2#______ml，分别置恒重的蒸发皿中，于水浴上蒸干。

供试品编号	蒸发皿在105℃第一次干燥后重	蒸发皿在105℃第二次干燥后重（W）	105℃干燥2小时后蒸发皿加残渣重量（W_1）
供试品1（g）			
供试品2（g）			

计算公式：不挥发物（mg）=（W_1-W）×1000

平均值（mg）：

标准规定：遗留残渣应不得过1mg。

小结：本项□符合规定　　　□不符合规定

检验人：　　　　　检验日期：

结 论：本品□符合　□不符合　标准规定。

复核人：　　　　　复核日期：

（三）出具检验报告单、结论判定

重庆**药业股份有限公司**

原辅料检验报告书

报告书编号：

检品名称：乙醇	供货单位：	请验部门：
规　　格：	供货批号：	检验项目：
物料代码：	代表数量：	检验目的：
物料编号：	检品数量：	取样日期：

检验依据：		检验日期： 报告日期：
检验项目	标准规定	检验结果
【性状】	本品应为无色澄明液体；微有特臭；加热至约78℃即沸腾。	
相对密度	应不得大于0.8129，相当于含C_2H_6O应不得少于95.0%（ml/ml）。	
【鉴别】		
1	应呈正反应。	
2	红外光吸收图谱应与对照品图谱一致。	
【检查】		
酸碱度	应呈正反应。	
澄明度与颜色	应呈正反应。	
吸光度	在240nm的波长处应不得过0.08；250～260nm的波长范围内应不得过0.06；270～340nm的波长范围内应不得过0.02。	
挥发性杂质	甲醇应不得过0.02%；乙醛和乙缩醛总和应不得过0.001%；苯应不得过0.0002%；其他各杂质总和应不得过0.03%。	
不挥发物	应不得过1mg。	

结论：

负责人：　　　　　　　　　　复核人：　　　　　　　　　　检验人：

六、评价反馈

评价主体	评价内容	分值	得分
自我评价（10分）	自己的学习态度是否端正，学习方法是否正确，学习效果是否良好	10	
学生互评（30分）	学习态度是否端正	10	
	操作过程是否正确	10	
	操作结果是否符合要求	10	

续表

评价主体	评价内容	分值	得分
指导教师（30分）	学习态度是否端正	10	
	操作过程是否正确	10	
	操作结果是否符合要求	10	
车间班组（30分）	学习态度是否端正	10	
	操作过程是否正确	10	
	操作结果是否符合要求	10	
合计		100	

任务 3–4　硬脂酸镁的质量检验

一、学习目标

1. 掌握硬脂酸镁的质量检验方法；熟悉硬脂酸镁的质量要求。
2. 能根据药品标准开展硬脂酸镁的检验操作，能正确填写检验记录和检验报告。
3. 培养一丝不苟、严谨求实、精益求精、依法检验的职业素养和职业精神。

二、任务书

×××公司采购部门现采购了一批硬脂酸镁，需要质管部完成质量检验，出具检验报告。请完成相关检验工作。

请验单

物料名称：硬脂酸镁	供货单位：××××
规　　格：药用	物料代码：××××
批号/产品单号：××××××× 进厂编号：	请验部门：采购部
数　　量：××××	请 验 人：××××
件　　数：××××	请验日期：××××.××.××
检验项目：全检	
类　　别：原辅料☑　中间产品☐　包装材料☐　成品☐	

第一联　请验部门留底（白）　第二联　质量管理部存档（红）

质量管理部签收人：×××××

日　期：××年××月××日

三、获取资讯

检验依据:《中国药典》(2020年版)四部硬脂酸镁项下质量标准。

硬脂酸镁

Yingzhisuanmei

Magnesium Stearate

[557-04-0]

本品是镁与硬脂酸化合而成。系以硬脂酸镁($C_{36}H_{70}MgO_4$)与棕榈酸镁($C_{32}H_{62}MgO_4$)为主要成分的混合物。按干燥品计算,含Mg应为4.0%～5.0%。

【性状】本品为白色轻松无砂性的细粉;微有特臭。

本品在水、乙醇或乙醚中不溶。

【鉴别】(1)在硬脂酸与棕榈酸相对含量检查项下记录的色谱图中,供试品溶液色谱中两主峰的保留时间应分别与对照品溶液两主峰的保留时间一致。

(2)取本品5.0g,置分液漏斗中,加入乙醚50ml,摇匀,加入稀硝酸20ml与水20ml,振摇至溶液完全溶解,放置分层,将水层移入另一分液漏斗中,用水提取乙醚层2次,每次4ml,合并水层,用乙醚15ml清洗水层,将水层移至50ml量瓶中,加水稀释至刻度,摇匀,作为供试品溶液,应显镁盐的鉴别反应(通则0301)。

【检查】酸碱度　取本品2.0g,加无水乙醇6.0ml,搅拌使分散均匀,再加水使成40.0ml,摇匀,滤过,取续滤液10.0ml,加溴麝香草酚蓝指示液0.05ml,用盐酸滴定液(0.1mol/L)或氢氧化钠滴定液(0.1mol/L)滴至溶液颜色发生变化,滴定液用量不得过0.05ml。

氯化物　取鉴别(1)项下的供试品溶液1.0ml,依法检查(通则0801),与标准氯化钠溶液10.0ml制成的对照液比较,不得更浓(0.10%)。

硫酸盐　取鉴别(1)项下的供试品溶液1.0ml,依法检查(通则0802),与标准硫酸钾溶液6.0ml制成的对照液比较,不得更浓(0.6%)。

干燥失重　取本品,在80℃干燥至恒重,减失重量不得过5.0%(通则0831)。

铁盐　取本品0.50g,炽灼灰化后,加稀盐酸5ml与水10ml,煮沸,放冷,滤过,滤液加过硫酸铵50mg,用水稀释成35ml,依法检查(通则0807),与标准铁溶液5.0ml用同一方法制成的对照液比较,不得更深(0.01%)。

镉盐　取本品0.05g两份,精量称定,分别置高压消解罐中,一份中加硝酸2ml消化后,定量转移至100ml量瓶中,加水稀释至刻度,摇匀,作为供试品溶液;另一份中精密加入标准镉溶液(精密量取镉单元素标准溶液适量,用水定量稀释制成每1ml中含镉0.3μg的溶液)0.5ml,同法操作,作为对照品溶液。照原子吸收分光光度法(通则0406第二法),在228.8nm的波长处分别测定吸光度,应符合规定(0.0003%)。

镍盐　取本品0.05g两份,精量称定,分别置高压消解罐中,一份中加硝酸2ml消化后,定量转移至10ml量瓶中,加水稀释至刻度,摇匀,作为供试品溶液;另一份中精密加入标准镍溶液(精密量取镍单元素标准溶液适量,用水定量稀释制成每1ml中含镍0.5μg的溶液)0.5ml,同法操作,作为对照品溶液。照原子吸收分光光度法(通则0406第二法),

在232.0nm的波长处分别测定吸光度，应符合规定（0.0005%）。

重金属 取本品2.0g，缓缓炽灼至完全炭化，放冷，加硫酸0.5～1.0ml，使恰润湿，低温加热至硫酸除尽，加硝酸0.5ml，蒸干，至氧化氮蒸气除尽后，放冷，在500～600℃炽灼使完全灰化，放冷，加盐酸2ml，置水浴上蒸干后加水15ml与稀醋酸2ml，加热溶解后，放冷，加醋酸盐缓冲液（pH 3.5）2ml与水适量使成25ml，依法检查（通则0821第二法），含重金属不得过百万分之十。

硬脂酸与棕榈酸相对含量 取本品0.1g，精密称定，置锥形瓶中，加14%三氟化硼甲醇溶液5ml，摇匀，加热回流10分钟使溶解，从冷凝管加正庚烷4ml，再回流10分钟，冷却后加饱和氯化钠溶液20ml，振摇，静置使分层，将正庚烷层经无水硫酸钠干燥，作为供试品溶液；分别称取棕榈酸甲酯与硬脂酸甲酯对照品适量，加正庚烷溶解并稀释制成每1ml中分别约含15mg与10mg的溶液，作为对照品溶液。照气相色谱法（通则0521）试验，用聚乙二醇（或极性相近）为固定液的毛细管柱为色谱柱，起始温度70℃，维持2分钟，以每分钟5℃的速率升温至240℃，维持5分钟；进样口温度为220℃；检测器温度为260℃。取对照品溶液1μl注入气相色谱仪，棕榈酸甲酯峰与硬脂酸甲酯峰的分离度应大于3.0。精密量取供试品溶液1ml，置100ml量瓶中，用正庚烷稀释至刻度，摇匀，取1μl注入气相色谱仪，棕榈酸甲酯峰与硬脂酸甲酯峰应能检出。再取供试品溶液1μl注入气相色谱仪，记录色谱图，按下式面积归一化法计算硬脂酸镁中硬脂酸在脂肪酸中的百分含量。

$$\text{硬脂酸百分含量}(\%)=\frac{A}{B}\times 100\%$$

式中，A为供试品中硬脂酸甲酯的峰面积；B为供试品中所有脂肪酸酯的峰面积。

同法计算硬脂酸镁中棕榈酸在总脂肪酸中的百分含量。硬脂酸相对含量不得低于40%，硬脂酸与棕榈酸相对含量的总和不得低于90%。

【含量测定】 取本品约0.2g，精密称定，加正丁醇-无水乙醇（1∶1）50ml，加浓氨溶液5ml与氨-氯化铵缓冲液（pH 10.0）3ml，再精密加入乙二胺四醋酸二钠滴定液（0.05mol/L）25ml与铬黑T指示剂少许，混匀，于40～50℃水浴上加热至溶液澄清，用锌滴定液（0.05mol/L）滴定至溶液自蓝色转变为紫色，并将滴定的结果用空白试验校正。每1ml乙二胺四醋酸二钠滴定液（0.05mol/L）相当于1.215mg的Mg。

【类别】 药用辅料，润滑剂。

【贮藏】 密闭保存。

【标示】 应标明本品的型号，粒径分布的标示范围、比表面积的标示值。

注：本品与皮肤接触有滑腻感。

四、问题引导

1. 硬脂酸镁在药品生产中的主要作用是什么？

____

____

____

2.硬脂酸镁重金属限度是多少？

______

______

______

______

五、任务实施

（一）样品分样

1.样品分样管理

详见规程文件1：样品分样管理规程。

2.样品分样与发记录

样品分样与发放记录

物料品名	送样时间	批号	规格	产品状态	取样人	取样数量	分样员	检验项目	检品数量	检验员	备注
								微生物组			
								理化组			
								精密仪器组			
								微生物组			
								理化组			
								精密仪器组			
								微生物组			
								理化组			
								精密仪器组			
								微生物组			
								理化组			
								精密仪器组			
								微生物组			
								理化组			
								精密仪器组			

（二）样品检验

1.样品前处理

参照《硬脂酸镁检验标准操作规程（SOP）》中的要求对样品进行前处理。

2.样品检测

（1）硬脂酸镁检验标准操作规程（SOP）

硬脂酸镁检验标准操作规程

文件编码	*******	页次：×/×

文件形成及控制：

	部门	姓名	签名	日期
起草人	QC人员	***		年 月 日
审核人	QA人员	***		年 月 日
	QC主管	***		年 月 日
	质量管理负责人	***		年 月 日
执行日期	年 月 日			
颁发部门	质量管理部	年 月 日		
	存档（书面、电子文档）各2份	颁发份数	各部门1份，共1份	
分发部门	物控管理部［ ］	质量管理部［ ］	生产管理部［ ］	
	设备管理部［ ］	安全管理部［ ］	营销管理部［ ］	
	企业管理部［ ］	财务管理部［ ］	药物警戒部［ ］	

文件修订历史：

历史版本号	执行日期	修订内容及原因

1.目的：

建立硬脂酸镁各项质量指标的检验方法与操作规程。

2.范围：

本标准适用于硬脂酸镁的检验。

3.责任：

质量管理部QC人员按此标准操作规程进行检查。

4.内容：

4.1品名：

硬脂酸镁。

4.2标准依据：

硬脂酸镁质量标准。

4.3性状：

4.3.1仪器与用具：

放大镜。

4.3.2操作方法：

取用供试品，用目视或用放大镜观察；闻其气，用口尝其味。

4.3.3记录：

记录观察的性状和气味。

4.3.4结果判定：

本品为白色轻松无砂性的细粉；微有特臭。

本品在水、乙醇或乙醚中不溶。

4.4鉴别：

4.4.1鉴别（1）：

在硬脂酸与棕榈酸相对含量检查项下记录的色谱图中，供试品溶液色谱中两主峰的保留时间应分别与对照品溶液两主峰的保留时间一致。

4.4.2鉴别（2）：
4.4.2.1仪器与用具：
电子天平（感量0.01g）、电热套、回流冷凝管、圆底烧瓶、量筒、移液管、分液漏斗、容量瓶、蒸发皿、滴管。
4.4.2.2试剂与试药：
乙醚、硝酸、氨水、氯化铵、磷酸氢二钠、氢氧化钠、碘、碘化钾。
4.4.2.3操作方法：
取本品5.0g，置分液漏斗中，加入乙醚50ml、摇匀，加入稀硝酸20ml与水20ml，振摇至溶液完全溶解，放置分层，将水层移入另一分液漏斗中，用水提取乙醚层2次，每次4ml，合并水层，用乙醚15ml清洗水层，将水层移至50ml量瓶中，加水稀释至刻度，摇匀，作为供试品溶液。
4.4.2.4结果判定：
4.4.2.4.1取供试品溶液，加氨试液，即生成白色沉淀；滴加氯化铵试液，沉淀溶解；再加磷酸氢二钠试液1滴，振摇，即生成白色沉淀。分离，沉淀在氨试液中不溶解。
4.4.2.4.2取供试品溶液，加氢氧化钠试液，即生成白色沉淀。分离，沉淀分成两份，一份中加过量的氢氧化钠试液，沉淀不溶解；另一份中加碘试液，沉淀转成红棕色。
4.5检查：
4.5.1酸碱度：
4.5.1.1.仪器与用具：
电子天平（感量0.01g）、刻度吸管、烧杯、三角漏斗、试管、胶头滴管、定性滤纸。
4.5.1.2试剂与试药：
无水乙醇、溴麝香草酚蓝、氢氧化钠、盐酸。
4.5.1.3操作方法：
取本品2.0g，加无水乙醇6.0ml，搅拌使分散均匀，再加水使成40.0ml，摇匀，滤过，取续滤液10.0ml，加溴麝香草酚蓝指示液0.05ml，用盐酸滴定液（0.1mol/L）或氢氧化钠滴定液（0.1mol/L）滴至溶液颜色发生变化。
4.5.1.4结果判定：
滴定液用量不得过0.05ml。
4.5.2氯化物：
4.5.2.1.仪器与用具：
电子天平（感量0.1mg）、刻度吸管、烧杯、三角漏斗、纳氏比色管、定性滤纸。
4.5.2.2试剂与试药：
硝酸银、氯化钠。
4.5.2.3操作方法：
量取鉴别（2）项下的供试品溶液1.0ml，照《氯化物检查法标准操作程规程》检查，加水溶解使成25ml（溶液如显碱性，可滴加硝酸使成中性），再加稀硝酸10ml；溶液如不澄清，应滤过；置50ml纳氏比色管中，加水使成约40ml，摇匀，即得供试品溶液。取标准氯化钠溶液10.0ml置50ml纳氏比色管中，加稀硝酸10ml，加水使成40ml，摇匀，即得对照溶液。于供试品溶液与对照溶液中，分别加入硝酸银试液1.0ml，用水稀释使成50ml，摇匀，在暗处放置5分钟，同置黑色背景上，从比色管上方向下观察、比较，即得。
4.5.2.4结果判定：
不得更浓（0.10%）。
4.5.3硫酸盐：
4.5.3.1.仪器与用具：
电子天平（感量0.1mg）、刻度吸管、烧杯、三角漏斗、纳氏比色管、定性滤纸。
4.5.3.2试剂与试药：
盐酸、氯化钡、硫酸钾。
4.5.3.3操作方法：

量取鉴别（2）项下的供试品溶液1.0ml，照《硫酸盐检查法标准操作程规程》检查，加水溶解使成约40ml（溶液如显碱性，可滴加盐酸使成中性）；溶液如不澄清，应滤过；置50ml纳氏比色管中，加稀盐酸2ml，摇匀，即得供试品溶液。取标准硫酸钾溶液6.0ml置50ml纳氏比色管中，加水使成约40ml，加稀盐酸2ml，摇匀，即得对照溶液。于供试品溶液与对照溶液中，分别加入25%氯化钡溶液5ml，用水稀释至50ml，充分摇匀，放置10分钟，同置黑色背景上，从比色管上方向下观察、比较，即得。

4.5.3.4结果判定：

不得更浓（0.6%）。

4.5.4干燥失重：

4.5.4.1.仪器与用具：

电子天平（感量0.1mg）、恒温干燥箱、称量瓶、干燥器。

4.5.4.2操作方法：

取本品约1g，照《干燥失重测定法标准操作规程》检查，干燥温度为80℃，

4.5.4.3结果判定：

减失重量不得过5.0%。

4.5.5铁盐：

4.5.5.1.仪器与用具：

马弗炉、刻度吸管、烧杯、三角漏斗、纳氏比色管、定性滤纸。

4.5.5.2试剂与试药：

盐酸、硫氰酸铵、过硫酸铵。

4.5.5.3操作方法：

取本品0.50g，炽灼灰化后，加稀盐酸5ml与水10ml，煮沸，放冷，滤过，滤液加过硫酸铵50mg，用水稀释成35ml，照《铁盐检查法标准操作规程》检查，加30%硫氰酸铵溶液3ml，再加水适量稀释成50ml，摇匀；如显色，立即与标准铁溶液（取标准铁溶液5.0ml，置50ml纳氏比色管中，加水使成25ml，加稀盐酸4ml与过硫酸铵50mg，用水稀释使成35ml，加30%硫氰酸铵溶液3ml，再加水适量稀释成50ml，摇匀）比较，即得。

4.5.5.4结果判定：

不得更深（0.01%）。

4.5.6镉盐：

4.5.6.1仪器与用具：

原子分光光度计、微波消解仪、四氟乙烯消解罐、容量瓶、刻度吸管。

4.5.6.2试剂与试药：

硝酸。

4.5.6.3标准液：

标准镉溶液。

4.5.6.4操作方法：

取本品0.05g两份，精量称定，分别置高压消解罐中，一份中加硝酸2ml消化后，定量转移至100ml量瓶中，加水稀释至刻度，摇匀，作为供试品溶液；另一份中精密加入标准镉溶液（精密量取镉单元素标准溶液适量，用水定量稀释制成每1ml中含镉0.3μg 的溶液）0. 5ml，同法操作，作为对照品溶液。照《原子吸收分光光度法标准操作规程》项下的第二法测定，在228.8nm的波长处分别测定吸光度，计算。

4.5.6.5结果判定：

应符合规定（0.0003%）。

4.5.7镍盐：

4.5.7.1仪器与用具：

原子分光光度计、微波消解仪、消解罐、量瓶、刻度吸管。

4.5.7.2标准液：

标准镍溶液。
4.5.7.3操作方法：
取本品0.05g两份，精量称定，分别置高压消解罐中，一份中加硝酸2ml消化后，定量转移至10ml量瓶中，加水稀释至刻度，摇匀，作为供试品溶液；另一份中精密加入标准镍溶液（精密量取镍单元素标准溶液适量，用水定量稀释制成每1ml中含镍0.5μg的溶液）0.5ml，同法操作，作为对照品溶液。照《原子吸收分光光度法标准操作规程》项下的第二法测定，在232.0nm的波长处分别测定吸光度，计算。
4.5.7.4结果判定：
应符合规定（0.0005%）。
4.5.8重金属：
4.5.8.1.仪器与用具：
电子天平（感量0.01）、马弗炉、刻度吸管、烧杯、三角漏斗、纳氏比色管、定性滤纸。
4.5.8.2试剂与试药：
硫酸、硝酸、盐酸、醋酸、醋酸铵、硫代乙酰胺、氢氧化钠、甘油。
4.5.8.3标准液：
标准铅溶液。
4.5.8.4操作方法：
取本品2.0g，缓缓炽灼至完全炭化，放冷，加硫酸0.5～1.0ml，使恰润湿，低温加热至硫酸除尽，加硝酸0.5ml，蒸干，至氧化氮蒸气除尽后，放冷，在500～600℃炽灼使完全灰化，放冷，加盐酸2ml，置水浴上蒸干后加水15ml与稀醋酸2ml，加热溶解后，放冷，加醋酸盐缓冲液（pH3.5）2ml与水适量使成25ml，作为乙管；照《重金属检查法标准操作规程》项下的第二法测定。另取配制供试品溶液的试剂，置瓷皿中蒸干后，加醋酸盐缓冲液（pH3.5）2ml与水15ml，微热溶解后，移置纳氏比色管中，加标准铅溶液一定量，再用水稀释成25ml，作为甲管；再在甲、乙两管中分别加硫代乙酰胺试液各2ml，摇匀，放置2分钟，同置白纸上，自上向下透视，乙管中显出的颜色与甲管比较，不得更深。
4.5.8.5结果判定：
含重金属不得过百万分之十。
4.5.9硬脂酸与棕榈酸相对含量：
4.5.9.1仪器与用具：
气相色谱仪、聚乙二醇（或极性相近）为固定液的毛细管柱、电子天平（0.01mg/0.1mg）、电热套、回流冷凝管、具塞锥形瓶、容量瓶、刻度吸管、量筒、分液漏斗、烧杯。
4.5.9.2试剂与试药：
甲醇、正庚烷、三氟化硼、氯化钠、无水硫酸钠。
4.5.9.3对照品与对照药材：
棕榈酸甲酯对照品、硬脂酸甲酯对照品。
4.5.9.4操作方法：
取本品0.1g，精密称定，置锥形瓶中，加14%三氟化硼甲醇溶液5ml，摇匀，加热回流10分钟使溶解，从冷凝管加正庚烷4ml，再回流10分钟，冷却后加饱和氯化钠溶液20ml，振摇，静置使分层，将正庚烷层经无水硫酸钠干燥，作为供试品溶液；分别称取棕榈酸甲酯与硬脂酸甲酯对照品适量，加正庚烷溶解并稀释制成每1ml中分别约含15mg与10mg的溶液，作为对照品溶液。照《气相色谱法标准操作规程》试验。用聚乙二醇（或极性相近）为固定液的毛细管柱为色谱柱，起始温度70℃，维持2分钟，以每分钟5℃的速率升温至240℃，维持5分钟；进样口温度为220℃；检测器温度为260℃。取对照品溶液1μl注入气相色谱仪，棕榈酸甲酯峰与硬脂酸甲酯峰的分离度应大于3.0。精密量取供试品溶液1ml，置100ml量瓶中，用正庚烷稀释至刻度，摇匀，取1μl注入气相色谱仪，棕榈酸甲酯峰与硬脂酸甲酯峰应能检出。再取供试品溶液1μl注入气相色谱仪，记录色谱图，按下式面积归一化法计算硬脂酸镁中硬脂酸在脂肪酸中的百分含量。

$$硬脂酸百分含量（\%）=\frac{A}{B}\times 100\%$$

式中，A为供试品中硬脂酸甲酯的峰面积；B为供试品中所有脂肪酸酯的峰面积。

同法计算硬脂酸镁中棕榈酸在总脂肪酸中的百分含量。

4.5.9.5结果判定：

硬脂酸相对含量不得低于40%，硬脂酸与棕榈酸相对含量的总和不得低于90%。

4.5.10微生物限度：

取本品，照《微生物限度检查法标准操作程序》检查，需氧菌总数不得过1000cfu/g；霉菌、酵母菌总数不得过100cfu/g；大肠埃希菌不得检出/g；长霉、长螨者不得检出。

4.6含量测定：

4.6.1仪器与用具：

分析天平（感量0.1mg）、恒温水浴锅、单标线吸管、刻度吸管、滴定管、三角锥形瓶。

4.6.2试剂与试药：

正丁醇、无水乙醇、乙醇、氨水，盐酸、氯化铵、铬黑T、硫酸锌、甲基红、乙二胺四醋酸二钠、基准氧化锌。

4.6.3操作方法：

取本品约0.2g，精密称定，加正丁醇-无水乙醇（1：1）溶液50ml，加浓氨溶液5ml与氨-氯化铵缓冲液（pH 10.0）3ml，再精密加入乙二胺四醋酸二钠滴定液（0.05mol/L）25ml与铬黑T指示剂少许，混匀，在40～50℃水浴上加热至溶液澄清，用锌滴定液（0.05mol/L）滴定至溶液自蓝色转变为紫色，并将滴定的结果用空白试验校正。每1ml乙二胺四醋酸二钠滴定液（0.05mol/L）相当于1.215mg的Mg。

4.6.4结果判定：

按干燥品计算，含Mg应为4.0%～5.0%。

4.7检查周期与报告时限：

本品应在6日内检验完毕并发放报告。

（2）硬脂酸镁检验记录

硬脂酸镁检验记录

第1页　共7页

检品名称	
规　　格	
检品数量	
检验项目	
送检日期	
完成日期	

检验纪要：

一、【性状】

在日光灯下或自然光线明亮处，嗅闻、接触：____。

标准规定：本品为白色轻松无砂性的细粉；微有特臭。

小结：本项□符合规定　　　□不符合规定

检验人：　　　　　检验日期：

二、【鉴别】

1.鉴别

室温：______相对湿度：______天平型号：______气相色谱仪型号：__________

在硬脂酸与棕榈酸相对含量检查项下记录的色谱图中，供试品溶液两主峰的保留时间应分别与对照品溶液两主峰的保留时间__________。

标准规定：在硬脂酸与棕榈酸相对含量检查项下记录的色谱图中，供试品溶液两主峰的保留时间应分别与对照品溶液两主峰的保留时间一致。

小结：本项□符合规定　　　□不符合规定

检验人：　　　　　检验日期：

2.鉴别

室温：______相对湿度：______天平型号：__________

取本品___g，置分液漏斗中，加入乙醚___ml、摇匀，加入稀硝酸___ml与水20ml，振摇至溶液完全溶解，放置分层，将水层移入另一分液漏斗中，用水提取乙醚层___次，每次___ml，合并水层，用乙醚___ml清洗水层，将水层移至___ml量瓶中，加水稀释至刻度，摇匀，作为供试品溶液。

2.1取供试品溶液，加氨试液，即生成________；滴加氯化铵试液，沉淀______；再加磷酸氢二钠试液___滴，振摇，即生成__________。分离，沉淀在氨试液中________。

2.2取供试品溶液，加氢氧化钠试液，即生成__________。分离，沉淀分成两份，一份中加过量的氢氧化钠试液，沉淀________；另一份中加碘试液沉淀转成__________。

硬脂酸镁检验记录

第2页　　共7页

检验纪要：

标准规定：取供试品溶液，加氨试液，即生成白色沉淀；滴加氯化铵试液，沉淀溶解；再加磷酸氢二钠试液1滴，振摇，即生成白色沉淀。分离，沉淀在氨试液中不溶解。

取供试品溶液，加氢氧化钠试液，即生成白色沉淀。分离，沉淀分成两份，一份中加过量的氢氧化钠试液，沉淀不溶解；另一份中加碘试液，沉淀转成红棕色。

小结：本项□符合规定　　　□不符合规定

检验人：　　　　检验日期：

三、【检查】

1.酸碱度：

室温：______相对湿度：______天平型号：____________滴定管型号：________________

取本品____g，加无水乙醇____ml，搅拌使分散均匀，再加水使成____ml，摇匀，滤过，取续滤液____ml，加溴麝香草酚蓝指示液____ml，用□盐酸滴定液□氢氧化钠滴定液，（____mol/L）滴至溶液颜色发生变化，滴定液用量为____ml。

标准规定：滴定液用量不得过0.05ml。

小结：本项□符合规定　　　□不符合规定

检验人：　　　　检验日期：

2.氯化物：照《氯化物检查法标准操作程规程》检查。

室温：________相对湿度：________天平型号：____________

2.1 标准氯化钠溶液的制备：称取氯化钠____g，置____ml量瓶中，加水适量使溶解并稀释至刻度，摇匀，作为贮备液。临用前，精密量取贮备液____ml，置____ml量瓶中，加水稀释至刻度，摇匀，即得（每1ml相当于10μg的Cl）。

2.2 供试品溶液的制备：取鉴别（2）项下的供试品溶液____ml置甲管中，加水溶解使成____ml，再加稀硝酸____ml，再加水稀释成____ml，摇匀，即得。

2.3 对照品溶液的配制：取标准氯化钠溶液____ml置乙管中；加稀硝酸____ml，加水使成____ml，摇匀，即得。

2.4分别在甲、乙两管中加入硝酸银试液____ml，用水稀释成____ml，摇匀，在暗处放置____分钟，同置黑色背景上，从比色管上方向下观察：________________________。

标准规定：供试品溶液与标准氯化钠溶液10.0ml制成的对照液比较，不得更浓（0.10%）。

小结：本项□符合规定　　　□不符合规定

检验人：　　　　检验日期：

3.硫酸盐：照《硫酸盐检查法标准操作程规程》检查。

室温：________相对湿度：________天平型号：____________

3.1标准硫酸钾溶液的制备：称取硫酸钾____g，置____ml量瓶中，加水适量使溶解并稀释至刻度，摇匀，即得（每1ml相当于100μg的SO_4）。

硬脂酸镁检验记录

检验纪要：

3.2 供试品溶液的制备：取鉴别（2）项下的供试品溶液______ml置纳氏比色管中，加水稀释成______ml，再加稀盐酸______ml，摇匀，作为供试品溶液为甲管。

3.3 对照品溶液的配制：取标准硫酸钾溶液______ml置纳氏比色管中，加水稀释成______ml，再加稀盐酸______ml，摇匀，作为对照品溶液为乙管。

3.4 分别于甲管和乙管中加入______%氯化钡溶液______ml，用水稀释至______ml，充分摇匀，放置____分钟，同置黑色背景上，从比色管上方向下观察：____。

标准规定：供试品溶液与标准硫酸钾溶液6.0ml制成的对照液比较，不得更浓（0.6%）。

小结：本项□符合规定　　　□不符合规定

检验人：　　　　　　检验日期：

4.干燥失重：照《干燥失重测定法标准操作规程》检查。

室温：______相对湿度：______天平型号：______恒温干燥箱型号：__________

烘干温度：______烘干起始时间：______烘干结束时间：__________

	称量瓶第一次干燥后重	称量瓶第二次干燥后重（W_2）	供试品重（W_1）	（称量瓶+供试品）干燥5小时重	（称量瓶+供试品）再次干燥1小时后重（W_3）
供试品1（g）					
供试品2（g）					

计算公式：干燥失重（%）$=\dfrac{W_1+W_2-W_3}{W_1}\times 100\%$

平均值（%）：

标准规定：应不得过5.0%。

小结：本项□符合规定　　　□不符合规定

检验人：　　　　　　检验日期：

5.铁盐：照《铁盐检查法标准操作规程》检查。

室温：______相对湿度：______天平型号：__________

5.1 标准铁溶液的制备：称取硫酸铁铵［$FeNH_4(SO_4)_2\cdot 12H_2O$］______g，置______ml量瓶中，加水溶解后，加硫酸______ml，用水稀释至刻度，摇匀，作为贮备液，配制批号（______）。临用前，精密量取贮备液______ml，置______ml量瓶中，加水稀释至刻度，摇匀，即得（每1ml相当于10μg的Fe）。

5.2 取本品______g，炽灼灰化后，加稀盐酸______ml与水______ml，煮沸，放冷，滤过，滤液加过硫酸铵______mg，用水稀释成______ml，加30%硫氰酸铵溶液______ml，再加水适量稀释成______ml，摇匀；如显色，立即与标准铁溶液一定量制成的对照溶液（取标准铁溶液______ml，置______ml纳氏比色管中，

硬脂酸镁检验记录

检验纪要：

加水使成______ml，加稀盐酸______ml与过硫酸铵______mg，用水稀释使成______ml，加30%硫氰酸铵溶液______ml，再加水适量稀释成______ml，摇匀）比较，即得。

5.3供试品溶液与标准铁溶液5.0ml制成的对照液比较，观察：________________________。

标准规定：供试品溶液与标准铁溶液5.0ml制成的对照液比较，不得更深（0.01%）。

小结：本项□符合规定　　□不符合规定

检验人：　　　　检验日期：

6.镉盐：照《原子吸收分光光度法标准操作规程》第二法检查。

室温：______相对湿度：______天平型号：______原子分光光度计型号：______

6.1镉单元素标准液

批号：__________浓度：__________来源______________________

6.2供试品溶液的制备；取本品______g，精量称定，分别置高压消解罐中，加硝酸______ml消化后，定量转移至______ml量瓶中，加水稀释至刻度，摇匀，作为供试品溶液。

6.3对照品溶液的制备；取本品______g，精密加入标准镉溶液（精密量取镉单元素标准溶液适量，用水定量稀释制成每lml中含镉0.3ug的溶液）______ml，同供试品溶液的制备操作，作为对照品溶液。

6.4取供试品溶液与对照品溶液，在228.8nm波长处测定，计算，即得。

标准规定：应符合规定（0.0003%）。

小结：本项□符合规定　　□不符合规定

检验人：　　　　检验日期：

7.镍盐：照《原子吸收分光光度法标准操作规程》第二法检查。

室温：______相对湿度：______天平型号：__________原子分光光度计型号：__________

7.1镍单元素标准液

批号：__________浓度：__________来源______________________________

7.2供试品溶液的制备；取本品______g，精量称定，置高压消解罐中，加硝酸______ml消化后，定量转移至______ml量瓶中，加水稀释至刻度，摇匀，作为供试品溶液。

7.3对照品溶液的制备；取本品______g，精量称定，精密加入标准镍溶液（精密量取镍单元素标准溶液适量，用水定量稀释制成每lml中含镍0.5μg的溶液）______ml，同供试品溶液的制备操作，作为对照品溶液。

7.4取供试品溶液与对照品溶液，在232.0nm的波长处分别测定吸光度，计算，即得。标准规定：应符合规定（0.0005%）。

小结：本项□符合规定　　□不符合规定

检验人：　　　　检验日期：

硬脂酸镁检验记录

检验纪要：

8.重金属：照《重金属检查法标准操作规程》第二法检查。

室温：__________ 相对湿度：__________ 天平型号：________________

8.1 铅单元素标准液

批号：__________ 浓度：__________ 来源__________________________

8.2标准铅溶液的制备：精密量取铅单元素标准液_____ml，置_____ml容量瓶中，加水稀释至刻度，摇匀，即得（每1ml相当于10μg的Pb）。本液仅供当日使用。

8.3供试品溶液的制备；取本品_____g，缓缓炽灼至完全炭化，放冷，加硫酸_____ml，使恰润湿，低温加热至硫酸除尽，加硝酸_____ml，蒸干，至氧化氮蒸气除尽后，放冷，在_____℃炽灼使完全灰化，放冷，加盐酸_____ml，置水浴上蒸干后加水_____ml与稀醋酸_____ml，加热溶解后，放冷，加醋酸盐缓冲液（pH3.5）_____ml与水适量使成25ml，作为乙管；

8.4取硝酸_____ml与盐酸_____ml，置瓷皿中蒸干后，加醋酸盐缓冲液（pH3.5）_____ml，微热溶解后，移置纳氏比色管中，加标准铅溶液_____ml，再用水稀释成_____ml，作为甲管；

8.5再在甲、乙两管中分别加硫代乙酰胺试液各_____ml，摇匀，放置_____分钟，同置白纸上，自上向下透视，观察：____。

标准规定：乙管中显出的颜色与甲管比较，不得更深。（含重金属不得过百万分之十。）

小结：本项□符合规定 □不符合规定

检验人： 检验日期：

9.硬脂酸与棕榈酸相对含量：照《气相色谱法标准操作规程》试验。

室温：__________ 相对湿度：__________ 天平型号：__________ 气相色谱仪型号：__________

9.1色谱条件与系统适应性试验：

检测器：__________ 检测器温度：__________℃ 载气：_____ 进样体积：_____μl

载气流速：_____ml/min 进样口温度：_____℃ 柱温箱温度：_____℃

色谱柱：____

程序升温：起始温度_____℃，维持_____分钟，以每分钟_____℃的速率升温至_____℃，维持____分钟；

进样方式：□顶空进样 □直接进样

9.2对照品溶液的制备：棕榈酸甲酯A（中国食品药品检定研究院□其他□_________________________

含量_____），硬脂酸甲酯对照品B（中国食品药品检定研究院□其他□__________________________

含量_____），加正庚烷制成每1ml中分别约含15mg与10mg的溶液。

对照品溶液A（配制批号__________）浓度___________________________________mg/ml

对照品溶液B（配制批号__________）浓度___________________________________mg/ml

9.3供试品溶液的制备：取本品0.1g，精密称定，置锥形瓶中，加14%三氟化硼甲醇溶液_____ml，摇匀，加热回流_____分钟使溶解，从冷凝管加正庚烷_____ml，再回流_____分钟，冷却后加饱和氯化钠溶液_____ml，振摇，静置使分层，将正庚烷层经无水硫酸钠干燥，作为供试品溶液。

样1：__________g 样2：__________g

硬脂酸镁检验记录

检验纪要：

9.4精密量取供试品溶液____ml，置____ml量瓶中，用正庚烷稀释至刻度，摇匀，取____μl注入气相色谱仪，调节检测灵敏度，使棕榈酸甲酯峰与硬脂酸甲酯峰应能检出，棕榈酸甲酯峰与硬脂酸甲酯峰的分离度应大于3.0。

9.5测定：再取供试品溶液____μl注入气相色谱仪，记录色谱图。

9.5.1样品中所有脂肪酸酯：

样品1所有脂肪酸酯的峰面积______________________________

____

样品2所有脂肪酸酯的峰面积______________________________

____

9.5.2按下式面积归一化法计算硬脂酸镁中硬脂酸在脂肪酸中的百分含量。

	峰面积		峰面积平均值
硬脂酸甲酯样品1			
硬脂酸甲酯样品2			

计算公式：硬脂酸百分含量（%）$=\frac{A}{B}\times 100\%$

式中，A为供试品中硬脂酸甲酯的峰面积；B为供试品中所有脂肪酸酯的峰面积。

平均值（%）：

9.5.2同法计算硬脂酸镁中棕榈酸在总脂肪酸中的百分含量。

	峰面积		峰面积平均值
棕榈酸样品1			
棕榈酸样品2			

计算公式：棕榈酸百分含量（%）$=\frac{C}{B}\times 100\%$

式中，C为供试品中棕榈酸的峰面积；B为供试品中所有脂肪酸酯的峰面积。

硬脂酸镁检验记录

检验纪要：

硬脂酸与棕榈酸相对含量的总和：

标准规定：硬脂酸相对含量不得低于40%，硬脂酸与棕榈酸相对含量的总和不得低于90%。

小结：本项□符合规定　□不符合规定

检验人：　检验日期：

四、【含量测定】

室温：________相对湿度：________天平型号：________滴定管编号：________

取本品精密称定，加正丁醇－无水乙醇（1∶1）溶液____ml加浓氨溶液____ml与氨－氯化铵缓冲液（pH 10.0）____ml，再精密加乙二胺四醋酸二钠滴定液____ml与铬黑T指示剂，____，混匀，在____℃水浴上加热至溶液澄清，用锌滴定液F滴定至溶液自蓝色转变为紫色，并将滴定的结果用空白试验校正。每1ml乙二胺四醋酸二钠滴定液（0.05mol/L）相当于1.215mg的Mg。

供试品编号	供试品重量 W（g）	消耗锌滴定液的体积 V（ml）	滴定管校正值（ml）
空白		V_0：	
1		V_1：	
2		V_2：	

计算公式：$\dfrac{(V_0-V_{样})\times 1.215\times F}{W\times(1-水分)\times 1000}\times 100\%$

平均值（%）：

标准规定：按干燥品计算，含Mg应为4.0%～5.0%。

小结：本项□符合规定　□不符合规定

检验人：　检验日期：

结论：本品□符合　□不符合《硬脂酸镁质量标准》标准规定。

复核人：　复核日期：

（三）出具检验报告单、结论判定

重庆**药业股份有限公司**

原辅料检验报告书

报告书编号：

<table>
<tr><td rowspan="2">检品名称：硬脂酸镁</td><td colspan="2">供货单位：</td><td rowspan="2">请验部门：</td></tr>
<tr><td colspan="2">生产单位：</td></tr>
<tr><td>规　　格：</td><td>供货批号：</td><td></td><td>检验项目：</td></tr>
<tr><td>物料代码：</td><td>代表数量：</td><td></td><td>检验目的：</td></tr>
<tr><td>物料编号：</td><td>检品数量：</td><td></td><td>取样日期：</td></tr>
<tr><td colspan="3" rowspan="2">检验依据：</td><td>检验日期：</td></tr>
<tr><td>报告日期：</td></tr>
</table>

检验项目	标准规定	检验结果
【性状】	本品应为白色轻松无砂性的细粉；微有特臭；与皮肤接触有滑腻感。	
【鉴别】		
1	供试品溶液两主峰的保留时间应分别与对照品溶液两主峰的保留时间一致。	
2	应呈正反应。	
【检查】		
酸碱度	应不得过0.05ml。	
氯化物	应不得更浓（0.10%）。	
硫酸盐	应不得更浓（0.6%）。	
干燥失重	应不得过5.0%。	
铁盐	应不得更深（0.01%）。	
镉盐	应符合规定（0.0003%）。	
镍盐	应符合规定（0.0005%）。	
重金属	含重金属不得过百万分之十。	
硬脂酸与棕榈酸相对含量	硬脂酸相对含量应不得低于40%，硬脂酸与棕榈酸相对含量的总和应不得低于90%。	
【含量测定】	按干燥品计算，含Mg应为4.0% ~5.0%。	
【微生物限度】		
需氧菌总数	应不得过1000cfu/g。	
霉菌和酵母菌总数	应不得过100cfu/g。	
大肠埃希菌	每1g应不得检出。	

霉变长螨	应不得检出。	

结论：

负责人：　　　　　　　　　　复核人：　　　　　　　　　　检验人：

六、评价反馈

评价主体	评价内容	分值	得分
自我评价（10分）	自己的学习态度是否端正，学习方法是否正确，学习效果是否良好	10	
学生互评（30分）	学习态度是否端正	10	
	操作过程是否正确	10	
	操作结果是否符合要求	10	
指导教师（30分）	学习态度是否端正	10	
	操作过程是否正确	10	
	操作结果是否符合要求	10	
车间班组（30分）	学习态度是否端正	10	
	操作过程是否正确	10	
	操作结果是否符合要求	10	
合计		100	

项目四　中成药的质量检验

任务 4-1　羊藿三七胶囊的质量检验

一、学习目标

1. 掌握羊藿三七胶囊的质量检验方法；熟悉羊藿三七胶囊的质量要求。
2. 能根据药品标准开展羊藿三七胶囊的检验操作，能正确填写检验记录和检验报告。
3. 培养一丝不苟、严谨求实、精益求精、依法检验的职业素养和职业精神。

二、任务书

×××公司中药制剂生产车间现已完成一批羊藿三七胶囊的生产，需要质管部完成质量检验，出具检验报告。请完成相关检验工作。

请验单

物料名称：羊藿三七胶囊	供货单位：××××
规　　格：每粒装 0.3g	物料代码：××××
批号/产品单号：××××××× 进厂编号：	请验部门：制剂生产车间
数　　量：××××	请 验 人：××××
件　　数：××××	请验日期：××××.××.××
检验项目：全检	
类　　别：原辅料☐　中间产品☐　包装材料☐　成品☑	

第一联　请验部门留底（白）　第二联　质量管理部存档（红）

质量管理部签收人：×××××

日　期：××年××月××日

三、获取资讯

检验依据：《中国药典》（2020年版）一部羊藿三七胶囊项下质量标准。

羊藿三七胶囊

Yanghuo Sanqi Jiaonang

【**处方**】淫羊藿1500g　三七500g

【**制法**】以上二味，淫羊藿加水煎煮两次，第一次2小时，第二次1小时，合并煎液，滤过，滤液备用；三七粉碎成粗粉，加水煎煮三次，第一次3小时，第二次2小时，第三次1小时，合并煎液，滤过，滤液与上述滤液合并，减压浓缩至相对密度为1.30~1.35（80～85℃）的稠膏，干燥，粉碎成细粉，加淀粉15g，混匀，制粒，干燥，加入硬脂酸镁0.75g，混匀，装入胶囊，制成1000粒，即得。

【**性状**】本品为硬胶囊，内容物为棕褐色的颗粒或粉末；味苦。

【**鉴别**】（1）取本品内容物0.3g，加乙醇10ml，温浸30分钟，滤过，滤液蒸干，残渣加乙醇1ml使溶解，作为供试品溶液。另取淫羊藿对照药材0.2g，同法制成对照药材溶液。再取淫羊藿苷对照品，加甲醇制成每1ml含0.2mg的溶液，作为对照品溶液。照薄层色谱法（通则0502）试验，吸取供试品溶液2～5μl、对照药材溶液和对照品溶液各5μl，分别点于同一硅胶G薄层板上，以乙酸乙酯–丁酮–甲醇–水（10：6：3：1）为展开剂，展开，取出，晾干，喷以三氯化铝试液，在105℃加热数分钟，置紫外光灯（365nm）下检视。供试品色谱中，在与对照药材色谱和对照品色谱相应的位置上，显相同的黄色荧光斑点。

（2）取本品内容物1.5g，加甲醇20ml，超声处理20分钟，滤过，滤液蒸干，残渣加水10ml超声使溶解，滤过，滤液加稀盐酸2ml，加乙酸乙酯振摇提取2次，每次10ml，弃去乙酸乙酯液，水液用水饱和的正丁醇振摇提取2次，每次15ml，合并正丁醇液，用氨试液洗涤3次，每次10ml，再用正丁醇饱和的水洗涤3次，每次10ml，取正丁醇液，蒸干，残渣加甲醇1ml使溶解，作为供试品溶液。另取三七对照药材1g，同法制成对照药材溶液。再取三七皂苷R_1对照品、人参皂苷Rb_1对照品，加甲醇制成每1ml各含1mg的混合溶液，作为对照品溶液。照薄层色谱法（通则0502）试验，吸取供试品溶液5μl、对照药材溶液和对照品溶液各3μl，分别点于同一硅胶G薄层板上，以三氯甲烷–乙酸乙酯–甲醇–水（15：40：22：10）10℃以下放置的下层溶液为展开剂，展开，取出，晾干，喷以10%硫酸乙醇溶液，在105℃加热至斑点显色清晰，分别置日光及紫外光灯（365nm）下检视。供试品色谱中，在与对照药材色谱和对照品色谱相应的位置上，日光下显相同颜色的斑点；紫外光下显相同颜色的荧光斑点。

【**检查**】应符合胶囊剂项下有关的各项规定（通则0103）。

【**含量测定**】照高效液相色谱法（通则0512）测定。

色谱条件与系统适用性试验 以十八烷基硅烷键合硅胶为填充剂；以乙腈-0.05%磷酸溶液（26∶74）为流动相；检测波长为270nm。理论板数按淫羊藿苷峰计算应不低于1500。

对照品溶液的制备 取淫羊藿苷对照品适量，精密称定，加甲醇制成每1ml含0.2mg的溶液，即得。

供试品溶液的制备 取装量差异项下的本品内容物，混匀，取约0.5g，精密称定，置具塞锥形瓶中，精密加入稀乙醇50ml，密塞，称定重量，超声处理（功率220W，频率50kHz）1小时，放冷，再称定重量，用稀乙醇补足减失的重量，摇匀，滤过，取续滤液，即得。

测定法 分别精密吸取对照品溶液与供试品溶液各10μl，注入液相色谱仪，测定，即得。

本品每粒含淫羊藿以淫羊藿苷（$C_{33}H_{40}O_{15}$）计，不得少于4.0mg。

【功能与主治】温阳通脉，化瘀止痛。用于阳虚血瘀所致的胸痹，症见胸痛，胸闷，心悸，乏力，气短等；冠心病，心绞痛属上述证候者。

【用法与用量】口服。一次3～4粒，一日2次。

【规格】每粒装0.3g

【贮藏】密封。

四、问题引导

1.羊藿三七胶囊的处方中由哪几味药组成？处方中药物的主要化学成分有哪些？

______

______

______

2.胶囊剂的检查项目有哪些？

______

______

______

五、任务实施

（一）样品分样

1.样品分样管理

详见规程文件1：样品分样管理规程。

2. 样品分样与发记录

样品分样与发放记录

物料品名	送样时间	批号	规格	产品状态	取样人	取样数量	分样员	检验项目	检品数量	检验员	备注
								微生物组			
								理化组			
								精密仪器组			
								微生物组			
								理化组			
								精密仪器组			
								微生物组			
								理化组			
								精密仪器组			
								微生物组			
								理化组			
								精密仪器组			
								微生物组			
								理化组			
								精密仪器组			

（二）样品检验

1. 样品前处理

参照《羊藿三七胶囊检验标准操作规程（SOP）》中的要求对样品进行前处理。

2. 样品检测

（1）羊藿三七胶囊检验标准操作规程（SOP）

羊藿三七胶囊检验标准操作规程

文件编码	*******	页次：×/×

文件形成及控制：

	部门	姓名	签名	日期
起草人	QC人员	***		年　月　日
审核人	QA人员	***		年　月　日
	QC主管	***		年　月　日
	质量管理负责人	***		年　月　日
执行日期	年　月　日			
颁发部门	质量管理部	年　月　日		
	存档（书面、电子文档）各2份	颁发份数	各部门1份，共1份	

分发部门	物控管理部 [ ] 设备管理部 [ ] 企业管理部 [ ]	质量管理部 [ ] 安全管理部 [ ] 财务管理部 [ ]	生产管理部 [ ] 营销管理部 [ ] 药物警戒部 [ ]

文件修订历史：

历史版本号	执行日期	修订内容及原因

1.目的：

建立羊藿三七胶囊各项质量指标的检验方法与操作规程。

2.范围：

本标准适用于羊藿三七胶囊的检验。

3.职责：

3.1质量管理部QC人员按此标准操作规程进行检查。

3.2QC主管负责监督检查。

4.内容：

4.1品名：

羊藿三七胶囊。

4.2规格：

每粒装0.3g。

4.3产品代码：

***

4.4标准依据：

《中国药典》2020年版一部。

4.5性状：

本品为硬胶囊，取本品内容物置于洁净的白纸上，目测应为棕褐色颗粒或粉末；用口尝味苦。

4.6鉴别：

4.6.1鉴别（1）

4.6.1.1仪器与用具：

薄层色谱自动成像分析系统、电子天平（感量0.01g/0.01mg）、恒温干燥箱、恒温水浴锅、具塞锥形瓶、蒸发皿、三角漏斗、容量瓶、试剂瓶、量筒、刻度吸管、薄层层析缸、薄层层析板、显色喷雾瓶、微量进样针、定性滤纸。

4.6.1.2试剂与试药：

乙醇、甲醇、乙酸乙酯、丁酮、三氯化铝、硅胶G。

4.6.1.3对照品与对照药材：

淫羊藿对照药材、淫羊藿苷对照品。

4.6.1.4操作方法：

取本品内容物0.3g，加乙醇10ml，温浸30分钟，滤过；滤液蒸干，残渣加乙醇1ml使溶解，作为供试品溶液。另取淫羊藿对照药材0.2g，同法制成对照药材溶液。再取淫羊藿苷对照品，加甲醇制成每1ml含0.2mg的溶液，作为对照品溶液。照《薄层色谱法标准操作规程》试验，吸取供试品溶液2～5μl，对照药材溶液和对照品溶液各5μl分别点于同一硅胶G薄层板上，以乙酸乙酯-丁酮-甲醇-水（10：6：3：1）为展开剂，展开，取出，晾干，喷以三氯化铝试液，在105℃加热数分钟，置紫外光灯（365nm）下检视。

4.6.1.5结果判定：

供试品色谱中，在与对照药材色谱和对照品色谱相应的位置上，显相同的黄色荧光斑点。

4.6.2鉴别（2）

4.6.2.1仪器与用具：

薄层色谱自动成像分析系统、电子天平（感量0.01g/0.01mg）、冰箱、恒温干燥箱、恒温水浴锅、超声处理器、具塞锥形瓶、分液漏斗、蒸发皿、三角漏斗、容量瓶、试剂瓶、量筒、刻度吸管、薄层层析缸、薄层层析板、显色喷雾瓶、微量进样针、定性滤纸。

4.6.2.2试剂与试药：

甲醇、盐酸、乙酸乙酯、正丁醇、氨水、硫酸、乙醇、硅胶G、羧甲基纤维素钠。

4.6.2.3对照品和对照药材：

三七皂苷R_1对照品、人参皂苷Rb_1、对照品、三七对照药材。

4.6.2.4操作方法：

取本品内容物1.5g，加甲醇20ml，超声处理20分钟，滤过，滤液蒸干，残渣加水10ml超声使溶解，滤过，滤液加稀盐酸2ml，加乙酸乙酯振摇提取2次，每次10ml，弃去乙酸乙酯液，水液用水饱和的正丁醇振摇提取2次，每次15ml，合并正丁醇液，用氨试液洗涤3次，每次10ml，再用正丁醇饱和的水洗涤3次，每次10ml，取正丁醇液，蒸干，残渣加甲醇1ml使溶解，作为供试品溶液。另取三七对照药材1g，同法制成对照药材溶液。再取三七皂苷R_1对照品、人参皂苷Rb_1对照品，加甲醇制成每1ml各含1mg的混合溶液，作为对照品溶液。照《薄层色谱法标准操作规程》试验，吸取供试品溶液5μl、对照药材溶液和对照品溶液各3μl，分别点于同一硅胶G薄层板上，以三氯甲烷-乙酸乙酯-甲醇-水（15：40：22：10）10℃以下放置的下层溶液为展开剂，展开，取出，晾干，喷以10%硫酸乙醇溶液，在105℃加热至斑点显色清晰，分别置日光及紫外光灯（365nm）检视。

4.6.2.5结果判定：

供试品色谱中，在与对照药材色谱和对照品色谱相应的位置上，日光下显相同颜色的斑点；紫外光下显相同颜色的荧光斑点。

4.7检查：

4.7.1水分：

取供试品2~5g，照《水分测定法标准操作规程》项下的第二法烘干法检查，不得过9.0%。

4.7.2装量差异：

取供试品10粒，分别精密称定重量，倾出内容物（不得损失囊壳），用小刷或其他适宜的用具拭净，再分别精密称定囊壳重量，求出每粒内容物的装量与平均装量。每粒装量与平均装量相比较，装量差异限度应在±7.0%（0.2760~0.3240g），超出装量差异限度的不得多于2粒，并不得有1粒超出装量差异限度1倍。

4.7.3崩解时限：

取供试品6粒，照《崩解时限检查法标准操作规程》测定，应在30分钟内全部崩解并通过筛网。如有少量轻质上漂或粘附于不锈钢管内壁或筛网，但无硬心者，可作符合规定论。重复测定6粒，均应符合规定。如有1粒不能完全崩解，应另取6粒复试。均应符合规定。

4.8.含量测定：

照《高效液相色谱法标准操作规程》进行测定。

4.8.1仪器与用具：

高效液相色谱仪、C18色谱柱、电子天平（感量0.1/0.01mg）、超声处理器、刻度吸管、具塞锥形瓶、容量瓶、单标线吸管、烧杯、试剂瓶、三角漏斗、砂芯过滤装置、真空泵、定量滤纸、过滤器、0.45μm微孔滤膜。

4.8.2试剂与试药：

乙腈（色谱纯）、甲醇（色谱纯）、磷酸、无水乙醇。

4.8.3对照品与对照药材：

淫羊藿苷对照品。

4.8.4操作方法：

4.8.4.1色谱条件与系统适用性试验：

以十八烷基硅烷键合硅胶为填充剂；乙腈-0.05%磷酸溶液（26：74）为流动相；检测波长为270nm。理论板数按淫羊藿苷峰计算应不低于1500。

4.8.4.2 对照品溶液的配制：
取淫羊藿苷对照品适量，精密称定，加甲醇制成每1ml含0.2mg的溶液，即得。
4.8.4.3 供试品溶液的制备：
取本品装量差异项下的内容物，混匀，取约0.5g，精密称定，置具塞锥形瓶中，精密加入稀乙醇50ml，密塞，称定重量，超声处理（功率220W，频率50kHz）1小时，放冷，再称定重量，用稀乙醇补足减失的重量，摇匀，滤过，取续滤液，即得。
4.8.4.4 测定：
分别精密吸取对照品溶液与供试品溶液各10μl，注入液相色谱仪，测定，即得。
4.8.4.5 结果判定：
本品每粒含淫羊藿以淫羊藿苷（$C_{33}H_{40}O_{15}$）计，不得少于4.0mg。
4.9 微生物限度：
照《微生物限度检查法标准操作规程》检查，需氧菌总数：每1g不得过1000cfu；霉菌及酵母菌数：每1g不得过100cfu；大肠埃希菌：每1g不得检出；霉变、长螨：不得检出。
4.10 检验周期与报告时限：
本品应在6日内检查完毕并发放报告。

（2）羊藿三七胶囊检验记录

羊藿三七胶囊检验记录

第1页　共5页

检品名称	
包装规格	
产品批号	
产品编号	
检验项目	

检验纪要：

一、【性状】

本品为____。

标准规定：（本品为硬胶囊，内容物为棕褐色颗粒或粉末；味苦。）

小结：本项☐符合规定　　　☐不符合规定

检验人：　　　　检验日期：

二、【鉴别】

1.鉴别：照《薄层色谱法标准操作规程》试验。

室温：______相对湿度：______天平型号：______恒温干燥箱型号：______

薄层色谱成像仪型号：__________

1.1供试品溶液的制备：取本品内容物____g，加乙醇____ml，温浸____分钟，滤过；滤液蒸干，残渣加乙醇____ml使溶解，作为供试品溶液。

1.2对照药材溶液的制备：称取淫羊藿对照药材____g，照供试品溶液的制备方法制成对照药材溶液。

1.3对照品溶液的制备：精密称取淫羊藿苷对照品____g，加甲醇制成每1ml含____mg的溶液，作为对照品溶液。

紫外光灯：____nm；

薄层板：____________板；

展开剂：乙酸乙酯-丁酮-甲醇-水（____：____：____：____）10℃以下放置的下层溶液；

点样量：供试品溶液____μl；对照药材溶液____μl；对照品溶液____μl；　展距：____cm；

显色剂：____________，在____℃加热至斑点显色清晰；

结果：____________。

标准规定：供试品色谱中，在与对照药材色谱和对照品色谱相应的位置上，显相同的黄色荧光斑点。

小结：本项☐符合规定　　　☐不符合规定

检验人：　　　　检验日期：

2.鉴别：照《薄层色谱法标准操作规程》试验。

室温：______相对湿度：______天平型号：______恒温干燥箱型号：______

薄层色谱成像仪型号：__________

羊藿三七胶囊检验记录

第2页　共5页

检验纪要：

2.1供试品溶液的制备：取本品内容物______g，加甲醇______ml，超声处理______分钟，滤过，滤液蒸干，残渣加水______ml超声使溶解，滤过，滤液加稀盐酸______ml，加乙酸乙酯振摇提取______次，每次______ml，弃去乙酸乙酯液，水液用水饱和的正丁醇振摇提取______次，每次______ml，合并正丁醇液，用氨试液洗涤______次，每次______ml，再用正丁醇饱和的水洗涤______次，每次______ml，取正丁醇液，蒸干，残渣加甲醇______ml使溶解，作为供试品溶液。

2.2对照药材溶液的制备：称取三七对照药材______g，照供试品溶液的制备方法制成对照药材溶液。

2.3对照品溶液的制备：精密称取三七皂苷R_1对照品______g、人参皂苷Rb_1对照品______g，加甲醇制成每1ml分别含三七皂苷R_1______mg、人参皂苷Rb_1______mg的混合溶液，作为对照品溶液。

紫外光灯：______nm；

薄层板：______________________________板；

展开剂：三氯甲烷-乙酸乙酯-甲醇-水（______：______：______：______）10℃以下放置的下层溶液；

点样量：供试品溶液______μl；对照药材溶液______μl；对照品溶液______μl；

展　距：______cm；

显色剂：____________________，在______℃加热至斑点显色清晰；

结果：______________________________。

标准规定：供试品色谱中，在与对照药材色谱和对照品色谱相应的位置上，日光下显相同颜色的斑点；紫外光下显相同颜色的荧光斑点。

小结：本项□符合规定　　□不符合规定

检验人：　　　　检验日期：

三、【检查】

1.水分：照《水分测定法标准操作规程》第二法烘干法检查。

室温：______相对湿度：______天平型号：__________恒温干燥箱型号：______________

烘干温度：______烘干起始时间：______烘干结束时间：______________

	在105℃第一次恒重的称量瓶	在105℃第二次恒重的称量瓶（W_1）	样品重（W）	样与称量瓶105℃干燥5小时	样与称量瓶在105℃再次干燥1小时（W_2）
样品1（g）					
样品2（g）					

计算：水分$=\dfrac{W_1+W-W_2}{W}\times 100\%$

羊藿三七胶囊检验记录

检验纪要：

平均值（%）：

标准规定：不得过9.0%。

小结：本项□符合规定　　□不符合规定

检验人：　　　　检验日期：

2.装量差异：

室温：________ 相对湿度：________ 天平型号：________

取供试品________粒，分别精密称定重量，倾出内容物（不得损失囊壳），用小刷或其他适宜的用具拭净，分别精密称定囊壳重量，求出每粒内容物的装量与平均装量。

限度：□法定 ± 10.0%　差异限度：0.2700g ~ 0.3300g　限度1倍：少于0.2400g或过0.3600g

	1	2	3	4	5	6	7	8	9	10
样品+空胶囊（g）										
空胶囊（g）										
样品净重（g）										

平均装量（g）=10粒净重和/粒数=

标准规定：超出装量差异限度的不得多于2粒，并不得有1粒超出限度1倍。

小结：本项□符合规定　　□不符合规定

检验人：　　　　检验日期：

3.崩解时限：照《崩解时限检查法标准操作规程》测定。

室温：________ 相对湿度：________ 崩解仪型号：________

崩解介质：________ 崩解温度：______℃　是否加挡板：□是　□否

取本品______粒，置崩解仪中，依法操作，______分钟后，观察到________________________________

____。

标准规定：应在30分钟内全部崩解。如有1粒不能完全崩解，应另取6粒进行复试。均应符合规定。

小结：□ 符合规定　　□ 不符合规定

检验人：　　　　检验日期：

【含量测定】：照《高效液相色谱法标准操作规程》进行测定。

室温：________ 相对湿度：________

羊藿三七胶囊检验记录

检验纪要：

1.色谱条件与系统适用性试验：

天平型号：__________ 高效液相色谱仪型号：__________ 柱温：_____ ℃ 流速：_____ ml/min

色谱柱：____ 检测波长：____ nm

流动相：______________________ 理论塔板数不少于：________________

洗脱方法：□梯度洗脱　□等浓度洗脱　　检测器：□紫外 □蒸发光散射器 □（其他）

2.对照品溶液的制备：精密称取淫羊藿苷对照品（中国食品药品检定研究院□其他□____ 含量_____），加甲醇制成每1ml含0.2mg的溶液，即得。

对照品溶液1（配制批号__________）浓度______________________________mg/ml；

对照品溶液2（配制批号__________）浓度______________________________mg/ml；

3.供试品溶液的制备：

取装量差异项下的本品内容物，混匀，取约0.5g，精密称定，置具塞锥形瓶中，精密加入稀乙醇____ml，密塞，称定重量，超声处理（功率220W，频率50kHz）____小时，放冷，再称定重量，用稀乙醇补足减失的重量，摇匀，滤过，取续滤液，即得。

样品1重：_______ g　加稀乙醇50ml重：_______ g　浓度 C_1：________________________________

样品2重：_______ g　加稀乙醇50ml重：_______ g　浓度 C_2：________________________________

4.精密量取供试品溶液____μl与对照品溶液____μl，分别注入液相色谱仪，记录色谱图，按外标法以峰面积计算。

5.含量测定记录：

	峰面积		峰面积平均值
对照品1			
对照品2			
样　品1			
样　品2			

计算公式：含量%= $\dfrac{A_{样} \times C_{对}}{A_{对} \times C_{样}} \times$ 平均装置 $\times 1000$

羊藿三七胶囊检验记录

第5页　共5页

检验纪要：   平均值（mg/粒）： 标准规定：本品每粒含淫羊藿以淫羊藿苷计，不得少于4.0mg。 小结：本项□符合规定　　□不符合规定 检验人：　　检验日期：
结 论：本品□符合规定　□不符合规定　标准规定

复核人：　　复核日期

（三）出具检验报告单、结论判定

重庆**药业股份有限公司**

成品检验报告书

报告书编号：

产品名称：羊藿三七胶囊		规格：每粒装0.3g	
产品代码	产品批号	包装规格	代表数量

请验部门：	检验目的：	检验项目：
取样日期：	检验日期：	报告日期：
检验依据：		

检验项目	标准规定	检验结果
【性状】	本品应为硬胶囊，内容物为棕褐色的颗粒或粉末；味苦。	
【鉴别】		
1	供试品色谱与淫羊藿对照药材色谱和淫羊藿苷对照品色谱在相应的位置上应显相同的黄色荧光斑点。	
2	供试品色谱与三七对照药材色谱和三七皂苷R_1对照品、人参皂苷Rb_1对照品色谱在相应的位置上应显相同颜色的斑点；应显相同颜色的荧光斑点。	

3	供试品色谱与人参皂苷Re对照品和人参皂苷Rg_1对照品色谱在相应的位置上应显相同颜色的斑点。	
【检查】		
水分	应不得过9.0%。	
装量差异	应符合规定。	
崩解时限	应不得过30分钟。	
【含量测定】	本品每粒含淫羊藿以淫羊藿苷计，应不得少于4.0mg。	
【微生物限度】		
需氧菌总数	应不得过10^3cfu/g。	
霉菌和酵母菌总数	应不得过10^2cfu/g。	
大肠埃希菌	每1g应不得检出。	
霉变长螨	应不得检出。	
【铬】	应不得过百万分之二。	
结论：		
负责人：	复核人：	检验人：

六、评价反馈

评价主体	评价内容	分值	得分
自我评价（10分）	自己的学习态度是否端正，学习方法是否正确，学习效果是否良好	10	
学生互评（30分）	学习态度是否端正	10	
	操作过程是否正确	10	
	操作结果是否符合要求	10	
指导教师（30分）	学习态度是否端正	10	
	操作过程是否正确	10	
	操作结果是否符合要求	10	
车间班组（30分）	学习态度是否端正	10	
	操作过程是否正确	10	
	操作结果是否符合要求	10	
合计		100	

任务 4–2　玄麦甘桔颗粒的质量检验

一、学习目标

1. 掌握玄麦甘桔颗粒的质量检验方法；熟悉玄麦甘桔颗粒的质量要求。
2. 能根据药品标准开展玄麦甘桔颗粒的检验操作，能正确填写检验记录和检验报告。
3. 培养一丝不苟、严谨求实、精益求精、依法检验的职业素养和职业精神。

二、任务书

×××公司中药制剂生产车间现已完成一批玄麦甘桔颗粒的生产，需要质管部完成质量检验，出具检验报告。请完成相关检验工作。

请验单

物料名称：玄麦甘桔颗粒	供货单位：××××
规　　格：每袋装5g（无蔗糖）	物料代码：××××
批号/产品单号：××××××× 进厂编号：	请验部门：制剂生产车间
数　　量：××××	请 验 人：××××
件　　数：××××	请验日期：××××.××.××
检验项目：全检	
类　　别：原辅料□　中间产品□　包装材料□　成品☑	

第一联　请验部门留底（白）　第二联　质量管理部存档（红）

质量管理部签收人：×××××
日　期：××年××月××日

三、获取资讯

检验依据：《中国药典》（2020年版）一部玄麦甘桔颗粒项下质量标准。

玄麦甘桔颗粒

Xuanmai Ganjie Keli

【**处方**】玄参80g　麦冬80g　甘草80g　桔梗80g

【制法】以上四味，加水煎煮三次，第一次1.5小时，第二、三次各1小时，合并煎液，滤过，滤液静置12小时，取上清液浓缩至相对密度为1.32～1.35（65℃）的稠膏。取稠膏，加入适量的蔗糖及糊精，制成颗粒，干燥，制成1000g；或加蔗糖适量，混匀，制成颗粒，干燥，制成600g（低蔗糖）；或加糊精适量，混匀，制成颗粒，干燥，制成500g（无蔗糖），即得。

【性状】本品为浅棕色至棕褐色的颗粒；味甜（含蔗糖、低蔗糖），或味微甜（无蔗糖）。

【鉴别】（1）取本品1袋，研细，加甲醇30ml，超声处理30分钟，滤过，滤液回收溶剂至干，残渣加水20ml使溶解，用乙醚30ml振摇提取，弃去乙醚液，水液再用水饱和的正丁醇振摇提取2次，每次30ml，合并正丁醇液，回收溶剂至干，残渣加乙醇1ml使溶解，作为供试品溶液。另取玄参对照药材1g，加水适量，煎煮20分钟，滤过，滤液浓缩至约20ml，放冷，加乙醚30ml，同法制成对照药材溶液。照薄层色谱法（通则0502）试验，吸取供试品溶液10～15μl、对照药材溶液5μl，分别点于同一硅胶G薄层板上，使成条状，以三氯甲烷-甲醇（5∶1）为展开剂，展开，取出，晾干，喷以1%香草醛硫酸溶液（临用新配），在105℃加热至斑点显色清晰。供试品色谱中，在与对照药材色谱相应的位置上，显相同颜色的主条斑。

（2）取甘草对照药材1g，照【鉴别】（1）项下玄参对照药材制备方法制成对照药材溶液。照薄层色谱法（通则0502）试验，吸取【鉴别】（1）项下的供试品溶液及上述对照药材溶液各2～5μl，分别点于同一硅胶G薄层板上，使成条状，以三氯甲烷-甲醇-水（40∶10∶1）为展开剂，展开，取出，晾干，喷以1%香草醛硫酸溶液（临用新配），在105℃加热至斑点显色清晰，立即置紫外光灯（365nm）下检视。供试品色谱中，在与对照药材色谱相应的位置上，显相同颜色的荧光主条斑。

【检查】应符合颗粒剂项下有关的各项规定（通则0104）。

【含量测定】玄参　照高效液相色谱法（通则0512）测定。

色谱条件与系统适用性试验　以十八烷基硅烷键合硅胶为填充剂；以甲醇-0.1%磷酸溶液（55∶45）为流动相；检测波长为280nm。理论板数按哈巴俄苷峰计算应不低于4000。

对照品溶液的制备　取哈巴俄苷对照品适量，精密称定，加80%甲醇制成每1ml含2μg的溶液，即得。

供试品溶液的制备　取【含量测定】甘草项下的供试品溶液，即得。

测定法　分别精密吸取对照品溶液与供试品溶液各10～20μl，注入液相色谱仪，测定，即得。

本品每袋含玄参以哈巴俄苷（$C_{24}H_{30}O_{11}$）计，不得少于0.25mg。

甘草　照高效液相色谱法（通则0512）测定。

色谱条件与系统适用性试验　以十八烷基硅烷键合硅胶为填充剂；以乙腈-0.1%磷酸溶液（37∶63）为流动相；检测波长为250nm。理论板数按甘草酸峰计算应不低于4000。

对照品溶液的制备　取甘草酸铵对照品适量，精密称定，加80%甲醇制成每1ml含

30μg的溶液，摇匀，即得（甘草酸重量=甘草酸铵重量/1.0207）。

供试品溶液的制备　取装量差异项下的本品，混匀，取适量，研细，取约2g或1g（低蔗糖和无蔗糖），精密称定，置具塞锥形瓶中，精密加入80%甲醇25ml，称定重量，超声处理（功率250W，频率33kHz）30分钟，放冷，再称定重量，用80%甲醇补足减失的重量，摇匀，滤过，取续滤液，即得。

测定法　分别精密吸取对照品溶液与供试品溶液各20μl，注入液相色谱仪，测定，即得。

本品每袋含甘草以甘草酸（$C_{42}H_{62}O_{16}$）计，不得少于3.8mg。

【功能与主治】清热滋阴，祛痰利咽。用于阴虚火旺，虚 火上浮，口鼻干燥，咽喉肿痛。

【用法与用量】开水冲服。一次1袋，一日3～4次。

【规格】每袋装（1）10g　（2）6g（低蔗糖）（3）5g（无蔗糖）

【贮藏】密封。

四、问题引导

1.玄麦甘桔颗粒的处方中由哪几味药组成？处方中玄参和甘草的主要化学成分各有哪些？

____

____

____

2.颗粒剂的检查项目有哪些？

____

____

____

3.高效液相色谱法中流动相在使用前需要进行怎样的处理？

____

____

五、任务实施

（一）样品分样

1.样品分样管理

详见规程文件1：样品分样管理规程。

2. 样品分样与发记录

样品分样与发放记录

物料品名	送样时间	批号	规格	产品状态	取样人	取样数量	分样员	检验项目	检品数量	检验员	备注
								微生物组			
								理化组			
								精密仪器组			
								微生物组			
								理化组			
								精密仪器组			
								微生物组			
								理化组			
								精密仪器组			
								微生物组			
								理化组			
								精密仪器组			
								微生物组			
								理化组			
								精密仪器组			

（二）样品检验

1. 样品前处理

参照《玄麦甘桔颗粒检验标准操作规程（SOP）》中的要求对样品进行前处理。

2. 样品检测

（1）玄麦甘桔颗粒检验标准操作规程（SOP）

玄麦甘桔颗粒检验标准操作规程

文件编码	*******	页次：×/×

文件形成及控制：

	部门	姓名	签名	日期
起草人	QC人员	***		年 月 日
	QA人员	***		年 月 日
审核人	QC主管	***		年 月 日
	质量管理负责人	***		年 月 日
执行日期	年 月 日			

<table>
<tr><td rowspan="2">颁发部门</td><td>质量管理部</td><td colspan="2">年　月　日</td></tr>
<tr><td>存档（书面、电子文档）各2份</td><td>颁发份数</td><td>各部门1份，共1份</td></tr>
<tr><td>分发部门</td><td colspan="3">物控管理部［　］　质量管理部［　］　生产管理部［　］
设备管理部［　］　安全管理部［　］　营销管理部［　］
企业管理部［　］　财务管理部［　］　药物警戒部［　］</td></tr>
</table>

文件修订历史：

历史版本号	执行日期	修订内容及原因

1.目的：

建立玄麦甘桔颗粒各项质量指标的检验方法与操作规程。

2.范围：

本标准适用于玄麦甘桔颗粒的检验。

3.职责：

3.1质量管理部QC人员按此标准操作规程进行检查。

3.2QC主管负责监督检查。

4.内容：

4.1品名：

玄麦甘桔颗粒。

4.2规格：

每袋装5g

4.3产品代码：

***

4.4标准依据：

《中国药典》2020年版一部。

4.5性状：

取本品内容物置于洁净白纸上，目测应为浅棕色至棕褐色的颗粒；用口尝味微甜。

4.6鉴别：

4.6.1鉴别（1）：

4.6.1.1仪器与用具：

薄层色谱自动成像分析系统、电子天平（0.01g/0.01mg）、超声处理器、旋转蒸发仪、恒温干燥箱、试剂瓶、量筒、三角漏斗、分液漏斗、具塞锥形瓶、刻度吸管、具塞试管、蒸发皿、薄层层析缸、薄层层析板、显色喷雾瓶、微量进样针、试剂瓶、定性滤纸。

4.6.1.2试剂与试药：

乙醚、正丁醇、甲醇、乙醇、三氯甲烷、香草醛、硫酸、硅胶G。

4.6.1.3对照品与对照药材：

玄参对照药材。

4.6.1.4操作方法：
取本品1袋，研细，加甲醇30ml，超声处理30分钟，滤过，滤液回收溶剂至干，残渣加水20ml使溶解，用乙醚30ml振摇提取，弃去乙醚液，水液再用水饱和的正丁醇振摇提取2次，每次30ml，合并正丁醇液，回收溶剂至干，残渣加乙醇1ml使溶解，作为供试品溶液。另取玄参对照药材1g，加水适量，煎煮20分钟，滤过，滤液浓缩至约20ml，放冷，加乙醚30ml，同法制成对照药材溶液。照《薄层色谱法标准操作规程》试验，吸取供试品溶液10～15μl、对照药材溶液5μl，分别点于同一硅胶G薄层板上，使成条状，以三氯甲烷-甲醇（5∶1）为展开剂，展开，取出，晾干，喷以1%香草醛硫酸溶液（临用新配），在105℃加热至斑点显色清晰。
4.6.1.5结果判定：
供试品色谱中，在与对照药材色谱相应的位置上，显相同颜色的主条斑。
4.6.2鉴别（2）：
4.6.2.1仪器与用具：
薄层色谱自动成像分析系统、电子天平（0.01g/0.01mg）、超声处理器、旋转蒸发仪、恒温干燥箱、试剂瓶、量筒、三角漏斗、分液漏斗、具塞锥形瓶、刻度吸管、具塞试管、蒸发皿、薄层层析缸、薄层层析板、显色喷雾瓶、微量进样针、试剂瓶、定性滤纸。
4.6.2.2试剂与试药：
乙醚、正丁醇、甲醇、乙醇、三氯甲烷、香草醛、硫酸、硅胶G。
4.6.2.3对照品与对照药材：
甘草对照药材。
4.6.2.4操作方法：
取甘草对照药材1g，照［鉴别］（1）项下玄参对照药材制备方法制成对照药材溶液。照《薄层色谱法标准操作规程》试验，吸取［鉴别］（1）项下的供试品溶液及上述对照药材溶液各2～5μl分别点于同一硅胶G薄层板上，使成条状，以三氯甲烷-甲醇-水（40∶10∶1）为展开剂，展开，取出，晾干，喷以1%香草醛硫酸溶液（临用新配），在105℃加热至斑点显色清晰，立即置紫外光灯（365nm）下检视。
4.6.2.5结果判定：
供试品色谱中，在与对照药材色谱相应的位置上，显相同颜色的荧光主条斑。
4.7检查：
4.7.1水分：
取供试品2～5g，照《水分测定法标准操作规程》项下的第二法烘干法检查，应不得过8.0%。
4.7.2粒度：
取供试品5袋，照《粒度测定法标准操作规程》中第二法筛分法项下的双筛分法测定，不能通过一号筛与能通过五号筛的总和，应不得过15.0%。
4.7.3装量差异：
取供试品10袋，除去包装，分别精密称定每袋内容物的重量，倾出内容物，用小刷或适宜的用具拭净里面的内容物，再分别精密称定包装袋的重量，求出每袋内容物的装量与平均装量。每袋装量与平均装量相比较，装量差异限度应在±7.0%以内（4.70～5.30）g，超出装量差异限度的不得多于2袋，并不得有1袋超出装量差异限度1倍。
4.7.4溶化性：
取供试品1袋，加热水200ml，搅拌5分钟，立即观察。应全部溶化或轻微浑浊，均不得有焦屑和异物。
4.7.5微生物限度：
取本品，照《微生物限度检查法标准操作程序》检查，需氧菌总数：每1g不得过1000cfu；霉菌及酵母菌总数：每1g不得过100cfu；大肠埃希菌：每1g不得检出；霉变、长螨：不得检出。
4.8含量测定：
照《高效液相色谱法标准操作规程》进行测定。
4.8.1玄参：
4.8.1.1仪器与用具

高效液相色谱仪、C18色谱柱、电子天平（感量0.1mg/0.01mg）、超声处理器、具塞锥形瓶、量筒、烧杯、具塞试剂瓶、容量瓶、刻度吸管、砂芯过滤装置、真空泵、三角漏斗、0.45μm微孔滤膜、过滤器、定量滤纸。

4.8.1.2试剂与试药：

甲醇（色谱纯）、磷酸。

4.8.1.3对照品与对照药材：

哈巴俄苷对照品。

4.8.1.4操作方法：

4.8.1.4.1色谱条件与系统适用性试验：

以十八烷基硅烷键合硅胶为填充剂；甲醇-0.1%磷酸溶液（55∶45）为流动相；检测波长280nm。理论板数按哈巴俄苷峰计算应不低于4000。

4.8.1.4.2对照品溶液的配制：

取哈巴俄苷对照品适量，加80%甲醇制成每1ml含2μg的溶液，即得。

4.8.1.4.3供试品溶液的制备：

取［含量测定］甘草项下的供试品溶液，即得。

4.8.1.4.4测定：

分别精密吸取对照品溶液与供试品溶液各10~20μl，分别注入液相色谱仪，测定，即得。

4.8.1.4.5结果判定：

本品每袋含玄参以哈巴俄苷（$C_{24}H_{30}O_{11}$）计，不得少于0.25mg。

4.8.2甘草：

4.8.2.1仪器与用具

高效液相色谱仪、C18色谱柱、电子天平（感量0.1mg/0.01mg）、超声处理器、具塞锥形瓶、量筒、烧杯、具塞试剂瓶、容量瓶、刻度吸管、砂芯过滤装置、真空泵、三角漏斗、0.45μm微孔滤膜、过滤器、定量滤纸。

4.8.2.2试剂与试药：

甲醇（色谱纯）、乙腈（色谱纯）、磷酸。

4.8.2.3对照品与对照药材：

甘草酸铵对照品。

4.8.2.4操作方法：

4.8.2.4.1色谱条件与系统适用性试验：

以十八烷基硅烷键合硅胶为填充剂；乙腈-0.1%磷酸溶液（37∶63）为流动相；检测波长250nm。理论板数按甘草酸峰计算应不低于4000。

4.8.2.4.2对照品溶液的配制：

取甘草酸铵对照品适量，精密称定，加80%甲醇制成每1ml含30μg的溶液，即得（甘草酸重量=甘草酸铵重量/1.0207）。

4.8.2.4.3供试品溶液的制备：

取装量差异项下的本品，混匀，取适量，研细，取约1g，精密称定，置具塞锥形瓶中，精密加入80%甲醇25ml，称定重量，超声处理（功率250W，频率33kHz）30分钟，放冷，再称定重量，用80%甲醇补足减失的重量，摇匀，滤过，取续滤液，即得。

4.8.2.4.4测定：

分别精密吸取对照品溶液与供试品溶液各20μl，注入液相色谱仪，测定，即得。

4.8.2.4.5结果判定：

本品每袋含甘草以甘草酸（$C_{42}H_{62}O_{16}$）计，不得少于3.8mg。

4.9检查周期与报告时限：

本品应在6日内检验完毕并发放报告。

（2）玄麦甘桔颗粒检验记录

玄麦甘桔颗粒检验记录

第1页　共6页

检品名称	
规　　格	
检品数量	
检验项目	
送检日期	

检验纪要：

一、【性状】

本品为____。

标准规定：本品为浅棕色至棕褐色的颗粒；味微甜。

小结：本项□符合规定　　　□不符合规定

检验人：　　　　　　检验日期：

二、【鉴别】

1.鉴别：照《薄层色谱法标准操作规程》试验。

室温：________　相对湿度：________　恒温干燥箱型号：______________

薄层色谱成像仪型号：__________

1.1供试品溶液的制备：取本品____袋，研细，加甲醇____ml，超声处理____分钟，滤过，滤液回收溶剂至干，残渣加水____ml使溶解，用乙醚____ml振摇提取，弃去乙醚液，水液再用水饱和的正丁醇振摇提取____次，每次____ml，合并正丁醇液，回收溶济至干，残渣加乙醇____ml使溶解，作为供试品溶液。

1.2对照药材溶液的制备：称取玄参对照药材____g，加水____ml，煎煮____分钟，滤过，滤液浓缩至约____ml，放冷，加乙醚____ml，照供试品溶液的制备方法制成对照药材溶液。

薄层板：____________________板；

展开剂：三氯甲烷–甲醇（____：____）；

点样量：供试品溶液____μl；对照药材溶液____μl；展距：____cm；

显色剂：________________________，在____℃加热至斑点显色清晰；

结果：__________。

标准规定：供试品色谱中，在与对照药材色谱相应的位置上，显相同颜色的主条斑。

小结：本项□符合规定　　　□不符合规定

检验人：　　　　　　检验日期：

2.鉴别：照《薄层色谱法标准操作规程》试验。

室温：________　相对湿度：________　恒温干燥箱型号：______________

薄层色谱成像仪型号：__________

玄麦甘桔颗粒检验记录

检验纪要:

2.1供试品溶液的制备：取［鉴别］(1)项下的供试品溶液作为供试品溶液。

2.2对照药材溶液的制备：取甘草对照药材______g，照［鉴别］(1)项下玄参对照药材制备方法制成对照药材溶液。

紫外光灯:______nm;

薄层板:______________________板;

展开剂：三氯甲烷-甲醇-水(____:____:____);

点样量：供试品溶液______μl；对照药材溶液 ____μl； 展 距:________cm;

显色剂:__________________________，在____℃加热至斑点显色清晰;

结果:____________。

标准规定：供试品色谱中，在与对照药材色谱相应位置上，显相同颜色的荧光主条斑。

小结：本项□符合规定 □不符合规定

检验人: 检验日期:

三、【检查】

1.水分：照《水分测定法标准操作规程》第二法烘干法检查。

室温:________ 相对湿度:________天平型号:__________恒温干燥箱型号:__________

烘干温度:__________ 烘干起始时间:____________烘干结束时间:____________

	在105℃第一次恒重的称量瓶	在105℃第二次恒重的称量瓶(W_1)	样品重(W)	样与称量瓶在105℃干燥5小时	样与称量瓶在105℃再次干燥1小时(W_2)
样品1(g)					
样品2(g)					

计算：$\text{水分}=\dfrac{W_1+W-W_2}{W}\times 100\%$

平均值(%):

标准规定：不得过8.0%。

小结：本项□符合规定 □不符合规定

检验人: 检验日期:

玄麦甘桔颗粒检验记录

检验纪要：

2.粒度：照《粒度测定法标准操作规程》第二法项下的双筛分法测定。

室温：________相对湿度：________天平型号：______________筛号：______________

	供试品取样量 W_1（g）	不能通过1号筛和能通过5号筛的颗粒及粉末重量 W_2（g）
样1		
样2		

计算：粒度 $= \frac{W_2}{W_1} \times 100\%$

平均值（%）：

标准规定：不能通过一号筛与能通过五号筛的总和，不得过15.0%。

小结：本项□符合规定　　　□不符合规定

检验人：　　　　　检验日期：

3.装量差异：

室温：________　相对湿度：________天平型号：________________

取供试品10袋，分别精密称定每袋内容物的重量，倾出内容物，用小刷或适宜的用具拭净里面的内容物，再分别精密称定包装袋的重量，求出每袋内容物的装量与平均装量。

限度：±7.0%______差异限度：4.6500g ~ 5.3500g　限度1倍：少于4.3000g或过5.7000g

	1	2	3	4	5	6	7	8	9	10
样加袋重（g）										
空袋重（g）										
净重（g）										

平均装量（g）=10袋净重和/袋数=

标准规定：超出装量差异限度的不得多于2袋，并不得有1袋超出限度1倍。

小结：本项□符合规定　　　□不符合规定

检验人：　　　　　检验日期：

4.溶化性：

室温：________相对湿度：________天平型号：________________

取供试品________g，加热水______ml，搅拌______分钟，立即观察____

____。

标准规定：应全部溶化或轻微浑浊，均不得有焦屑和异物。

小结：□ 符合规定　　　□ 不符合规定

检验人：　　　　　检验日期：

玄麦甘桔颗粒检验记录

检验纪要：

四、【含量测定】：照《高效液相色谱法标准操作规程》进行测定。

1. 玄参

室温：________ 相对湿度：________

1.1 色谱条件与系统适用性试验：

天平型号：____________ 高效液相色谱仪型号：____________ 柱温：____ ℃ 流速：_____ ml/min

色谱柱：____ 检测波长：____ nm

流动相：______________________ 理论塔板数不少于：________

洗脱方法：□梯度洗脱　□等浓度洗脱　检测器：□紫外 □蒸发光散射器 □（其他）

1.2 对照品溶液的制备：

精密称取哈巴俄甘对照品（中国食品药品检定研究院□其他□ ________________________________
________________ 含量________），加80%甲醇制成每1ml含2μg的溶液，即得。

对照品溶液1（配制批号____________）浓度____________________________ μg/ml

对照品溶液2（配制批号____________）浓度____________________________ μg/ml

1.3 供试品溶液的制备：

取［含量测定］甘草项下的供试品溶液，即得。

1 1.4 精密量取供试品溶液_____μl与对照品溶液_____μl，分别注入液相色谱仪，记录色谱图，按外标法以峰面积计算。

1.5 含量测定记录：

	峰面积		峰面积平均值
对照品1			
对照品2			
样　品1			
样　品2			

计算公式：含量（mg/袋）$= \dfrac{A_{样} \times C_{对}}{A_{对} \times C_{样}} \times$ 平均装量 $\times 1000$

玄麦甘桔颗粒检验记录

检验纪要：

平均值（mg/袋）：
标准规定：本品每袋含玄参以哈巴俄苷（$C_{24}H_{30}O_{11}$）计，不得少于0.25mg。
小结：本项□符合规定　　　□不符合规定

检验人：　　　　　检验日期：

2.甘草
室温：________ 相对湿度：________

2.1色谱条件与系统适用性试验：
天平型号：____________ 高效液相色谱仪型号：____________ 柱温：____℃ 流速：____ml/min
色谱柱：________________________________ 检测波长：____nm
流动相：____________________ 理论塔板数不少于：________
洗脱方法：□梯度洗脱　□等浓度洗脱　　检测器：□紫外 □蒸发光散射器 □（其他）
2.2对照品溶液的制备：
精密称取甘草酸铵对照品（中国食品药品检定研究院□其他□____________________
________含量____），加80%甲醇制成每1ml含30μg的溶液，即得（甘草酸重量=甘草酸铵重量/1.0207）。
对照品溶液1（配制批号____________）浓度________________________μg/ml
对照品溶液2（配制批号____________）浓度________________________μg/ml
2.3供试品溶液的制备：
取本品，混匀，取适量，研细，取约1g精密称定，置具塞锥形瓶中，精密加入80%甲醇______ml，称定重量，超声处理（功率250W，频率33kHz）____分钟，放冷，再称定重量，用80%甲醇补足减失的重量，摇匀，滤过，取续滤液，即得。
样品1重：________g　加80%甲醇25ml重：________g　浓度C_1：________________________
样品2重：________g　加80%甲醇25ml重：________g　浓度C_2：________________________
2.4精密量取供试品溶液____μl与对照品溶液____μl，分别注入液相色谱仪，记录色谱图，按外标法以峰面积计算。

玄麦甘桔颗粒检验记录

第6页　共6页

检验纪要：

2.5含量测定记录：

	峰面积		峰面积平均值
对照品1			
对照品2			
样　品1			
样　品2			

计算公式：含量（mg/袋）$= \dfrac{A_{样} \times C_{对}}{A_{对} \times C_{样} \times 1.0207} \times$ 平均装量 $\times 1000$

平均值（mg/袋）：

标准规定：本品每袋含甘草以甘草酸（$C_{42}H_{620}O_{16}$）计，不得少于3.8mg。

小结：本项□符合规定　　　□不符合规定

检验人：　　　　检验日期：

结 论：本品□符合 □不符合　标准规定。

复核人：　　　　复核日期：

（三）出具检验报告单、结论判定

重庆**药业股份有限公司**

成品检验报告书

报告书编号：

<table>
<tr><td colspan="3">产品名称：玄麦甘桔颗粒</td><td>规格：每袋装5g</td></tr>
<tr><td>产品代码</td><td>产品批号</td><td>包装规格</td><td>代表数量</td></tr>
<tr><td></td><td></td><td></td><td></td></tr>
<tr><td></td><td></td><td></td><td></td></tr>
<tr><td></td><td></td><td></td><td></td></tr>
<tr><td></td><td></td><td></td><td></td></tr>
<tr><td></td><td></td><td></td><td></td></tr>
<tr><td colspan="2">请验部门：</td><td>检验目的：</td><td>检验项目：</td></tr>
<tr><td colspan="2">取样日期：</td><td>检验日期：</td><td>报告日期：</td></tr>
<tr><td colspan="4">检验依据：</td></tr>
<tr><td>检验项目</td><td colspan="2">标准规定</td><td>检验结果</td></tr>
<tr><td>【性状】</td><td colspan="2">本品应为浅棕色至棕褐色的颗粒；味微甜。</td><td></td></tr>
<tr><td>【鉴别】</td><td colspan="2"></td><td></td></tr>
<tr><td>1</td><td colspan="2">供试品色谱与玄参对照药材色谱在相应的位置上应显相同颜色的主条斑。</td><td></td></tr>
</table>

2	供试品色谱与甘草对照药材色谱在相应的位置上应显相同颜色的荧光主条斑。	
3	供试品色谱与甘草次酸对照品色谱在相应的位置上应显相同颜色的斑点。	
4	供试品色谱与麦冬对照药材色谱在相应的位置上应显相同颜色的主斑点。	
【检查】		
水分	应不得过8.0%。	
粒度	应不得过15%。	
装量差异	应符合规定。	
溶化性	应符合规定。	
【含量测定】		
1	本品每袋含玄参以哈巴俄苷计，应不得少于0.25mg。	
2	本品每袋含甘草以甘草酸计，应不得少于3.8mg。	
【微生物限度】		
需氧菌总数	应不得过10^3cfu/g。	
霉菌和酵母菌总数	应不得过10^2cfu/g。	
大肠埃希菌	每1g应不得检出。	
霉变长螨	应不得检出。	

结论：

负责人：　　　　复核人：　　　　检验人：

六、评价反馈

评价主体	评价内容	分值	得分
自我评价（10分）	自己的学习态度是否端正，学习方法是否正确，学习效果是否良好	10	
学生互评（30分）	学习态度是否端正	10	
	操作过程是否正确	10	
	操作结果是否符合要求	10	
指导教师（30分）	学习态度是否端正	10	
	操作过程是否正确	10	
	操作结果是否符合要求	10	
车间班组（30分）	学习态度是否端正	10	
	操作过程是否正确	10	
	操作结果是否符合要求	10	
合计		100	

任务 4-3　小儿清热止咳口服液的质量检验

一、学习目标

1. 掌握小儿清热止咳口服液的质量检验方法；熟悉小儿清热止咳口服液的质量要求。
2. 能根据药品标准开展小儿清热止咳口服液的检验操作，能正确填写检验记录和检验报告。
3. 培养一丝不苟、严谨求实、精益求精、依法检验的职业素养和职业精神。

二、任务书

×××公司中药制剂生产车间现已完成一批小儿清热止咳口服液的生产，需要质管部完成质量检验，出具检验报告。请完成相关检验工作。

请验单

物料名称：小儿清热止咳口服液	供货单位：××××
规　　格：每支装10ml	物料代码：××××
批号/产品单号：××××××× 进厂编号：	请验部门：制剂生产车间
数　　量：××××	请 验 人：××××
件　　数：××××	请验日期：××××.××.××
检验项目：全检	
类　　别：原辅料□　中间产品□　包装材料□　成品☑	

第一联　请验部门留底（白）　第二联　质量管理部存档（红）

质量管理部签收人：×××××
日　期：××年××月××日

三、获取资讯

检验依据：《中国药典》（2020年版）一部小儿清热止咳合剂（小儿清热止咳口服液）项下质量标准。

小儿清热止咳合剂（小儿清热止咳口服液）

Xiao'er Qingre Zhike Heji

【处方】麻黄90g　炒苦杏仁120g　石膏270g　甘草90g
黄芩180g　板蓝根180g　北豆根90g

【制法】以上七味，麻黄、石膏加水煎煮30分钟，再加入其余炒苦杏仁等五味，煎煮两次，第一次2小时，第二次1小时，合并煎液，滤过，滤液减压浓缩至适量，静置，滤过，滤液加蜂蜜200g、蔗糖100g及苯甲酸钠3g，煮沸使溶解，加水使成1000ml，搅匀，冷藏24～48小时，滤过，灌封，灭菌，即得；或滤液加热煮沸后100℃保温30分钟，放冷，灌封，即得。

【性状】本品为棕黄色的液体，久置有少量沉淀；味甘、微苦。

【鉴别】（1）取本品20ml，加浓氨试液1ml，用乙醚振摇提取2次，每次20ml，合并乙醚液，加盐酸乙醇溶液（1→20）1ml，摇匀，回收溶剂至干，残渣加甲醇1ml使溶解，作为供试品溶液。另取盐酸麻黄碱对照品，加甲醇制成每1ml含1mg的溶液，作为对照品溶液。照薄层色谱法（通则502）试验，吸取上述两种溶液各10μl，分别点于同一硅胶G薄层板上，以三氯甲烷－甲醇－浓氨试液（20：3.5：0.5）为展开剂，展开，取出，晾干，喷以茚三酮试液，在105℃加热至斑点显色清晰。供试品色谱中，在与对照品色谱相应的位置上，显相同的红色斑点。

（2）取本品20ml，加盐酸3ml与三氯甲烷30ml，加热回流1小时，放冷，分取三氯甲烷液，回收溶剂至干，残渣加甲醇1ml使溶解，作为供试品溶液。另取甘草次酸对照品，加甲醇制成每1ml含1mg的溶液，作为对照品溶液。照薄层色谱法（通则0502）试验，吸取上述两种溶液各5μl，分别点于同一硅胶G薄层板上，以正已烷－乙酸乙酯－丙酮－甲酸（10：2：4：0.1）为展开剂，展开，取出，晾干，喷以10%磷钼酸乙醇溶液，在105℃加热至斑点显色清晰。供试品色谱中，在与对照品色谱相应的位置上，显相同颜色的斑点。

（3）取本品2ml，加乙醇8ml，摇匀，静置，取上清液作为供试品溶液。另取黄芩苷对照品，加甲醇制成每1ml含1mg的溶液，作为对照品溶液。照薄层色谱法（通则0502）试验，吸取上述两种溶液各3μl，分别点于同一硅胶G薄层板上，以乙酸乙酯－丁酮－甲酸－水（5：3：1：1）为展开剂，展开，取出，晾干，喷以1%三氯化铁乙醇溶液。供试品色谱中，在与对照品色谱相应的位置上，显相同颜色的斑点。

【检查】**相对密度** 应不低于1.04（通则0601）。

pH值 应为3.5～5.5（通则0631）。

其他 应符合合剂项下有关的各项规定（通则0181）。

【含量测定】照高效液相色谱法（通则0512）测定。

色谱条件与系统适用性试验 以十八烷基硅烷键合硅胶为填充剂；以乙腈－0.1%磷酸溶液（含0.1%三乙胺）（3：97）为流动相；检测波长为205nm。理论板数按盐酸麻黄碱峰计算应不低于4000。

对照品溶液的制备 取盐酸麻黄碱对照品适量，精密称定，加0.1mol/L的盐酸溶液制成每1ml含45μg的溶液，即得。

供试品溶液的制备 精密量取本品5ml，加水10ml及浓氨试液0.5ml，用乙醚振摇提取5次（30ml，30ml，20ml，20ml，20ml），合并乙醚液，加盐酸乙醇溶液（1→20）2ml，混匀，低温回收溶剂至干，残渣用乙醇5ml溶解，转移至25ml量瓶中，加0.1mol/L盐酸溶液至刻度，摇匀，即得。

测定法 分别精密吸取对照品溶液与供试品溶液各10μl，注入液相色谱仪，测定，即得。

本品每1ml含麻黄以盐酸麻黄碱（$C_{10}H_{15}NO \cdot HCl$）计，不得少于0.15mg。

【功能与主治】清热宣肺，平喘，利咽。用于小儿外感风热所致的感冒，症见发热恶寒、咳嗽痰黄、气促喘息、口干音哑、咽喉肿痛。

【用法与用量】口服。一至二岁一次3~5ml，三至五岁一次5~10ml，六至十四岁一次10~15ml，一日3次。用时摇匀。

【规格】（1）每支装10ml　（2）每瓶装100ml　（3）每瓶装120ml。

【贮藏】密封。

四、问题引导

1. 含糖口服液进行质量检测时，如何去除糖对检测的干扰？

____

____

____

2. 合剂（口服液）的检查项目有哪些？

____

____

____

3. 高效液相色谱法中样品在使用前需要进行怎样的处理？

____

____

____

五、任务实施

（一）样品分样

1. 样品分样管理

详见规程文件1：样品分样管理规程。

2. 样品分样与发记录

样品分样与发放记录

物料品名	送样时间	批号	规格	产品状态	取样人	取样数量	分样员	检验项目	检品数量	检验员	备注
								微生物组			
								理化组			
								精密仪器组			
								微生物组			
								理化组			
								精密仪器组			

续表

物料品名	送样时间	批号	规格	产品状态	取样人	取样数量	分样员	检验项目	检品数量	检验员	备注
								微生物组			
								理化组			
								精密仪器组			
								微生物组			
								理化组			
								精密仪器组			
								微生物组			
								理化组			
								精密仪器组			

（二）样品检验

1. 样品前处理

参照《小儿清热止咳口服液检验标准操作规程（SOP）》中的要求对样品进行前处理。

2. 样品检测

（1）小儿清热止咳口服液检验标准操作规程（SOP）

小儿清热止咳口服液检验标准操作规程

文件编码	*******	页次：×/×

文件形成及控制：

	部门	姓名	签名	日期
起草人	QC人员	***		年 月 日
审核人	QA人员	***		年 月 日
	QC主管	***		年 月 日
	质量管理负责人	***		年 月 日
执行日期	年 月 日			
颁发部门	质量管理部	年 月 日		
	存档（书面、电子文档）各2份	颁发份数	各部门1份，共1份	
分发部门	物控管理部［ ］	质量管理部［ ］	生产管理部［ ］	
	设备管理部［ ］	安全管理部［ ］	营销管理部［ ］	
	企业管理部［ ］	财务管理部［ ］	药物警戒部［ ］	

文件修订历史：

历史版本号	执行日期	修订内容及原因

1. 目的：

建立小儿清热止咳口服液成品各项质量指标的检验方法与操作规程。

2. 范围：

本标准适用于小儿清热止咳口服液成品的检验。

3. 职责：

3.1 质量管理部QC人员按此标准操作规程进行检查。

3.2QC主管负责监督检查。

4. 内容：

4.1 品名：

小儿清热止咳口服液。

4.2 规格：

每支装10ml。

4.3 产品代码：

***

4.4 标准依据：

《中国药典》2020年版一部。

4.5 性状：

取本品置洁净的烧杯中，目测应为棕黄色的液体，久置有少量沉淀；用口尝味甘、微苦。

4.6 鉴别

4.6.1 鉴别（1）

4.6.1.1 仪器与用具：

薄层色谱自动成像分析系统、电子天平（感量0.01mg）、恒温干燥箱、旋转蒸发仪、具塞锥形瓶、分液漏斗、蒸发皿、容量瓶、试剂瓶、量筒、刻度吸管、薄层层析缸、薄层层析板、显色喷雾瓶、微量进样针。

4.6.1.2 试剂与试药：

乙醚、盐酸、乙醇、甲醇、三氯甲烷、氨水、茚三酮、硅胶G。

4.6.1.3 对照品与对照药材：

盐酸麻黄碱对照品。

4.6.1.4 操作方法：

取本品20ml，加浓氨试液1ml，用乙醚振摇提取2次，每次20ml，合并乙醚液，加盐酸乙醇溶液（1→20）1ml，摇匀，回收溶济至干，残渣加甲醇1ml使溶解，作为供试品溶液。另取盐酸麻黄碱对照品，加甲醇制成每1ml含1mg的溶液，作为对照品溶液。照《薄层色谱法标准操作规程》试验，吸取上述两种溶液各10ul，分别点于同一硅胶G薄层板上，以三氯甲烷-甲醇-浓氨试液（20：3.5：0.5）为展开剂，展开，取出，晾干，喷以茚三酮试液，在105℃加热至斑点显色清晰。

4.6.1.5 结果判定：

供试品色谱中，在与对照相品色谱相应的位置上，显相同的红色斑点。

4.6.2 鉴别（2）

4.6.2.1 仪器与用具：

薄层色谱自动成像分析系统、电子天平（感量0.01mg）、恒温干燥箱、旋转蒸发仪、电热套、回流冷凝管、具塞锥形瓶、试管、蒸发皿、容量瓶、试剂瓶、量筒、刻度吸管、薄层层析缸、薄层层析板、显色喷雾瓶、微量进样针。

4.6.2.2 试剂与试药：

盐酸、三氯甲烷、甲醇、正己烷、乙酸乙酯、丙酮、甲酸、磷钼酸、乙醇、硅胶G。

4.6.2.3 对照品与对照药材：

甘草次酸对照品。

4.6.2.4 操作方法：

取本品20ml，加盐酸3ml与三氯甲烷30ml，加热回流1小时，放冷，分取三氯甲烷液，回收溶济至干，残渣加甲醇1ml使溶解，作为供试品溶液。另取甘草次酸对照品，加甲醇制成每1ml含1mg的溶液，作为对照品溶液。照《薄层色谱法标准操作规程》试验，吸取上述两种溶液各5μl，分别点于同一硅胶G薄层板上，以正己烷-乙酸乙酯-丙酮-甲酸（10：2：4：0.1）为展开剂，展开，取出，晾干，喷以10%磷钼酸乙醇溶液，在105℃加热至斑点显色清晰。

4.6.2.5结果判定：

供试品色谱中，在与对照品色谱相应的位置上，显相同颜色的斑点。

4.6.3鉴别（3）

4.6.3.1仪器与用具：

薄层色谱自动成像分析系统、电子天平（感量0.01mg）、恒温干燥箱、试管、容量瓶、试剂瓶、刻度吸管、薄层层析缸、薄层层析板、显色喷雾瓶、微量进样针。

4.6.3.2试剂与试药：

乙醇、甲醇、乙酸乙酯、丁酮、、甲酸、三氯化铁、硅胶G。

4.6.3.3对照品对照药材：

黄芩苷对照品。

4.6.3.4操作方法：

取本品2ml，加乙醇8ml，摇匀，静置，取上清液作为供试品溶液，另取黄芩苷对照品，加甲醇制成每1ml含1mg的溶液，作为对照品溶液。照《薄层色谱法标准操作规程》进行试验，吸取上述两种溶液各3μl，分别点于同一硅胶G薄层板上，以乙酸乙酯-丁酮-甲酸-水（5：3：1：1）为展开剂，展开，取出，晾干，喷以1%三氯化铁乙醇溶液。

4.6.3.5结果判定：

供试品色谱中，在与对照品色谱相应的位置上，显相同颜色的斑点。

4.7检查

4.7.1相对密度：

取供试品，照《相对密度测定法标准操作规程》比重瓶法检查，应不低于1.04。

4.7.2 pH值：

取供试品，照《pH值测定法标准操作规程》检查，pH应为3.5～5.5。

4.7.3装量：

取供试品5支，开启时注意避免损失，将内容物分别倒入经标化的量入式量筒内，黏稠液体倾出后，将容器倒置15分钟，尽量倾净。在室温下检视，读出内容物的装量，并求其平均装量。每支装量与标示装量相比较，少于标示装量的不得多于1支，并不得少于标示量的95%。

4.8含量测定：照《高效液相色谱法标准操作规程》进行测定。

4.8.1仪器与用具

高效液相色谱仪、C18色谱柱、电子天平（感量0.1/0.01mg）、旋转蒸发仪、超声处理器、恒温水浴锅、刻度吸管、具塞锥形瓶、容量瓶、单标线吸管、烧杯、试剂瓶、三角漏斗、砂芯过滤装置、真空泵、定量滤纸、过滤器、0.45μm微孔滤膜。

4.8.2试剂与试药：

乙腈（色谱纯）、磷酸、三乙胺、乙醚、盐酸、乙醇、氨水。

4.8.3对照品与对照药材：

盐酸麻黄碱对照品。

4.8.4操作方法：

4.8.4.1色谱条件与系统适应性试验：

以十八烷基硅烷键合硅胶为填充剂，以乙腈-0.1%磷酸溶液（含0.1%三乙胺）（3：97）为流动相；检测波长为205nm。理论板数按盐酸麻黄碱峰计算应不低于4000。

4.8.4.2对照品溶液的制备：

取盐酸麻黄碱对照品适量，精密称定，加0.1mol/L的盐酸溶液制成每1ml含45μg的溶液，即得。

4.8.4.3供试品溶液的制备： 精密量取本品5ml，置50ml具塞试管中，加水10ml及浓氨试液0.5ml（处理过程中注意浓氨试液的使用期限，以防止浓度降低），用乙醚提取5次（30ml，30ml，20ml，20ml，20ml）（提取过程中如分层效果不好，可进行超声处理），合并乙醚液，置蒸发皿中，加盐酸乙醇溶液（1→20）2ml，混匀，置水浴上低温回收溶剂至干，残渣加乙醇5ml使溶解，转移至25ml量瓶中，加0.1mol/L盐酸溶液至刻度，摇匀，即得。 4.8.4.4测定： 分别精密吸取对照品溶液与供试品溶液各10μl，注入液相色谱仪，测定，即得。 4.8.4.5结果判定： 本品每1ml含麻黄以盐酸麻黄碱（$C_{10}H_{15}NO \cdot HCl$）计，应不得少于0.15mg。 4.9微生物限度检查： 照《微生物限度检查法标准操作规程》检查，需氧菌总数：每1ml不得过100cfu；霉菌和酵母菌数：每1ml不得过10cfu；大肠埃希菌：每1ml不得检出。 4.10检验周期与报告时限： 本品应在6日内检查完毕并发放报告。

（2）小儿清热止咳口服液检验记录

小儿清热止咳口服液检验记录

第1页　共5页

检品名称	
规　　格	
检品数量	
检验项目	
送检日期	

检验纪要：

一、【性状】

本品为____。

标准规定：本品为棕黄色的液体，久置有少量沉淀；味甘、微苦。

小结：本项☐符合规定　　☐不符合规定

检验人：　　　　检验日期：

二、【鉴别】

1.鉴别：照《薄层色谱法标准操作规程》试验。

室温：_____相对湿度：_____天平型号：_____________恒温干燥箱型号：_____________

薄层色谱成像仪型号：_____________

1.1供试品溶液的制备：取本品____ml，加浓氨试液______ml，用乙醚振摇提取______次，每次____ml，合并乙醚提取液于蒸发皿中，加盐酸乙醇溶液（1→20）________ml，摇匀，回收溶济至干，残渣加甲醇______ml使溶解，作为供试品溶液。

1.2对照品溶液的制备：精密称取盐酸麻黄碱对照品______g，加甲醇制成每1ml含_____________mg的溶液，作为对照品溶液。

薄层板：__________________________板；

展开剂：三氯甲烷-甲醇-浓氨试液（____：____：____）；

点样量：供试品溶液____μl；对照品溶液____μl；展距：_____cm；

显色剂：_____________________________，在____℃加热至斑点显色清晰；

结果：_____________。

标准规定：供试品色谱中，在与对照相品色谱相应的位置上，显相同颜色的红色斑点。

小结：本项☐符合规定　　☐不符合规定

检验人：　　　　检验日期：

2.鉴别：照《薄层色谱法标准操作规程》试验。

室温：_____相对湿度：_____天平型号：_____________恒温干燥箱型号：_____________

薄层色谱成像仪型号：_____________

小儿清热止咳口服液成品检验记录

第2页 共5页

检验纪要：

2.1供试品溶液的制备：取供试品______ml，加盐酸______ml与三氯甲烷______ml，加热回流____小时，放冷，分取三氯甲烷液，回收溶济至干，残渣加甲醇_____ml使溶解，作为供试品溶液。

2.2对照品溶液的制备：精密称取甘草次酸对照品______g，加甲醇制成每1ml含____________mg的溶液，作为对照品溶液。

薄层板：___________________________板；

展开剂：正己烷－乙酸乙酯－丙酮－甲酸（____：____：____：__）；

点样量：供试品溶液____μl；对照品溶液 ____μl； 展 距：______cm；

显色剂：___________________________，在____℃加热至斑点显色清晰；

结果：____________。

标准规定：供试品色谱中，在与对照品色谱相应的位置上，显相同颜色的斑点。

小结：本项□符合规定 □不符合规定

检验人： 检验日期：

3.鉴别：照《薄层色谱法标准操作规程》试验。

室温：______相对湿度：______天平型号：__________薄层色谱成像仪型号：__________

3.1供试品溶液的制备：取供试品______ml，加乙醇______ml，摇匀，静置，取上清液作为供试品溶液。

3.2对照品溶液的制备：精密称取黄芩苷对照品______g，加甲醇制成每1ml含____________mg的溶液，作为对照品溶液。

薄层板：_______________________板；

展开剂：乙酸乙酯－丁酮－甲酸－水（____：____：____：____）；

点样量：供试品溶液_____μl；对照品溶液 ____μl；展距：_______cm；

显色剂：____________________；

结果：____________。

标准规定：供试品色谱中，在与对照品色谱相应的位置上，显相同颜色的斑点。

小结：本项□符合规定 □不符合规定

检验人： 检验日期：

三、【检查】

1.相对密度：照《相对密度测定法标准操作规程》比重瓶法检查。

室温：________相对湿度：________ 天平型号：__________

空瓶重（W）	样品加空瓶（W_1）	水加空瓶（W_2）

计算公式：相对密度 $=\dfrac{W_1-W}{W_2-W}$

小儿清热止咳口服液成品检验记录

检验纪要：

标准规定：应不低于1.04。

小结：本项□符合规定 □不符合规定

检验人： 检验日期：

2. pH值：照《pH值测定法标准操作规程》检查。

室温：______ 相对湿度：______ 酸度计型号：______

仪器校正用标准缓冲液

（配制批号______）□ 邻苯二甲酸盐标准缓冲液 校准结果：

（配制批号______）□ 磷酸盐标准缓冲液 校准结果：

（配制批号______）□ 其他 校准结果：

pH值测定结果：

测得值1	测得值2	测得值3	平均值

标准规定：应为3.5～5.5。

小结：本项□符合规定 □不符合规定

检验人： 检验日期：

3. 装量：

室温：______ 相对湿度：______

支数（支）	1	2	3	4	5
实际装量（ml）					

标示装量：10ml/支。

标准规定：每支装量与标示装量相比较，少于标示装量的不得多于1支，并不得少于标示量的95%。

小结：本项□符合规定 □不符合规定

检验人： 检验日期：

四、【含量测定】：照《高效液相色谱法标准操作规程》进行测定。

室温：______ 相对湿度：______

1. 色谱条件与系统适用性试验：

天平型号：______ 高效液相色谱仪型号：______ 柱温：______℃ 流速：______ml/min

色谱柱：______ 检测波长：______nm

流动相：______ 理论塔板数不少于：______

小儿清热止咳口服液成品检验记录

第4页　共5页

检验纪要：

洗脱方法：□梯度洗脱　□等浓度洗脱　　检测器：□紫外 □蒸发光散射器 □（其他）

2.对照品溶液的制

精密称取盐酸麻黄碱对照品（中国食品药品检定研究院□其他□________________

含量________），加0.1mol/L的盐酸溶液制成每1ml含45μg的溶液，即得。

对照品溶液1（配制批号____________）浓度________________μg/ml

对照品溶液2（配制批号____________）浓度________________μg/ml

3.供试品溶液的制备：

精密量取本品5ml，加水____ml及浓氨试液____ml，用乙醚提取___次（30ml，30ml，20ml，20ml，20ml），合并乙醚液，加盐酸乙醇溶液（1→20）___ml，混匀，低温回收 溶剂至干，残渣加乙醇___ml使溶解，转移至___ml量瓶中，加0.1mol/L的盐酸溶液稀释至刻度，摇匀，即得。

样品浓度C：________________

4.精密量取供试品溶液____μl与对照品溶液____μl，分别注入液相色谱仪，记录色谱图，按外标法以峰面积计算。

5.含量测定记录：

	峰面积		峰面积平均值
对照品1			
对照品2			
样　品1			
样　品2			

计算公式：含量（mg/ml）$=\dfrac{A_{样}\times C_{对}}{A_{对}\times C_{样}}\times 1000$

小儿清热止咳口服液成品检验记录

第5页　共5页

检验纪要：
平均值(mg/ml)： 标准规定：本品每1ml含麻黄以盐酸麻黄碱计，应不得少于0.15mg。 小结：本项□符合规定　　□不符合规定 检验人：　　检验日期：
结论：本品□符合 □不符合　标准规定。

复核人：　　复核日期：

(三)出具检验报告单、结论判定

重庆**药业股份有限公司**

成品检验报告书

报告书编号：

产品名称：小儿清热止咳口服液		规格：每支装10ml	
产品代码	产品批号	包装规格	代表数量

请验部门：	检验目的：	检验项目：
取样日期：	检验日期：	报告日期：
检验依据：		

检验项目	标准规定	检验结果
【性状】	本品应为棕黄色的液体，久置有少量沉淀；味甘、微苦。	
【鉴别】		
1	供试品色谱与盐酸麻黄碱对照品色谱在相应的位置上应显相同颜色的红色斑点。	
2	供试品色谱与甘草次酸对照品色谱在相应的位置上应显相同颜色的斑点。	
3	供试品色谱与黄芩苷对照品色谱在相应的位置上应显相同颜色的斑点。	

【检查】		
相对密度	应不低于1.04。	
pH值	应为3.5~5.5。	
装量	应符合规定。	
【含量测定】	本品每1ml含麻黄以盐酸麻黄碱计，应不得少于0.15mg。	
【微生物限度】		
需氧菌总数	应不得过10^2cfu/ml。	
霉菌和酵母菌总数	应不得过10^1cfu/ml。	
大肠埃希菌	每1ml应不得检出。	
霉变长螨	应不得检出。	
结论：		

负责人： 复核人： 检验人：

六、评价反馈

评价主体	评价内容	分值	得分
自我评价（10分）	自己的学习态度是否端正，学习方法是否正确，学习效果是否良好	10	
学生互评（30分）	学习态度是否端正	10	
	操作过程是否正确	10	
	操作结果是否符合要求	10	
指导教师（30分）	学习态度是否端正	10	
	操作过程是否正确	10	
	操作结果是否符合要求	10	
车间班组（30分）	学习态度是否端正	10	
	操作过程是否正确	10	
	操作结果是否符合要求	10	
合计		100	

项目五　包装材料的质量检验

任务5-1　内包装材料的质量检验

一、学习目标

1. 掌握药品内包装材料的质量检验方法；熟悉药品内包装材料的质量要求。
2. 能根据药品标准开展内包装材料的检验操作，能正确填写检验记录和检验报告。
3. 培养一丝不苟、严谨求实、精益求精、依法检验的职业素养和职业精神。

二、任务书

×××公司采购部门现采购了一批药品包装用铝箔，需要质管部完成质量检验，出具检验报告。请完成相关检验工作。

请验单

物料名称：药品包装用铝箔	供货单位：××××
规　　格：××××	物料代码：××××
批号/产品单号：××××××× 进厂编号：	请验部门：采购部
数　　量：××××	请 验 人：××××
件　　数：××××	请验日期：××××.××.××
检验项目：全检	
类　　别：原辅料□　中间产品□　包装材料☑　成品□	

第一联　请验部门留底（白）　第二联　质量管理部存档（红）

质量管理部签收人：×××××

日　期：××年××月××日

三、获取资讯

检验依据：《国家药包材标准》(2015年版)药用铝箔(YBB00152002-2015)项下质量标准。

YBB00152002-2015

药用铝箔

Yaoyong Lü bo

Aluminium Foil for Medicine

本标准适用于与聚氯乙烯(PVC)、聚偏二氯乙烯(PVDC)等硬片黏合，用于固体药品(片剂、胶囊剂等)包装用的铝箔。本品涂有保护层和黏合层。

【外观】取本品适量(每卷取2米)，在自然光线明亮处，正视目测。表面应洁净、平整、涂层均匀；文字、图案印刷应正确、清晰、牢固。

【针孔度】取长400mm、宽250mm(当宽小于250mm时，取卷幅宽)试样10片，逐张置于针孔检查台(800mm × 600mm × 300mm 或适当体积的木箱，木箱内安装 30W 日光灯，木箱上面放一块玻璃板，玻璃板衬黑纸并留有400mm × 250mm 空间以检查试样的针孔)上，在暗处检查其针孔，不应有密集的、连续性的、周期性的针孔；每一平方米中，不得有直径大于0.3mm的针孔：直径为0.1 ~ 0.3mm的针孔数不得过1个。

【阻隔性能】水蒸气透过量照水蒸气透过量测定法(YBB00092003-2015)第一法试验条件B或第二法试验条件B或第四法试验条件2测定，试验时热封面向低湿度侧，不得过0.5g/(m^2·24h)。

【黏合层热合强度】取100mm × 100mm的本品2片，另取 100mm × 100mm的聚氯乙烯固体药用硬片(符合YBB00212005—2015)或聚氯乙烯/聚偏二氯乙烯固体药用复合硬片(符合YBB00222005—2015)2片，将试样的黏合层面向PVC面(或PVC/PVDC复合硬片的PVDC面)进行叠合，置于热封仪进行热合，热合条件为：温度155℃ ± 5℃，压力0.2MPa，时间1秒，热合后取出放冷，裁取成15mm宽的试样，取中间3条试样，照热合强度测定法(YBB00122003—2015)测定，试验速度为200mm/min+20mm/min，将PVC(或PVDC)片夹在试验机的上夹，铝箔夹在试验机的下夹，开动拉力试验机进行180° 方向剥离，热合强度平均值不得低于7.0N/15mm(PVC)、6.0N/15mm(PVDC)。

【保护层黏合性】取一张纵向长90mm，宽为全幅的试样(注意试样不应有皱折)，将试样平放在玻璃板上，保护层向上，取聚酯胶粘带(与铝箔的剥离力不小于2.94N/20mm)1片，横向均匀地贴压试样表面，以160° ~ 180° 方向迅速地剥离，保护层表面应无明显脱落。

【黏合剂涂布量差异】取100mm × 100mm本品5片，分别精密称定(m_1)，用乙酸乙酯或其他溶剂擦去黏合剂，再精密称定(m_2)，m_1，与m_2之差即为黏合剂的涂布量，同时计算5片涂布量的平均值，各片涂布量与平均值之间的差异均应在 ± 10.0%以内。

【开卷性能】取100mm × 100mm本品4片，将试样黏合层与保护层叠合，置于一块大小适宜的平板上，依次在试样上放置20mm×20mm的小平板与1.0kg砝码，于40℃烘箱中2小时后，取出，观察，黏合层面与保护层面不得黏合。

【破裂强度】取40mm×40mm本品3片，分别置破裂强度测定仪上测定，均不得低于98kPa。

【荧光物质】取100mm×100mm本品5片，分别置于紫外灯下，在254nm和365nm波长处观察，其保护层及黏合层的荧光均不得呈片状。

【挥发物】取100mm×100mm本品2片，精密称定（m_a），130℃干燥20分钟后，置于干燥器中，放置30分钟、再精密称定（m_b），干燥前后试样质量之差（m_a-m_b）不得过4mg。

【溶出物试验】供试液的制备 取本品内表面积300cm^2，切成3cm×0.3cm的小片，水洗，室温干燥后，置于500ml的锥形瓶中，加水200ml，以适当的方法封口后，置高压蒸汽灭菌器内，110℃±2℃维持30分钟，放冷至室温，作为供试液；另取水同法操作，作为空白液，进行下列试验：

易氧化物 精密量取供试液20ml，精密加入高锰酸钾滴定液（0.002mol/L）20ml与稀硫酸lml，煮沸3分钟，迅速冷却，加入碘化钾0.1g，在暗处放置5分钟，用硫代硫酸钠滴定液（0.01mol/L）滴定至近终点时，加入淀粉指示液5滴，继续滴定至无色，另取空白液同法操作，二者消耗硫代硫酸钠滴定液（0.01mol/L）之差不得过1.5ml。

重金属 精密量取供试液40ml，加醋酸盐缓冲液（pH 3.5）2ml，依法检查（中国药典2015年版通则0821第一法），含重金属不得过百万分之零点二五。

【微生物限度】取本品用开孔面积为20cm^{2}的无菌的金属模板压在内层面上，将无菌棉签用氯化钠注射液稍沾湿，在板孔范围内擦抹5次，换1支棉签再擦抹5次，每个位置用2支棉签共擦抹10次，共擦抹5个位置100cm^3，每支棉签抹完后立即剪断（或烧断），投入盛有30ml氯化钠注射液的锥型瓶（或大试管）中，全部擦抹棉签投入瓶中后，将瓶迅速摇晃1分钟，即得供试品溶液。供试品溶液进行薄膜过滤后，依法检查（中国药典2015年版通则1105、1106），细菌数不得过1000 cfu/100cm^2，霉菌和酵母菌数不得过100 cfu/100cm^2，大肠埃希菌不得检出。

【异常毒性】*取本品内表面积500cm^2，剪成3cm×0.3cm的小片，加入氯化钠注射液50ml，置高压蒸汽灭菌器中，采用110℃保持30分钟后取出，冷却备用，静脉注射，依法检查（中国药典2015年版通则1141），应符合规定。

【贮藏】内包装用药用低密度聚乙烯袋密封，保持于清洁、通风处。

附件：检验规则

1.产品检验分为全项检验和部分检验。

2.有下列情况之一时，应按标准的要求，进行全项检验。（1）产品注册；（2）产品出现重大质量事故后，重新生产；（3）监督抽验；（4）产品停产后，重新恢复生产。

3.产品批准注册后，药包材生产、使用企业在原料产地、添加剂、生产工艺等没有变更的情形下，可按标准的要求，进行除“*”外所有项目的检验

注：带*的项目半年内至少检验次。

4.规格尺寸及允许偏差

规格尺寸及允许偏差

单位：mm

厚度		宽度		长度	
尺寸	偏差	尺寸	偏差	尺寸	偏差
0.024	± 0.003	50 ~ 800	± 0.5	1000	± 20

四、问题引导

1.药用铝箔的检查项目有哪些?

____

____

____

2.药用铝箔在哪些情况下需要进行全检?

____

____

____

五、任务实施

(一)样品分样

1. 样品分样管理

详见规程文件1：样品分样管理规程。

2. 样品分样与发记录

样品分样与发放记录

物料品名	送样时间	批号	规格	产品状态	取样人	取样数量	分样员	检验项目	检品数量	检验员	备注
								微生物组			
								理化组			
								精密仪器组			
								微生物组			
								理化组			
								精密仪器组			
								微生物组			
								理化组			
								精密仪器组			

续表

物料品名	送样时间	批号	规格	产品状态	取样人	取样数量	分样员	检验项目	检品数量	检验员	备注
								微生物组			
								理化组			
								精密仪器组			
								微生物组			
								理化组			
								精密仪器组			

（二）样品检验

1. 样品前处理

参照《药品包装用铝箔检验标准操作规程（SOP）》中的要求对样品进行前处理。

2. 样品检测

（1）药品包装用铝箔检验标准操作规程（SOP）

药品包装用铝箔检验标准操作规程

文件编码	*******	页次：×/×

文件形成及控制：

	部门	姓名	签名	日期
起草人	QC人员	***		年　月　日
审核人	QA人员	***		年　月　日
	QC主管	***		年　月　日
	质量管理负责人	***		年　月　日
执行日期	年　月　日			
颁发部门	质量管理部	年　月　日		
	存档（书面、电子文档）各2份	颁发份数	各部门1份，共1份	
分发部门	物控管理部［　］ 质量管理部［　］ 生产管理部［　］ 设备管理部［　］ 安全管理部［　］ 营销管理部［　］ 企业管理部［　］ 财务管理部［　］ 药物警戒部［　］			

文件修订历史：

历史版本号	执行日期	修订内容及原因

1.目的：

建立药品包装用铝箔各项质量指标的检验方法与操作规程。

2.范围：

本标准适用于药品包装用铝箔的检验。

3.职责：

质量管理部QC人员按此标准操作规程进行检查。

4.内容：

4.1品名：

药品包装用铝箔。

4.2检验依据：

药品包装用铝箔质量标准。

4.3外观：

取供试品约2m，在自然光线明亮处，正视目测。表面应洁净、平整、涂层均匀。文字、图案印刷应正确、清晰、牢固。

4.4尺寸偏差：

取供试品约10cm，用精度为0.5mm的钢尺检查其宽度尺寸偏差，用精度为0.01mm的螺旋测微器测定其厚度。其偏差均应符合以下标准：

品名	厚度	宽度
还少胶囊（0.38g/粒）包装用铝箔	0.024mm ± 0.003mm	250mm ± 0.5mm；185mm ± 0.5mm
穿黄清热胶囊包装用铝箔	0.024mm ± 0.003mm	253mm ± 0.5mm；185mm ± 0.5mm
羊藿三七胶囊包装用铝箔	0.024mm ± 0.003mm	235mm ± 0.5mm；185mm ± 0.5mm
诺氟沙星胶囊包装用铝箔	0.024mm ± 0.003mm	185mm ± 0.5mm
百癣夏塔热胶囊包装用铝箔	0.024mm ± 0.003mm	235mm ± 0.5mm；250mm ± 0.5mm
还少胶囊（0.42g/粒）包装用铝箔	0.024mm ± 0.003mm	250mm ± 0.5mm；185mm ± 0.5mm

4.5针孔度：

取长400mm，宽250mm（当宽小于250mm时，取卷幅宽）试样十片，逐张置于针孔检查台（800mm × 600mm × 300mm或适当体积的木箱，木箱内安装30W日光灯，木箱上面放一块玻璃板，玻璃板衬黑纸并留有400mm × 250mm空间以检查试样的针孔）上，在暗处检查其针孔。不应有密集的、连续性的、周期性的针孔；每一平方米中，直径大于0.3mm的针孔不允许有；直径为0.1～0.3mm的针孔数不得过1个。

4.6保护层黏合性：

取一张纵向长90mm，宽为全幅的试样（注意试样不应有皱折）。将试样平放在玻璃板上，保护层向上，取聚酯胶粘带（与铝箔的剥离力不小于2.94N/20mm）一片，横向均匀地贴压试样表面，以160°～180°方向迅速地剥离，保护层表面应无明显脱落。

4.7保护层耐热性：

取100mm × 100mm试样三片，分别将试样的保护层面与铝箔原材叠合，置于热封仪中，进行热封（热封条件：温度200℃，压力0.2MPa，时间1秒）取出放冷，将试样与铝箔原材分开，观察保护层的耐热情况，保护层表面应无明显粘落。

4.8黏合剂涂布量差异：

取100mm × 100mm试样五片，分别精密称定（质量m_1），用乙酸乙酯或其他溶剂擦去黏合剂，在精密称定（质量m_2）。m_1与m_2之差即为黏合剂的涂布量，同时计算五片涂布量的平均值，各片涂布量与平均值之间的差异均应在 ± 10.0%以内。

4.9开卷性能：

取100mm × 100mm试样四片，将试样黏合层与保护层叠合，置于一块大小适宜的平板上，依次在试样上放置20mm × 20mm的小平板与1.0kg砝码，于40℃烘箱中，保温2小时后，取出，观察，黏合层面与保护层面不得黏合。

4.10荧光物质：

取100mm × 100mm试样五片，分别置于紫外灯下，在254nm和365nm波长处观察，其保护层及黏合层的荧光均不得呈片状。

4.11挥发物：
取（100 × 100）mm试样二片，精密称定（质量为m_a），130℃干燥20分钟后，置于干燥器中，放置30分钟，再精密称定（质量为m_b），干燥前后试样质量之差（m_a–m_b）不得过4mg。
4.12微生物限度：
取本品用开孔面积为20cm^2的消毒过的金属模板压在内层面上，将无菌棉签用0.9%无菌氯化钠溶液，稍沾湿，在板孔范围内擦抹5次，每个位置用2支棉签共擦抹10次，共擦抹5个位置100cm^2。每支棉签抹完后立即剪断（或烧断），投入盛有30ml0.9%无菌氯化钠溶液的锥形瓶（或大试管）中。全部擦抹棉签投入瓶中后，将瓶迅速摇晃1分钟，即得供试液。取提取液，照《微生物限度检查法标准操作程序》检查，需氧菌总数不得过1000cfu/100cm^2，霉菌、酵母菌数不得过100cfu/100cm^2，大肠埃希菌不得检出。
4.13检查周期与报告时限：
本品应在6日内检验完毕并发放报告。

（2）包装材料检验记录

包装材料检验记录

第1页　共2页

检品名称：	规　　格：	取样日期：　　　年　　月　日
物料代码：	物料编号：	检验日期：　　　年　　月　日
请验部门：	数　　量：	报告日期：　　　年　　月　日
供货（/生产）单位：		供货批号：

检验纪要：

1.外观：____

____。

标准规定：在自然光线明亮处，正视目测，表面应洁净、平整、涂层均匀。文字、图案印刷正确、清晰、牢固。

小结：本项□符合规定　　　□不符合规定

2.尺寸与偏差（mm）：

序号	1	2	3	4	5	6	7	8	9	10
厚										
宽										

标准规定：0.024 × 250mm，0.024 × 253mm，0.024 × 235mm，0.024 × 200mm，0.024 × 185mm；

厚度偏差：± 0.003mm；宽度偏差：± 0.5mm。

小结：本项□符合规定　　　□不符合规定

3.文字内容与图案：____。

标准规定：应与标准样张一致。

小结：本项□符合规定　　　□不符合规定

4.针孔度：

取长400mm，宽250mm（当宽小于250mm时，取卷幅宽）试样十片，逐张置于针孔检查台上，目视检查：

____。

标准规定：不得过1个。

小结：本项□符合规定　　　□不符合规定

5.黏合剂涂布量差异：

取100mm × 100mm试样五片，分别精密称定（质量m_1），用乙酸乙酯或其他溶剂擦去黏合剂，再精密称定（质量m_2）。m_1与m_2之差即为黏合剂的涂布量，同时计算五片涂布量的平均值，各片涂布量与平均值之间的差异为：

包装材料检验记录

第2页　共2页

	样品1	样品2	样品3	样品4	样品5
试样前的质量m_1					
试样后的质量m_2					
黏合剂的涂布量					
五片涂布量的平均值					
涂布量与平均值之间的差异					

标准规定：在 ± 10.0%以内。

小结：本项☐符合规定　　☐不符合规定

6.荧光物质：取100mm × 100mm试样五片，分别置于紫外灯下，在254nm和365nm波长处观察：

________________________________。

标准规定：不得呈片状。

小结：本项☐符合规定　　☐不符合规定

7.挥发物：

取100mm × 100mm试样二片，精密称定（质量为m_a），130℃干燥20分钟后，置于干燥器中，放置30分钟，再精密称定（质量为m_b），干燥前后试样质量之差（m_a-m_b）为：

	干燥前的试样	130℃干燥20分钟后的试样	干燥前后试样质量之差	平均值
试样1（g）				
试样2（g）				

标准规定：不得过4mg。

小结：本项☐符合规定　　☐不符合规定

结 论

复核人：　　　　检验人：

（三）出具检验报告单、结论判定

重庆**药业股份有限公司**

包装材料检验报告书

报告书编号：

检品名称：药用铝箔	供货单位：	请验部门：
规　　格：	供货批号：	检验项目：
物料代码：	代表数量：	检验目的：
物料编号：	检品数量：	取样日期：
检验依据：		检验日期：
		报告日期：

检验项目	标准规定	检验结果
【外观】	本品应表面洁净、平整、涂层均匀。文字、图案印刷正确、清晰、牢固。	
【尺寸与偏差】	应为宽 × 厚=0.024mm × 185mm；厚 ± 0.003mm，宽 ± 0.5mm。	
【文字内容与图案】	应与标准样张一致。	
【针孔度】	应不得过1个。	
【黏合剂布量差异】	应为 ± 10.0%。	
【荧光物质】	应不得呈片状。	
【挥发物】	应不得过4mg。	
【微生物限度】		
需氧菌总数	应不得过1000cfu/100cm^2。	
霉菌和酵母菌总数	应不得过100cfu/100cm^2。	
大肠埃希菌	应不得检出。	

结论：

负责人： 复核人： 检验人：

六、评价反馈

评价主体	评价内容	分值	得分
自我评价（10分）	自己的学习态度是否端正，学习方法是否正确，学习效果是否良好	10	
学生互评（30分）	学习态度是否端正	10	
	操作过程是否正确	10	
	操作结果是否符合要求	10	
指导教师（30分）	学习态度是否端正	10	
	操作过程是否正确	10	
	操作结果是否符合要求	10	
车间班组（30分）	学习态度是否端正	10	
	操作过程是否正确	10	
	操作结果是否符合要求	10	
合计		100	

任务 5-2　外包装材料的质量检验

一、学习目标

1. 掌握药品外包装材料的质量检验方法；熟悉药品外包装材料的质量要求。
2. 能根据相关标准开展外包装材料的检验操作，能正确填写检验记录和检验报告。
3. 培养一丝不苟、严谨求实、精益求精、依法检验的职业素养和职业精神。

二、任务书

×××公司采购部门现采购了一批药品包装用纸箱，需要质管部完成质量检验，出具检验报告。请完成相关检验工作。

请验单

物料名称：药品包装用纸箱	供货单位：××××
规　　格：××××	物料代码：××××
批号/产品单号：××××××× 进厂编号：	请验部门：采购部
数　　量：××××	请 验 人：××××
件　　数：××××	请验日期：××××.××.××
检验项目：全检	
类　　别：原辅料□　中间产品□　包装材料☑　成品□	

第一联　请验部门留底（白）　第二联　质量管理部存档（红）

质量管理部签收人：×××××
日　期：××年××月××日

三、获取资讯

纸箱质量标准

【品名】***纸箱

【物料代码】见代码表

【类别】外包装材料

【包装】PP捆扎。

【批准的供应商】见合格供应商表。

【标准依据】《中华人民共和国国家标准》（GB/T 6543—2008）。

【取样方法】依照《取样标准操作规程》取样。

【检验方法】依照《纸箱检验标准操作规程》检验。

【指标限度】见下表。

项目		质量标准
材质		由两层瓦楞纸和三层的纸板纸黏合而成的。
尺寸与偏差		尺寸公差：±5mm。
质量与结构	纸箱的接合	采用钉线方式：采用宽度1.5mm以上的经防锈处理的金属钉线，钉线不得有锈斑、剥层、龟裂或其他使用上的缺陷。
		瓦楞纸箱质量应均一，不得有钉合不良、不规则、脏污、伤痕等使用上的缺陷。
		瓦楞纸箱钉合搭接舌边的宽度为35mm以上。钉接时，钉线的间隔为单钉不大于80mm，双钉不大于110mm。沿搭接部分中线钉合，采用斜钉（与纸箱立边约成45°）或横钉，箱钉应排列整齐、均匀。头尾钉距底面压痕中线的距离为13mm±7mm。钉合接缝应钉牢、钉透，不得有叠钉、翘钉、不转角等缺陷。

续表

项目		质量标准
质量与结构	纸箱的接合	瓦楞纸箱压痕线宽度不得大于17mm，折线居中，不得有破裂或断线。箱壁不得有多余压痕线。
		构成纸箱的各面的切断部及棱必须互成直角。在压痕、合盖时，瓦楞纸板的表面不得破裂，在切断部位不得有显著的缺陷，切断口表面裂损宽度不得超过8mm。
	文字内容及图案	箱面印刷文字、图案清晰，不花边、不毛边，颜色深浅一致，位置准确。文字内容及图案应与样张一致。
	摇盖	瓦楞纸箱的摇盖应牢固，经开、合180° 往复5次以上，纸箱面层不得有裂缝，里层裂缝长总和不得大于70mm。

【印刷内容】印刷商标、甲类OTC标志与防晒、防湿、小心轻放、请勿倒置的标志。

【贮藏】贮存在通风干燥的库房内，底层距地面高度不小于100mm。

【注意事项】防潮、防尘、防晒、防油、防霉、防腐蚀气、防液体，不能重压。

【贮存期限】24个月。

【复验期】贮存期届满前，可以由物控部门提出复验，复验合格可以延长一个贮存期。

四、问题引导

1.药品包装用纸箱的作用是什么？

2.药品包装用纸箱的检查项目有哪些？

五、任务实施

（一）样品分样

1.样品分样管理

详见规程文件1：样品分样管理规程。

2.样品分样与发记录

样品分样与发放记录

物料品名	送样时间	批号	规格	产品状态	取样人	取样数量	分样员	检验项目	检品数量	检验员	备注
								微生物组			
								理化组			
								精密仪器组			

续表

物料品名	送样时间	批号	规格	产品状态	取样人	取样数量	分样员	检验项目	检品数量	检验员	备注
								微生物组			
								理化组			
								精密仪器组			
								微生物组			
								理化组			
								精密仪器组			
								微生物组			
								理化组			
								精密仪器组			
								微生物组			
								理化组			
								精密仪器组			

（二）样品检验

1. 样品检测

（1）纸箱检验标准操作规程（SOP）

纸箱检验标准操作规程

文件编码	*******	页次：×/×

文件形成及控制：

	部门	姓名	签名	日期
起草人	QC人员	***		年　月　日
审核人	QA人员	***		年　月　日
	QC主管	***		年　月　日
	质量管理负责人	***		年　月　日
执行日期	年　月　日			
颁发部门	质量管理部	年　月　日		
	存档（书面、电子文档）各2份	颁发份数	各部门1份，共1份	
分发部门	物控管理部［　］　质量管理部［　］　生产管理部［　］ 设备管理部［　］　安全管理部［　］　营销管理部［　］ 企业管理部［　］　财务管理部［　］　药物警戒部［　］			

文件修订历史：

历史版本号	执行日期	修订内容及原因

1.目的：
建立纸箱各项质量指标的检验方法与操作规程。
2.范围：
本标准适用于纸箱的检验。
3.职责：
质量管理部QC人员按此标准操作规程进行检查。
4.内容：
4.1品名：
纸箱。
4.2检验依据：
纸箱质量标准。
4.3规格：
**
4.4 取样：
按《取样标准操作规程》随机抽取规定数量的纸箱。
4.5纸箱的接合：
取供试品，在自然光线明亮处，正视目测，并用千分尺逐个测量其尺寸。
4.5.1采用钉线方式：
采用宽度1.5mm以上的经防锈处理的金属钉线，钉线不得有锈斑、剥层、龟裂或其他使用上的缺陷。
4.5.2瓦楞纸箱质量应均一，不得有钉合不良、不规则、脏污、伤痕等使用上的缺陷。
4.5.3瓦楞纸箱钉合搭接舌边的宽度为35mm以上。钉接时，钉线的间隔为单钉不大于80mm，双钉不大于110mm。沿搭接部分中线钉合，采用斜钉（与纸箱立边约成45°）或横钉，箱钉应排列整齐、均匀。头尾钉距底面压痕中线的距离为13mm ± 7mm。钉合接缝应钉牢、钉透，不得有叠钉、翘钉、不转角等缺陷。
4.5.4瓦楞纸箱压痕线宽度不得大于17mm，折线居中，不得有破裂或断线。箱壁不得有多余压痕线。
4.5.5构成纸箱的各面的切断部及棱必须互成直角。在压痕、合盖时，瓦楞纸板的表面不得破裂，在切断部位不得有显著的缺陷，切断口表面裂损宽度不得超过8mm.
4.6文字内容及图案：
箱面印刷文字、图案清晰，不花边、不毛边，颜色深浅一致，位置准确。文字内容及图案应与样张一致。
4.7尺寸与偏差：
所取样品，用直尺逐个测量其尺寸，应在规定的误差范围内（尺寸偏差：± 5mm）。
4.8摇盖：
所取样品，逐个将瓦楞纸箱摇盖经开、合180°往复5次，纸箱板外面层不得有裂缝，内面层裂缝长度总和不得大于70mm。
4.9不合格品的判定：
将不合格的纸箱单独放置，检查完毕后，对瓦楞纸箱进行单项判定，其中有两项不合格，则该纸箱为不合格，若同一项目有两个及以上纸箱不合格时，则这些纸箱不合格。摇盖耐折性能不合格，则该纸箱不合格。

4.10不合格批的判定：

批量	第一次			第二次		
	抽样数	接收数AC	拒收数Re	抽样数	接收数AC	拒收数Re
<150	5	0	2	5（10）	1	2
150 ~ 280	8	0	3	8（16）	3	4
281 ~ 500	13	1	3	13（26）	4	5
501 ~ 1200	20	2	5	20（40）	6	7
1201 ~ 3200	32	3	6	32（64）	9	10
3201 ~ 10000	50	5	9	50（100）	12	13
>10000	80	7	11	80（160）	18	19

不合格纸箱数达到上表规定的拒收数时，该批为不合格。

4.11检查周期与报告时限：

本品应在2日内检验完毕并发放报告。

（2）包装材料检验记录

包装材料检验记录

第1页 共2页

检品名称：	规　　格：	取样日期：　　　年　　月　日
物料代码：	物料编号：	检验日期：　　　年　　月　日
请验部门：	数　　量：	报告日期：　　　年　　月　日
供货（/生产）单位：		供货批号：

检验纪要：

1.材质：________________。

标准规定：由三层瓦楞纸和280g白卡箱版纸粘贴和彩印制成。

小结：本项☐符合规定　　☐不符合规定

2.尺寸与偏差（mm）：

序号	1	2	3	4	5	6	7	8	9	10
长										
宽										
高										

标准规定：50粒/瓶×210瓶/件：445mm×315mm×250mm；10粒/板×9板/盒×20盒/件：605mm×365mm×435mm；10粒/板×9板/盒×60盒/件：535mm×475mm×475mm；10粒/板×12板/盒×60盒/件：535mm×475mm×475mm；10粒/板×10板/盒×60盒/件：545mm×485mm×485mm；10粒/板×20粒/盒×240盒/件：481mm×385mm×350mm；10粒/板×27板/盒×20盒/件：605mm×365mm×435mm；10粒/板×1板/盒×400盒/件（麦克）：665mm×425mm×315mm；尺寸公差：±5mm。

小结：本项☐符合规定　　☐不符合规定

3.纸箱的接合：____

____

____

____

____。

标准规定：

3.1采用钉线方式：采用宽度1.5mm以上经防锈处理的金属钉线，钉线不得有锈斑、剥层、龟裂或其他使用上的缺陷。

3.2瓦楞纸箱质量应均一，不得有钉合不良、不规则、脏污、伤痕等使用上的缺陷。

3.3瓦楞纸箱钉合搭接舌边的宽度为35mm以上。钉接时，钉线的间隔为单钉不大于80mm，双钉不大于110mm。沿搭接部分中线钉合，采用斜钉（与纸箱立边约成45°）或横钉，箱钉应排列整齐、均匀。头尾钉距底面压痕中线的距离为13mm±7mm。钉合接缝应钉牢、钉透，不得有叠钉、翘钉、不转角等缺陷。

3.4瓦楞纸箱压痕线宽度不得大于17mm，折线居中，不得有破裂或断线。箱壁不得有多余压痕线。

3.5构成纸箱的各面的切断部及棱必须互成直角。在压痕、合盖时，瓦楞纸板的表面不得破裂，在切断部位不得有显著的缺陷，切断口表面裂损宽度不得超过8mm。

小结：本项☐符合规定　　☐不符合规定

4.文字内容及图案：________________________________

标准规定：箱面印刷文字、图案清晰，不花边、不毛边、颜色深浅一致，位置准确。文字内容及图案应与样张一致。

小结：本项☐符合规定　　☐不符合规定

包装材料检验记录

第2页　共2页

检验纪要：

5.摇盖：____

____。

标准规定：瓦楞纸箱的摇盖应牢固，经开、合180° 往复5次以上，纸箱面层不得有裂缝，里层裂缝长总和不得大于70mm。

小结：本项□符合规定　　□不符合规定

6.质量缺陷：

关键缺陷	缺陷数	检验水平	接收质量限（AQL）
文字错误		一般检查水平Ⅰ	1.0
尺寸错误			
混有别的纸箱			
纸质差			
主要缺陷	缺陷数	检验水平	接收质量限（AQL）
笔画不清晰，精细不均匀		一般检查水平Ⅰ	4.5
箱的内壁粘着			
箱与箱粘在一起			
箱的侧盖沿折痕有断裂			
纸箱摇盖面层和里层有裂缝			
次要缺陷	缺陷数	检验水平	接收质量限（AQL）
印刷有少许移位，但对产品外观无致命影响		一般检查水平Ⅰ	6.5
色泽与标准少许不相符合			
有少许折皱，撕破			
印刷文字有少量受污染造成阅读困难。			

结 论：

复核人：检验人：

（三）出具检验报告单、结论判定

重庆**药业股份有限公司**

包装材料检验报告书

报告书编号：

检品名称：纸箱	供货单位：	请验部门：
规　　格：	供货批号：	检验项目：
物料代码：	代表数量：	检验目的：
物料编号：	检品数量：	取样日期：
检验依据：		检验日期：
		报告日期：

检验项目	标准规定	检验结果
【外观】	本品应由两层瓦楞纸和三层的纸板纸黏合而成的。	
【尺寸与偏差】	应长 × 宽 × 高=425mm × 395mm × 450mm，尺寸公差：± 5mm。	
【纸箱的接合】	应符合规定。	
【文字内容及图案】	箱面印刷文字、图案清晰，不花边、不毛边、颜色深浅一致，位置准确。文字内容及图案应与样张一致。	
【质量缺陷】	应符合规定。	

结论：

负责人：　　　　复核人：　　　　检验人：

六、评价反馈

评价主体	评价内容	分值	得分
自我评价（10分）	自己的学习态度是否端正，学习方法是否正确，学习效果是否良好	10	
学生互评（30分）	学习态度是否端正	10	
	操作过程是否正确	10	
	操作结果是否符合要求	10	

续表

评价主体	评价内容	分值	得分
指导教师（30分）	学习态度是否端正	10	
	操作过程是否正确	10	
	操作结果是否符合要求	10	
车间班组（30分）	学习态度是否端正	10	
	操作过程是否正确	10	
	操作结果是否符合要求	10	
合计		100	

附录：规程文件目录

规程文件1：

样品分样管理规程

文件编码	*******	页次：×/×

文件形成及控制：

<table>
<tr><td></td><td>部门</td><td>姓名</td><td>签名</td><td>日期</td></tr>
<tr><td>起草人</td><td>QC人员</td><td>***</td><td></td><td>年　月　日</td></tr>
<tr><td rowspan="3">审核人</td><td>QA人员</td><td>***</td><td></td><td>年　月　日</td></tr>
<tr><td>QC主管</td><td>***</td><td></td><td>年　月　日</td></tr>
<tr><td>质量管理负责人</td><td>***</td><td></td><td>年　月　日</td></tr>
<tr><td>执行日期</td><td colspan="4">年　月　日</td></tr>
<tr><td rowspan="2">颁发部门</td><td>质量管理部</td><td colspan="3">年　月　日</td></tr>
<tr><td>存档（书面、电子文档）各2份</td><td>颁发份数</td><td colspan="2">各部门1份，共1份</td></tr>
<tr><td>分发部门</td><td colspan="4">物控管理部 [　]　质量管理部 [　]　生产管理部 [　]
设备管理部 [　]　安全管理部 [　]　营销管理部 [　]
企业管理部 [　]　财务管理部 [　]　药物警戒部 [　]</td></tr>
</table>

文件修订历史：

历史版本号	执行日期	修订内容及原因

1.目的

对样品实行分样管理，为避免污染与交叉污染，便于跟踪样品的流向和出现问题好调查原因。

2.应用范围

适用于所有原辅包、中间产品、成品、工艺用水、稳定性考察样品的分样。

3.职责

3.1取样员将样品交分样员。

3.2分样员负责按此规程进行样品的分样。

3.3检验员接收检验样品。

3.4留样员接收复检和留样样品。

3.5 QC主管负责监督分样员按此管理规程执行。

4.分样员的确定

4.1由QC主管确定具体人员，负责样品分样工作。

4.2分样员必须对所有样品的检验操作规程比较熟悉。

4.1工作仔细，责任心强。

5.接收样品

5.1取样员将取样记录及样品交给分样员。

5.2分样员仔细核对样品信息并在取样记录上签字以表示样品从取样员流转至分样员保管。

6.分样

6.1中间产品的分样：按照检验、复验、留样将样品分成三份（微生物检测样品无需复检和留样，回收乙醇无需留样）。

6.2成品的分样

6.2.1待包装成品：按照检验、复验将样品分成两份。

6.2.2包装成品：由取样员将样品直接交予留样管理员，无需分样。

6.3工艺用水分样：按理化、微生物分成两份。

6.4原辅料分样：按照检验、复验、留样将样品分成三份（乙醇无需留样），微生物样品不分样。

6.5中药材、中药饮片分样：按照检验、复验、留样将样品分成三份。

6.6包材分样

6.6.1内包材分样：按照检验将样品分成一份，微生物样品无需分样。

6.6.2外包材分样：按照检验将样品分成一份。

6.7稳定性考察样品分样：按照检验、复验将样品分成两份。

6.8对不能马上进行检测的样品，由分样员暂时保管在相应的样品柜中。

6.9分样结束后，填写《样品分样及发放记录》并在样品包装上贴好标识，内容包括：样品状态（检验、复验、留样）、检品名称、批号、检品来源、分样日期、保存方式。

7.检验样品的流转

7.1检验开始时，由分样员根据检验需要将样品分发给检验员，检验员在《样品分样及发放记录》填写样品接收记录。分样员在分发样品的同时分发检验记录。

7.2用作微生物检测的样品直接由微生物检测人员领取。

7.3内包材外观及尺寸检查后，应将多余样品退至分样员处保管，待检验全部结束后再处理。

7.4剩余样品的处理

7.4.1外包材：检验员将剩余样品退回给分样员，分样员取1张（个）或2张交留样管理员留样，将剩余样品（纸箱）交予取样员退回库房，其他剩余样品由分样员做销毁处理。

7.4.2内包材：分样员将剩余样品的至少1倍检验量（除外观尺寸检查和微生物检查）交予留样管理员，余下的做销毁处理。

7.4.3待包装成品：分样员将复检样品做销毁处理。

7.4.4原辅料：分样员将复检样品做销毁处理、留样样品交予留样管理员。

8.引用文件和记录

9.变更历史

10.附录

规程文件2：

检验记录管理规程

文件编码	*******	页次：×/×

文件形成及控制：

	部门		姓名	签名	日期
起草人	QC人员		***		年 月 日
审核人	QA人员		***		年 月 日
	QC主管		***		年 月 日
	质量管理负责人		***		年 月 日
执行日期	年 月 日				
颁发部门	质量管理部	年 月 日			
	存档（书面、电子文档）各2份	颁发份数	各部门1份，共1份		
分发部门	物控管理部[ ] 设备管理部[ ] 企业管理部[ ]	质量管理部[ ] 安全管理部[ ] 财务管理部[ ]	生产管理部[ ] 营销管理部[ ] 药物警戒部[ ]		

文件修订历史：

历史版本号	执行日期	修订内容及原因

1.目的

保证检验记录符合规定要求，为产品质量提供数据依据。

2.范围

本规程适用于检验用原始记录。

3.职责

QC检验人员、检验复核人员、质量管理部负责人按此规程执行。

4.内容

检验记录是出具检验报告书的依据，是进行科学研究和技术总结的原始资料；为保证药品检验工作的科学性和规范化，检验记录必须做到：记录原始、真实，内容完整、齐全，书写清晰、整洁。

4.1检验记录的基本要求

4.1.1原始检验记录应采用统一印制的活页记录纸和各类专用检验记录表格，并用蓝黑墨水或碳素笔书写（显微绘图可用铅笔）。凡用微机打印的数据与图谱，应剪贴于记录上的适宜处，并有操作者签名；如系用热敏纸打印的数据，为防止日久褪色难以识别，应以蓝黑墨水或碳素笔将主要数据记录于记录纸上。

4.1.2检验人员在检验前，应注意检品标签与所填请验单的内容是否相符，逐一查对检品的编号、品名、规格、批号和有效期，生产单位或请验部门，检验目的和请检日期，以及样品的数量和包装情况等。并将以下内容记录于检验记录纸上。

4.1.2.1检（产）品或物料名称、规格、批号或供货批号、数量、来源、检验依据，并注明供应商和生产商（如不同）的名称或来源。

4.1.2.2取样日期、检验日期、报告日期。

4.1.2.3依据的质量标准和检验操作规程。

4.1.2.4检验项目、测定数据、结果、计算、称量。

4.1.2.5检验所用的仪器或设备的型号和编号。

4.1.2.6检验所用的试液和培养基的配制批号、对照品或标准品的来源和批号。

4.1.2.7检验过程，包括对照品溶液的配制、各项具体的检验操作、必要的环境温湿度。

4.1.2.8检验结果，包括观察情况、计算和图谱或曲线图，以及依据的检验报告编号。

4.1.3检验记录中，应先写明检验的依据。凡按中国药典、部颁标准、地方药品标准或国外药典、及企业内控标准检验者，应列出标准名称及编号。

4.1.4检验过程中，要记录操作方法（如完全按照4.1.3检验依据中所载方法，可简略扼要叙述；但如稍有修改，则应将改变部分全部记录），实验条件（如实验温度、仪器名称型号和校正情况等），观察到的现象（不要照抄标准，而应是简要记录检验过程中观察到的真实情况；遇有反常的现象，则应详细记录，并鲜明标出，以便进一步研究），实验数据，计算（注意有效数字和数值的修约及其运算和结果判断等），均应及时、完整地记录，严禁事后补记或转抄。如发现记录有误，可用单线划去并保持原有的字迹可辩，不得擦抹涂改；并应在修改处签上姓名和日期，以示负责。检验或试验结果，无论成败（包括必要的复试），均应详细记录、保存。对废弃的数据或失败的实验，应及时分析其可能的偏差原因。

4.1.5检验中使用的标准品或对照品，应记录其来源、批号和使用前的处理；用于含量测定的，应注明其含量。

4.1.6每个检验项目均应写明标准中规定的限度或范围，根据检验结果作出结论（符合规定或不符合规定），并签署检验者的姓名。

4.1.7在整个检验工作完成之后，应根据各项检验结果认真检查检验记录，并对本检品作出明确的结论。检验人员签名后，QC主管对所采用的标准，内容的完整、齐全，以及计算结果和判断的无误等，进行复核并签名；再经质量管理部经理审核后，发放检验报告书。

4.1.8对检验项目记录的要求：检验记录中，可按实验的先后，依次记录各检验项目，不强求与标准上的顺序一致。项目名称应按药品标准规范书写，不得采用习用语，如将片剂的“重量差异”记成“片重差异”，或将“崩解时限”写成“崩解度”等。

4.1.9检验记录的结论

4.1.9.1全检合格，结论写“本品按×××检验，结果符合规定”。

4.1.9.2全检中只要有一项不符合规定，即判为不符合规定；结论写“本品按××××检验，结果不符合规定”。

4.1.9.3如非全项检验，合格的写“本品按×××检验上述项目，结果符合规定”；如有一项不合格时，则写“本品按××××检验上述项目，结果不符合规定”。

4.1.9.4检验人员的签名和日期；

4.1.9.5复核人员的签名和日期。

4.2有效数字

4.2.1一般分析数据和计算结果要求保留四位有效数字。

4.2.2保留有效数字时，最多只能保留一个不定数。

4.2.3用四舍六入五成双规则弃去过多的数字。即当尾数≤4时则舍，尾数≥6时则入，尾数等于5时，若5前面为偶数则舍，为奇数时则入。当5后面还有不是零的任何数时无论5前面是偶或奇皆入。

4.2.4在加减法运算中，尾数及它们的和或差的有效数字的保留，以小数点后面有效数字位数最少的为标准。

4.2.5在乘除法运算中，尾数及它们的积或商的有效数字的保留，以每数中的有效数字位数最少的标准。

4.2.6分析结果小数点后的位数，应与分析方法精密度小数点后的位数对齐。检验结果的写法应与药典规定相一致。

4.3检验记录的书写要求：记录完整，无缺页损角；有检验数据；有计算式；有检验者、复核者签章（应写全名）；字迹清晰、色调一致；书写正确（如月、日不可写成*/*）；无涂改；有判定和依据；无漏项。

4.4严格执行质量标准和检验操作规程，及时认真如实做好记录。

4.5检验设备自动打印的记录、图谱和曲线图等，应标明产品或样品的名称、批号和记录设备的信息，应有操作人的姓名和日期。

4.6检验记录填写的计量单位、符号等应符合法定计量单位和国家标准的规定。

4.7不得使用“同上”或“··”表示重复的代号。

4.8检验记录保存至产品有效期后一年。

规程文件3：

薄层色谱法标准操作规程

文件编码	*******	页次：×/×

文件形成及控制：

	部门	姓名	签名	日期
起草人	QC人员	***		年 月 日
审核人	QA人员	***		年 月 日
	QC主管	***		年 月 日
	质量管理负责人	***		年 月 日
执行日期	年 月 日			
颁发部门	质量管理部	年 月 日		
	存档（书面、电子文档）各2份	颁发份数	各部门1份，共1份	
分发部门	物控管理部［ ］ 设备管理部［ ］ 企业管理部［ ］	质量管理部［ ］ 安全管理部［ ］ 财务管理部［ ］	生产管理部［ ］ 营销管理部［ ］ 药物警戒部［ ］	

文件修订历史：

历史版本号	执行日期	修订内容及原因

1.目的

规范薄层色谱法标准操作规程。

2.范围

本标准适用于药品检验中薄层色谱法的测定。

3.职责

质量管理部QC人员按此标准操作规程进行检查。

4.内容

4.1标准依据：《中国药典》2020年版。

4.2简述：薄层色谱法系将供试品溶液点于薄层板上，在展开容器内用展开剂展开，使供试品所含成分分离，所得色谱图与适宜的标准物质按同法所得的色谱图对比，亦可用薄层色谱扫描仪进行扫描，用于鉴别、检查或含量测定。

4.3检验操作方法

4.3.1仪器与材料

4.3.1.1薄层板

4.3.1.1.1按支持物的材质分为玻璃板、塑料板或铝板等；按固定相种类分为硅胶薄层板、键合硅胶板、微晶纤维素薄层板、聚酰胺薄层板、氧化铝薄层板等。固定相中可加入黏合剂、荧光剂。硅胶薄层板常用的有硅胶G、硅胶GF_{254}、硅胶H、硅胶HF_{254}、G、H表示含或不含石膏黏合剂。F_{254}为在紫外光254nm波长下显绿色背景的荧光剂。按固定相粒径大小分为普通薄层板（10～40μm）和高效薄层板（5～10μm）。

4.3.1.1.2在保证色谱质量的前提下，可对薄层板进行特别处理和化学改性以适应分离的要求，可用实验室自制的薄层板。固定相颗粒大小一般要求粒径为10～40pm。玻板应光滑、平整，洗净后不附水珠。

4.3.1.2点样器：一般采用微升毛细管或手动、半自动、全自动点样器材。

4.3.1.3展开容器：上行展开一般可用适合薄层板大小的专用平底或双槽展开缸，展开时须能密闭。水平展开用专用的水平展开槽。

4.3.1.4显色装置：喷雾显色应使用玻璃喷雾瓶或专用喷雾器，要求用压缩气体使显色剂呈均匀细雾状喷出；浸渍显色可用专用玻璃器械或用适宜的展开缸代用；蒸气熏蒸显色可用双槽展开缸或适宜大小的干燥器代替。

4.3.1.5检视装置：为装有可见光，254nm、365nm紫外光光源及相应的滤光片的暗箱，可附加摄像设备供拍摄图像用。暗箱内光源应有足够的光照度。

4.3.1.6薄层色谱扫描仪：系指用一定波长的光对薄层板上有吸收的斑点，或经激发后能发射出荧光的斑点，进行扫描，将扫描得到的谱图和积分数据用于物质定性或定量的分析仪器。

4.3.2操作方法

4.3.2.1薄层板制备

4.3.2.1.1市售薄层板：临用前一般应在110℃活化30分钟。聚酰胺薄膜不需活化。铝基片薄层板、塑料薄层板可根据需要剪裁，但须注意剪裁后的薄层板底边的固定相层不得有破损。如在存放期间被空气中杂质污染，使用前可用三氯甲烷、甲醇或二者的混合溶剂在展开缸中上行展开预洗，晾干，110℃活化，置干燥器中备用。

4.3.2.1.2自制薄层板：除另有规定外，将1份固定相和3份水（或加有黏合剂的水溶液，如0.2%～0.5%羟甲基纤维素钠水溶液，或为规定浓度的改性剂溶液）在研钵中按同一方向研磨混合，去除表面的气泡后，倒入涂布器中，在玻板上平稳地移动涂布器进行涂布（厚度为0.2～0.3mm），取下涂好薄层的玻板，置水平台上于室温下晾干后，在110℃烘30分钟，随即置于有干燥剂的干燥箱中备用。使用前检查其均匀度，在反射光及透视光下检视，表面应均匀、平整、光滑，并且无麻点、无气泡、无破损及污染。

4.3.2.1.3点样：除另有规定外，在洁净干燥的环境中，用专用毛细管或配合相应的半自动、自动点样器械点样于薄层板上。一般为圆点状或窄细的条带状，点样基线距底边10～15mm，高效板一般基线离底边8～10mm圆点状直径一般不大于4mm，高效板一般不大于2mm。接触点样时注意勿损伤薄层表面。条带状宽度一般为5～10mm，高效板条带宽度一般为4～8mm，可用专用半自动或自动点样器械喷雾法点样。点间距离可视斑点扩散情况以相邻斑点互不干扰为宜，一般不少于8mm，高效板供试品间隔不少于5mm。

4.3.3 展开

4.3.3.1 将点好供试品的薄层板放入展开缸中，浸入展开剂的深度为距原点5mm为宜，密闭。除另有规定外，一般上行展开8～15cm，高效薄层板上行展开5～8cm。溶剂前沿达到规定的展距，取出薄层板，晾干，待检测。

4.3.3.2 展开前如需要溶剂蒸气预平衡，可在展开缸中加入适量的展开剂，密闭，一般保持15～30分钟。溶剂蒸气预平衡后，应迅速放入载有供试品的薄层板，立即密闭，展开。如需使展开缸达到溶剂蒸气饱和的状态，则须在展开缸的内壁贴与展开缸高、宽同样大小的滤纸，一端浸入展开剂中，密闭一定时间，使溶剂蒸气达到饱和再如法展开。

4.3.3.3 必要时，可进行二次展开或双向展开，进行第二次展开前，应使薄层板残留的展开剂完全挥干。

4.3.4 显色与检视：有颜色的物质可在可见光下直接检视，无色物质可用喷雾法或浸渍法以适宜的显色剂显色，或加热显色，在可见光下检视。有荧光的物质或显色后可激发产生荧光的物质可在紫外光灯（365nm或254nm）下观察荧光斑点。对于在紫外光下有吸收的成分，可用带有荧光剂的薄层板（如硅胶GF_{254}板），在紫外光灯（254nm）下观察荧光板面上的荧光物质淬灭形成的斑点。

4.3.5 记录：薄层色谱图像一般可采用摄像设备拍摄，以光学照片或电子图像的形式保存。也可用薄层色谱扫描仪扫描或其他适宜的方式记录相应的色谱图。

4.3.6 系统适用性试验：按各品种项下要求对实验条件进行系统适用性试验，即用供试品和标准物质对实验条件进行试验和调整，应符合规定的要求。

4.3.6.1 比移值比移值（R_f）：指从基线至展开斑点中心的距离与从基线至展开剂前沿的距离的比值。按下式计算：

$$R_f=\frac{\text{从基线至展开斑点中心的距离}}{\text{从基线至展开剂前沿的距离}}$$

除另有规定外，杂质检查时，各杂质斑点的比移值风以在0.2～0.8之间为宜。

4.3.6.2 检出限：系指限量检查或杂质检查时，供试品溶液中被测物质能被检出的最低浓度或量。一般采用已知浓度的供试品溶液或对照标准溶液，与稀释若干倍的自身对照标准溶液在规定的色谱条件下，在同一薄层板上点样、展开、检视，后者显清晰可辨斑点的浓度或量作为检出限。

4.3.6.3 分离度（或称分离效能）：鉴别时，供试品与标准物质色谱中的斑点均应清晰分离。当薄层色谱扫描法用于限量检查和含量测定时，要求定量峰与相邻峰之间有较好的分离度，分离度（R）的计算公式为：

$$R=2(d_2-d_1)/(W_1+W_2)$$

式中，d_2为相邻两峰中后一峰与原点的距离；d_1为相邻两峰中前一峰与原点的距离；W_1及W_2为相邻两峰各自的峰宽。

除另有规定外，分离度应大于1.0。

在化学药品杂质检查的方法选择时，可将杂质对照品用供试品自身稀释的对照溶液溶解制成混合对照溶液，也可将杂质对照品用待测组分的对照品溶液溶解制成混合对照标准溶液，还可采用供试品以适当的降解方法获得的溶液，上述溶液点样展开后的色谱图中，应显示清晰分离的斑点。

4.3.6.4 相对标准偏差：薄层扫描含量测定时，同一供试品溶液在同一薄层板上平行点样的待测成分的峰面积测量值的相对标准偏差应不大于5.0%；需显色后测定的或者异板的相对标准偏差应不大于10.0%。

4.3.7 测定法

4.3.7.1 鉴别：按各品种项下规定的方法，制备供试品溶液和对照标准溶液，在同一薄层板上点样、展开与检视，供试品色谱图中所显斑点的位置和颜色（或荧光）应与标准物质色谱图的斑点一致。必要时化学药品可采用供试品溶液与标准溶液混合点样、展开，与标准物质相应斑点应为单一、紧密斑点。

4.3.7.2 限量检查与杂质检查

4.3.7.2.1 按各品种项下规定的方法，制备供试品溶液和对照标准溶液，并按规定的色谱条件点样、展开和检视。供试品溶液色谱图中待检查的斑点与相应的标准物质斑点比较，颜色（或荧光）不得更深；或照薄层色谱扫描法操作，测定峰面积值，供试品色谱图中相应斑点的峰面积值不得大于标准物质的峰面积值。含量限度检查应按规定测定限量。

4.3.7.2.2 化学药品杂质检查可采用杂质对照法、供试品溶液的自身稀释对照法或两法并用。供试品溶液除主斑点外的其他斑点，与相应的杂质对照标准溶液或系列浓度杂质对照标准溶液的相应主斑点比较，不得更深，或与供试品溶液自身稀释对照溶液或系列浓度自身稀释对照溶液的相应主斑点比较，不得更深。通常应规定杂质的斑点数和单一杂质量，当采用系列自身稀释对照溶液时，也可规定估计的杂质总量。

4.3.7.2.3 含量测定：照薄层色谱扫描法，按各品种项下规定的方法，制备供试品溶液和对照标准溶液，并按规定的色谱条件点样、展开、扫描测定。或将待测色谱斑点刮下经洗脱后，再用适宜的方法测定。

4.3.8 薄声色谱扫描法：系指用一定波长的光照射在薄层板上，对薄层色谱中可吸收紫外光或可见光的斑点，或经激发后能发射出荧光的斑点进行扫描，将扫描得到的图谱及积分数据用于鉴别、检查或含量测定。可根据不同薄层色谱扫描仪的结构特点，按照规定方式扫描测定，一般选择反射方式，采用吸收法或荧光法。除另有规定外，含量测定应使用市售薄层板。

4.3.8.1 扫描方法可采用单波长扫描或双波长扫描。如采用双波长扫描，应选用待测斑点无吸收或最小吸收的波长为参比波长，供试品色谱图中待测斑点的比移值（Rf值）、光谱扫描得到的吸收光谱图或测得的光谱最大吸收和最小吸收应与对照标准溶液相符，以保证测定结果的准确性。薄层色谱扫描定量测定应保证供试品斑点的量在线性范围内，必要时可适当调整供试品溶液的点样量，供试品与标准物质同板点样、展开、扫描、测定和计算。

4.3.8.2 薄层色谱扫描用于含量测定时，通常采用线性回归二点法计算，如线性范围很窄时，可用多点法校正多项式回归计算。供试品溶液和对照标准溶液应交叉点于同一薄层板上，供试品点样不得少于2 个，标准物质每一浓度不得少于2个。扫描时，应沿展开方向扫描，不可横向扫描。

规程文件 4：

杂质检查法标准操作规程

文件编码	*******	页次：×/×

文件形成及控制：

	部门	姓名	签名	日期
起草人	QC人员	***		年 月 日
审核人	QA人员	***		年 月 日
	QC主管	***		年 月 日
	质量管理负责人	***		年 月 日
执行日期	年 月 日			
颁发部门	质量管理部	年 月 日		
	存档（书面、电子文档）各2份	颁发份数	各部门1份，共1份	
分发部门	物控管理部[ ]	质量管理部[ ]	生产管理部[ ]	
	设备管理部[ ]	安全管理部[ ]	营销管理部[ ]	
	企业管理部[ ]	财务管理部[ ]	药物警戒部[ ]	

文件修订历史：

历史版本号	执行日期	修订内容及原因

1. 目的

建立杂质检查法标准操作规程。

2. 范围

本标准适用于杂质检查法的测定。

3. 职责

质量管理部QC人员按此标准操作规程进行检查。

4. 内容：

4.1 标准依据：《中国药典》2020年版。

4.2 检验操作方法

4.2.1 主要仪器与用具：显微镜、放大镜、筛子。

4.2.2 药材中混存的杂质是指下列各类物质。

4.2.2.1 来源与规定相同，但其性状或部位与规定不符。

4.2.2.2 来源与规定不同的有机质。

4.2.2.3 无机杂质，如砂石、泥块、尘土等。

4.3 检查方法

4.3.1 取适量的供试品，摊开，用肉眼或借助放大镜（5~10倍）观察，将杂质拣出；如其中有可以筛分的杂质，则通过适当的筛，将杂质分出。

4.3.2 将各类杂质分别称重，计算其在供试品中的含量（%）。

4.4 注意事项

4.4.1 药材或饮片中混存的杂质如与正品相似，难以从外观鉴别时，可称取适量，进行显微、化学或物理鉴别试验，证明其为杂质后，计入杂质重量中。

4.4.2 个体大的药材或饮片，必要时可破开，检查有无虫蛀、霉烂或变质情况。

4.4.3 杂质检查所用的供试品量，除另有规定外，按药材和饮片取样法称取。

规程文件 5：

水分测定法标准操作规程

文件编码	*******	页次：×/×

文件形成及控制：

<table>
<tr><th></th><th colspan="2">部门</th><th>姓名</th><th>签名</th><th>日期</th></tr>
<tr><td>起草人</td><td colspan="2">QC人员</td><td>***</td><td></td><td>年 月 日</td></tr>
<tr><td rowspan="3">审核人</td><td colspan="2">QA人员</td><td>***</td><td></td><td>年 月 日</td></tr>
<tr><td colspan="2">QC主管</td><td>***</td><td></td><td>年 月 日</td></tr>
<tr><td colspan="2">质量管理负责人</td><td>***</td><td></td><td>年 月 日</td></tr>
<tr><td>执行日期</td><td colspan="5">年 月 日</td></tr>
<tr><td rowspan="2">颁发部门</td><td colspan="2">质量管理部</td><td colspan="3">年 月 日</td></tr>
<tr><td>存档（书面、电子文档）各2份</td><td>颁发份数</td><td colspan="3">各部门1份，共1份</td></tr>
<tr><td>分发部门</td><td colspan="5">物控管理部 [ ]　质量管理部 [ ]　生产管理部 [ ]
设备管理部 [ ]　安全管理部 [ ]　营销管理部 [ ]
企业管理部 [ ]　财务管理部 [ ]　药物警戒部 [ ]</td></tr>
</table>

文件修订历史：

历史版本号	执行日期	修订内容及原因

1.目的

建立水分测定法标准操作规程，并按照规程进行检验，保证检验操作规范化。

2.范围

适用于水分测定法的测定。

3.职责

实验室所有检验人员按此管理规程执行。

4.内容

4.1标准依据：《中国药典》2020年版。

4.2简述：水分测定法用于测定中药固体制剂、中药材或饮片中的水分含量（%）。

4.2.1（第一法）容置滴定法：本法是根据碘和二氧化硫在吡啶和甲醇溶液中与水定量反应的原理来测定水分。

4.2.2（第一法）库仑滴定法：本法仍以卡尔-费休氏（Karl-Fischer）反应为基础，应用永停滴定法（通则0701）测定水分。

4.2.3烘干法：系指通过测定供试品在规定的条件下（100～105℃）,经干燥后所减失的重量（主要为水分，也包括少量其他挥发性物质），根据减失的重量和取样量计算供试品的含水量（%）的方法。

4.2.4甲苯法：系指通过测定供试品在甲苯加热回流条件下被蒸馏出的水量，根据水量和取样量计算供试品的含水量（%）的方法。

4.2.5减压干燥法：系指通过测定供试品在规定的压力条件下干燥后所减失的重量（主要为分），根据减失的重量和取样量计算供试品的含水量（%）的方法。

4.2.6气相色谱法：本法采用气相色谱法，以纯化水为对照，无水乙醇为溶剂，使用热导检测器，测定贵重药材及其制剂中的含水量（%）。

4.3 检验操作方法

4.3.1仪器与用具

4.3.1.1 分析天平感量0.1mg。

4.3.1.2扁形称量瓶。

4.3.1.3 烘箱，控温精度 ±1℃。

4.3.1.4干燥器（底层放有干燥剂五氧化二磷、无水氯化钙等。）

4.3.1.5 水分测定仪（由500ml的短颈圆底烧瓶、水分测定管和外管长约40cm的直形冷凝管三部分组成），仪器装置见《中国药典》2020年版四部水分测定法（通则0832）。

4.3.1.6电热套（可调节温度）。

4.3.1.7 防暴沸用品（玻璃珠或瓷片碎块）。

4.3.1.8 减压干燥器。

4.3.1.9 真空泵。

4.3.1.10气相色谱仪，热导检测器。

4.3.1.11色谱柱：二乙烯苯-乙基乙烯苯型高分子多孔小球（直径0.18mm×0.25mm）

填充柱。

4.3.1.12 超声仪。

4.3.1.13 量瓶、移液管、具塞锥形瓶等。

4.3.1.14 永停滴定仪。

4.3.2 试药与试液

4.3.2.1 干燥剂干燥器中常用的干燥剂为硅胶、五氧化二磷等。

4.3.2.2 甲苯：化学纯。

4.3.2.3 无水乙醇。

4.3.2.4 硫酸。

4.3.2.5 无水甲醇。

4.3.2.6 无水吡啶。

4.3.2.7 二氧化硫。

4.3.2.8 费休氏试液。

4.3.3 检验操作方法

4.3.3.1 第一法（费休氏法）

4.3.3.1.1 容置滴定法：所用仪器应干燥，并能避免空气中水分的侵入；测定应在干燥处进行。

4.3.3.1.1.1 费休氏试液的制备与标定

（1）制备：称取碘（置硫酸干燥器内48小时以上）110g，置干燥的具塞锥形瓶（或烧瓶）中，加无水吡啶160ml，注意冷却，振摇至碘全部溶解，加无水甲醇300ml，称定重量，将锥形瓶（或烧瓶）置冰浴中冷却，在避免空气中水分侵入的条件下，通入干燥的二氧化硫至重量增加72g，再加无水甲醇使成1000ml，密塞，摇匀，在暗处放置24小时。也可以使用稳定的市售费休氏试液。市售的费休氏试液可以是不含吡啶的其他碱化试剂，或不含甲醇的其他伯醇类等制成；也可以是单一的溶液或由两种溶液临用前混合而成。本试液应遮光，密封，阴凉干燥处保存。临用前应标定滴定度。

（2）标定：精密称取纯化水10～30mg，用水分测定仪直接标定；或精密称取纯化水10～30mg，置干燥的具塞锥形瓶中，除另有规定外，加无水甲醇适量，在避免空气中水分侵入的条件下，用费休氏试液滴定至溶液由浅黄色变为红棕色，或用电化学方法［如永停滴定法，见《永停滴定法标准操作规程》］指示终点；另做空白试验，按下式计算：

$$F=\frac{W}{A-B}$$

式中，F为每1ml费休氏试液相当于水的重量，mg；W为称取纯化水的重量，mg；A为滴定所消耗费休氏试液的容积，ml；B为空白所消耗费休氏试液的容积，ml。

4.3.3.1.1.2 测定法：精密称取供试品适量（约消耗费休试液1～5ml），除另有规定外，溶剂为无水甲醇，用水分测定仪直接测定。或精密称取供试品适量，置干燥的具塞锥形瓶中，加溶剂适量，在不断振摇（或搅拌）下用费休氏试液滴定至溶液由浅黄色变为红棕色，或用永停滴定法指示终点；另做空白试验，按下式计算：

$$供试品中水分含量(\%)=\frac{(A-B)F}{W}\times 100\%$$

式中，A为供试品所消耗费休试液的体积，ml；B为空白所消耗费休试液的体积，ml；F为每lml费休试液相当于水的重童，mg；W为供试品的重量，mg。

如供试品吸湿性较强，可称取供试品适量置干燥的容器中，密封（可在干燥的隔离箱中操作），精密称定，用干燥的注射器注入适量无水甲醇或其他适宜溶剂，精密称定总重量，振摇使供试品溶解，测定该溶液水分。洗净并烘干容器，精密称定其重量。同时测定溶剂的水分。按下式计算：

$$供试品中水分含量(\%)=\frac{(W_1-W_3)C_1-(W_1-W_2)C_2}{W_2-W_3}\times 100\%$$

式中，W_1为供试品、溶剂和容器的重量，g；W_2为供试品、容器的重量，g；W_3为容器的重量，g；C_1为供试品溶液的水分含量，g/g；C_2为溶剂的水分含量，g/g。

对热稳定的供试品，亦可将水分测定仪和市售卡氏干燥炉联用测定水分。即将一定量的供试品在干燥炉或样品瓶中加热，并用干燥气体将蒸发出的水分导入水分测定仪中测定。

4.3.3.1.2库仑滴定法：本法仍以卡尔-费休氏（Karl-Fischer）反应为基础，应用永停滴定法（见《永停滴定法标准操作规程》）测定水分。与容量滴定法相比，库仑滴定法中滴定剂碘不是从滴定管加入，而是由含有碘离子的阳极电解液电解产生。一旦所有的水被滴定完全，阳极电解液中就会出现少量过量的碘，使铂电极极化而停止碘的产生。根据法拉第定律，产生碘的量与通过的电量成正比，因此可以通过测量电量总消耗的方法来测定水分总量。本法主要用于测定含微量水分（0.0001% ~0.1%）的供试品，特别适用于测定化学惰性物质如烃类、醇类和酯类中的水分。所用仪器应干燥，并能避免空气中水分的侵入；测定操作应在干燥处进行。

4.3.3.1.2.1费休氏试液：按卡尔-费休氏库伦滴定仪的要求配制或使用市售费休氏试液，无需标定滴定度。

4.3.3.1.2.2 测定法：于滴定杯加入适量费休氏试液，先将试液和系统中的水分预滴定除去，然后精密量取供试品适量（含水量为0.5~5mg），迅速转移至滴定杯中，以永停滴定法指示终点，从仪器显示屏上直接读取供试品中水分的含量，其中每1mg水相当于10.72库仑电量。

4.3.3.2第二法（烘干法）：本法适用于不含或少含挥发性成分的药品。

4.3.3.2.1 操作方法

4.3.3.2.1.1称量瓶恒重取洁净的称量瓶，置烘箱内100~105℃干燥数小时（一般2小时以上）取出，置干燥器中，室温冷却30分钟，精密称定重量，再在上述条件下干燥1小时，取出，置干燥器中，室温冷却30分钟，精密称定重量，至连续两次干燥后称重的差异在0.3mg以下为止。

4.3.3.2.1.2称取供试品将供试品破碎成直径不超过3mm 的颗粒或碎片，取2~5g（或该品种项下规定的重量），平铺于干燥至恒重的扁形称量瓶中，厚度不超过5mm，疏松供试品不超过10mm，精密称定。

4.3.3.2.1.3干燥、称重除另有规定外，将称取供试品后的称量瓶置已升温至100~105℃的烘箱内，将瓶盖取下，置称量瓶旁，在100~105℃干燥5小时，盖好瓶盖，取出，移置干燥器中，室温冷却30分钟，精密称定重量。

4.3.3.2.1.4再干燥、称重再在上述条件下干燥1小时，室温冷却分钟，精密称定重量。至连续两次称重的差异不超过5mg为止。

4.3.3.2.2注意事项

4.3.3.2.2.1用烘干法测定水分时，往往几个供试品同时进行，因此称量瓶宜先用适宜的方法编码标记，瓶与瓶盖的编码一致；称量瓶放入烘箱的位置、取出冷却、称重的顺序，应先后一致，以便于恒重。

4.3.3.2.2.2干燥剂应保持在有效状态。

4.3.3.2.3记录与计算

4.3.3.2.3.1记录干燥的温度、时间、称量数据，根据减失的重量，按照下述公式计算供试品中含水量(%)。

$$\text{水分}(\%)=\frac{W_1+W_2-W_3}{W_1}\times 100\%$$

式中，W_1为供试品的重量(g)；W_2为称量瓶恒重的重量(g)；W_3为(称量瓶+供试品)干燥至连续两次称量的差异不超过5mg后的重量(g)。

4.3.3.2.4结果与判定：计算结果，按有效数字修约规则修约，使与标准中规定限度有效数位一致，其数值小于或等于限度时判为符合规定，其数值大于限度时判为不符合规定。

4.3.3.3第三法(减压干燥法)：本法适用于含有挥发性成分的贵重药品。中药测定用的供试品，一般先破碎并需通过二号筛。

4.3.3.3.1操作方法

4.3.3.3.1.1 取直径12cm左右的培养皿，加入五氧化二磷干燥剂适量，使铺成0.5~1cm的厚度，放入直径30cm的减压干燥器中。

4.3.3.3.1.2 取供试品2~4g，混合均匀，分取0.5~1g(或该品种项下所规定的重量)，置已在供试品同样条件下干燥至恒重的扁形称量瓶中，精密称定。

4.3.3.3.1.3 将称取供试品后的称量瓶放入减压干燥器中，打开瓶盖，减压至2.67kPa(20mmHg)以下，并持续抽气半小时，室温放置24小时。

4.3.3.3.1.4 在减压干燥器出口连接无水氯化钙干燥管，打开活塞，待内外压一致，关闭活塞，打开干燥器，盖上称量瓶瓶盖，取出称量瓶迅速精密称定重量，计算供试品中的含水量(%)。

4.3.3.3.2注意事项

4.3.3.3.2.1 应选用单层玻璃盖称量瓶，如用双层中空的玻璃盖称量瓶，减压时，称量瓶盖切勿放入减压干燥器中，应放另一普通干燥器内，以免破裂。

4.3.3.3.2.2 减压干燥器开盖时，因干燥器内压力小于外部，必须先将活塞旋开，使空气进入才能开盖。应注意缓缓旋开活塞，以免造成气流吹散供试品。

4.3.3.3.2.3 干燥剂应保持在有效状态，若表面已结块或出现液滴，即需更换。

4.3.3.3.2.4 初次使用新的减压干燥器，应先将干燥器外面用布包好，再行减压，以防破碎伤人。

4.3.3.3.2.5 可使用恒温减压干燥箱代替减压干燥器进行操作。

4.3.3.3.3 记录与计算

4.3.3.3.3.1 记录干燥时的压力和时间，干燥剂的种类，称量数据，计算和结果等。

4.3.3.3.3.2 计算

$$\text{水分}(\%)=\frac{W_1+W_2-W_3}{W_1}\times 100\%$$

式中，W_1为供试品的重量（g）；W_2为称量瓶恒重的重量（g）；W_3为（称量瓶+供试品）干燥后的重量（g）。

4.3.3.3.4 结果与判定：同烘干法。

4.3.3.4 第四法（甲苯法）

4.3.3.4.1 仪器装置：如附图5-1。图中A 为500ml的短颈圆底烧瓶；B为水分测定管；C 为直形冷凝管，外管长40cm。使用前，全部仪器应清洁，并置烘箱中烘干。

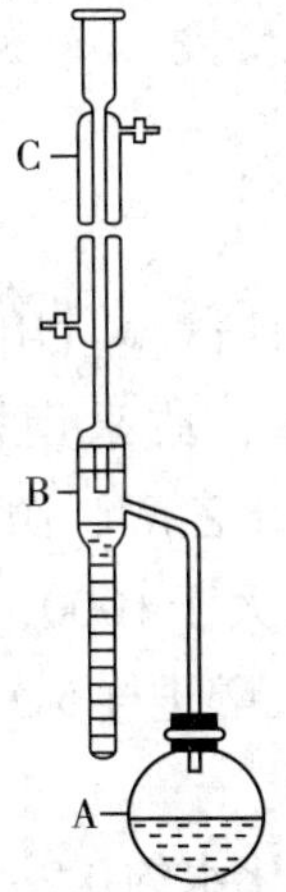

附图 5-1 甲苯法仪器装置

4.3.3.4.2 操作方法

4.3.3.4.1.1 取供试品适量（相当于含水量1~4ml），精密称定，置500ml的短颈圆底烧瓶中，加甲苯约200ml，必要时加入干燥、洁净的无釉小瓷片数片或玻璃珠数粒，将仪器各部分连接，自冷凝管顶部加入甲苯，使甲苯充满水分测定管的狭细部分。

4.3.3.4.1.2 将圆底烧瓶置电热套中缓缓加热，待甲苯开始沸腾时，调节温度，使每秒钟馏出2滴，待水分完全馏出，即测定管的刻度部分的水量不再增加时，将冷凝管内部先用甲苯冲洗，再用饱蘸甲苯的长刷或其他适宜的方法，将管壁上附着的甲苯推下，继续蒸馏5分钟，放冷至室温。

4.3.3.4.1.3拆卸装置，如有水黏附在水分测定管的管壁上，可用蘸甲苯的铜丝推下，放置，使水分与甲苯完全分离（可加亚甲蓝粉末少量，使水染成蓝色，以便分离观察），检读水量，并计算成供试品的含水量（%）。

4.3.3.4.2注意事项

4.3.3.4.2.1水分测定仪在使用前应清洁至内壁不挂水，晾干或置烘箱中低温烘干。

4.3.3.4.2.2 化学纯甲苯可直接用于测定，必要时，甲苯可先加少量水充分振摇后放置，将水层分离弃去，经蒸馏后使用。

4.3.3.4.2.3用电热套加热时，应注意控制加热温度，防止温度过高造成水分逸失。

4.3.3.4.2.4水分测定管的刻度部分应经校正合格。

4.3.3.4.2.5中药测定用的供试品，一般先破碎成直径不超过3mm的颗粒或碎片；直径和长度在3mm以下的可不破碎。

4.3.3.4.3记录与计算

4.3.3.4.3.1记录供试品的重量，环境温度，蒸馏时间，检读水量，计算和结果等。

4.3.3.4.3.2计算

$$水分（\%）=\frac{V}{W}\times 100\%$$

式中，W为供试品的重量（g）；V为检读的水的体积（ml）。

4.3.3.4.4结果与判定：同烘干法。

4.3.3.5第五法（气相色谱法）

4.3.3.5.1操作方法

4.3.3.5.1.1 色谱条件与系统适用性试验：用直径为0.18～0.25mm的二乙烯苯－乙基乙烯苯型高分子多孔小球作为载体，或采用极性与之相适应的毛细管柱，柱温为140～150℃，热导检测器检测，注入无水乙醇，照《气相色谱法标准操作规程》测定，应符合下列要求：理论板数按水峰计算应大于1000，理论板数按乙醇峰计算应大于150，水和乙醇两峰的分离度应大于2，用无水乙醇进样5次，水峰峰面积的相对标准偏差不得大于3.0%。

4.3.3.5.1.2 对照溶液的制备：取纯化水约0.2g，精密称定，置25ml量瓶中，加无水乙醇至刻度，摇匀，即得。

4.3.3.5.1.3 供试品溶液的制备：取供试品适量（含水量约0.2g），剪碎或研细，精密称定，置具塞锥形瓶中，精密加入无水乙醇50ml，密塞，混匀，超声处理20分钟，放置12小时，再超声处理20分钟，密塞放置，待澄清后倾取上清液，即得。

4.3.3.5.1.4 测定法：取无水乙醇、对照溶液及供试品溶液各1～5μl，注入气相色谱仪，测定，即得。

4.3.3.5.2注意事项

4.3.3.5.2.1 对照溶液与供试品溶液的配制需用新开启的同一瓶无水乙醇。

4.3.3.5.2.2 供试品加入无水乙醇后，应密塞，以防空气中水分进入。

4.3.3.5.2.3 可选用相应极性的毛细管柱，但系统适用性试验必须符合要求。

4.3.3.5.3记录与计算

4.3.3.5.3.1 记录称量数据，稀释体积，溶剂种类和用量，超声仪型号，超声功率和频率，超声和放置时间，气相色谱仪型号，色谱柱规格，柱温，进样体积，色谱峰面积等。

4.3.3.5.3.2 计算K值

$$K=\frac{\text{无水乙醇中水峰面积}}{\text{无水乙醇中乙醇峰面积}}$$

4.3.3.5.3.3 用外标法计算供试品中的含水量，计算时应扣除无水乙醇中的含水量。

$$\text{水分（\%）}=\frac{A_{样}\times W_{标}\times V_{标}\times 50}{A_{标}\times W_{样}\times V_{样}\times 25}\times 100\%$$

式中，$A_{样}$为供试品中水峰面积，$A_{样}$= 供试品溶液中总水峰面积-$K\times$ 供试品溶液中乙醇峰面积；$A_{标}$为对照溶液中实际加入的水的峰面积，$A_{标}$ = 对照溶液中总水峰面积-$K\times$ 对照溶液中乙醇的峰面积；$W_{样}$为供试品重量（g）；$W_{标}$为对照品（纯化水）重量（g）；$V_{样}$为供试品溶液进样体积（M_1）；$V_{标}$为对照溶液进样体积（M）。

4.3.3.5.4结果与判定：同烘干法。

规程文件 6：

灰分测定法标准操作规程

文件编码	*******	页次：×/×

文件形成及控制：

	部门	姓名	签名	日期
起草人	QC人员	***		年　月　日
审核人	QA人员	***		年　月　日
	QC主管	***		年　月　日
	质量管理负责人	***		年　月　日
执行日期	年　月　日			
颁发部门	质量管理部	年　月　日		
	存档（书面、电子文档）各2份	颁发份数	各部门1份，共1份	
分发部门	物控管理部［　］	质量管理部［　］	生产管理部［　］	
	设备管理部［　］	安全管理部［　］	营销管理部［　］	
	企业管理部［　］	财务管理部［　］	药物警戒部［　］	

文件修订历史：

历史版本号	执行日期	修订内容及原因

1.目的

建立灰分测定法标准操作规程，并按照规程进行检验，保证检验操作规范化。

2.范围

适用于灰分测定法的测定。

3.职责

实验室所有检验人员按此管理规程执行。

4.内容

4.1标准依据:《中国药典》2020年版。

4.2 简述：灰分是指供试品在规定的条件下，经炽灼后，所得残渣的含量(%)。

4.3 检验操作方法

4.3.1仪器与用具

4.3.1.1分析天平：感量0.1mg。

4.3.1.2 高温电炉：最高温度不低于800℃，控温精度 ± 5℃。

4.3.1.3 干燥器(普通，玻璃)。

4.3.1.4 瓷坩埚。

4.3.1.5分样筛(2号)。

4.3.1.6水浴锅。

4.3.1.7表面皿。

4.3.1.8无灰滤纸。

4.3.1.9烘箱。

4.3.2 试药与试液

4.3.2.1盐酸(AR级)。

4.3.2.2硝酸铵(AR级)。

4.3.2.3硝酸银(AR级)。

4.3.3 操作方法

4.3.3.1 总灰分测定法

4.3.3.1.1测定用的供试品须粉碎，使能通过二号筛，混合均匀后，取供试品2~3g(如须测定酸不溶性灰分，可取供试品3~5g)，置炽灼至恒重的坩埚中，称定重量(准确至0.01g)，缓缓炽热，注意避免燃烧，至完全炭化时，逐渐升高温度至500~600℃，使完全灰化并至恒重。根据残渣重量，计算供试品中总灰分的含量(%)。

4.3.3.1.2如供试品不易灰化，可将坩埚放冷，加热水或10%硝酸铵溶液2ml，使残渣湿润，然后置水浴上蒸干，残渣照前法炽灼，至坩埚内容物完全灰化。

4.3.3.2 酸不溶性灰分测定法

4.3.3.2.1 取4.3.3.1.1所得的灰分，在坩埚中注意加入稀盐酸约10ml，用表面皿覆盖坩埚，置水浴上加热10分钟，表面皿用热水5ml冲洗，洗液并入坩埚中，用无灰滤纸滤过，坩埚内的残渣用水洗于滤纸上，并洗涤至洗液不显氯化物反应为止。滤渣连同滤纸移至同一坩埚中，干燥，炽灼至恒重。根据残渣重量，计算供试品中酸不溶性灰分的含量（%）。

4.3.3.2.2 氯化物

4.3.3.2.2.1 取供试品溶液，加稀硝酸使成酸性后，滴加硝酸银试液，即生成白色凝乳状沉淀；分离，沉淀加氨试液即溶解，再加稀硝酸酸化后，沉淀复生成。如供试品为生物碱或其他有机碱的盐酸盐，须先加氨试液使成碱性，将析出的沉淀滤过除去，取滤液进行试验。

4.3.3.2.2.2 取供试品少量，置试管中，加等量二氧化锰，混匀，加硫酸湿润，缓缓加热，即发生氯气，能使水湿润的碘化钾淀粉试纸显蓝色。

4.3.3.3 粉碎

4.3.3.3.1 如果样品个头较大，或纤维性较强的，应用刀劈成小块（黄豆大小即可）。

4.3.3.3.2 粉碎机使用时盖好盖子，盖子上垫一块布，手隔布按紧盖子，再插插座。打开开关连续开机不能超过1分钟，手摸电机位置发热时应立即关机，粉碎过程中听到机器发出异常声音应立即关机，防止烧坏电机或卡断刀片；切断电源后才能打开盖子，注意安全。

4.3.3.3.3 粉末按规定过2号筛，不得丢弃渣子，应全部粉碎过筛混匀；粉末应及时密塞保存防止吸潮。

4.3.3.4 称样（称取平行2份样）总灰分一般取2~3g酸不溶性灰分取3~5g。

4.3.3.4.1 样品放冷后开始称样。

4.3.3.4.2 记录天平室温湿度、日期、仪器编号。

4.3.3.4.3 坩埚先恒重。

4.3.3.4.3.1 先查看天平内是否洁净，洁净后天平调平衡，拿坩埚的手应戴手套，称样时注意不要弄撒，天平读数平衡时记录，称样应尽快完成，防止吸潮。

4.3.3.4.3.2 称完样后，关闭天平门，天平归零，清洁天平及实验台面，填写天平使用记录。

4.3.3.4.3.3 将坩埚放在电炉上，盖子斜盖，漏一小缝，使烟气即时排出，且与空气接触面积不大，不易造成样品短时间内灼烧，利于炭化；打开电炉，电炉温度不易过高，缓缓升高温度。

4.3.3.5 灰化：将样品放入马弗炉内，如上所述漏一小缝，防止药品灰高热条件下赴出，关好门，将温度设置至700~800℃（如需做酸不溶性灰分测定，温度应调至500~600℃）（马弗炉最高温度不能低于800℃，精度不得超过±5℃）；炽灼相应时间后，关闭马弗炉，打开炉门降温至200℃左右，取出样品放入干燥器内放凉，注意从马弗炉内取出时的温度一致，在干燥器内放置的时间一致。干燥器内坩埚数目不易过多（温度过高不易冷却）；干燥器放置环境应保持一致。样品若不易灰化，可将坩埚放冷，加热水或10%硝酸铵溶液2ml，使残渣湿润然后在水浴上蒸干，照前法炽灼至坩埚内容物完全灰化。

4.3.3.6恒重：恒重的前后2次之间炽灼时间至少30分钟。记录计算。

4.4注意事项

4.4.1 如供试品不易灰化，可将坩埚放冷，加热水或10%的硝酸铵溶液2ml，使残渣湿润，然后置水浴上蒸干，残渣照前法炽灼，至坩埚内容物完全灰化。

4.4.2 取供试品于电炉上炽热时，应注意避免燃烧。

4.4.3可采用四分法：将所有样品摊成正方形，依对角线划“×”，分成四等份，取对角2分，如上操作反复至实验室所用量。

4.4.4 供试品的取量根据规定项下测定的灰分性质来决定，一般总灰分为2~3g，酸不溶性灰分取供试品量为3~5g。

4.4.5在灰分检查时，需同时做2个供试品，灰分含量取其平均值。在操作时，坩埚宜预先编码标记，盖子与坩埚应编码一致。

4.4.6过滤时，用无灰滤纸。

4.5记录与计算

4.5.1 记录：记录天平型号、室内温度及相对湿度，炽灼的温度、时间，供试品的称量，空坩埚及（坩埚+灰分）的恒重数据，计算和结果等。

4.5.2 计算：

$$\text{灰分含量（\%）} = \frac{\text{灰分及坩锅重} - \text{空坩锅重}}{\text{供试品重量}} \times 100\%$$

4.6结果与判定：计算结果，按有效数字值修约规程修约，使与标准中规定限度的有效位数一致，其数值小于或等于时判为符合规定（如当限度规定为0.1%，而实验结果符合规定时，实验数据应书写为“小于0.1%”），其数值大于限度时，判为不符合规定。

规程文件7：

二氧化硫残留量测定法标准操作规程

文件编码	*******	页次：×/×

文件形成及控制：

	部门	姓名	签名	日期
起草人	QC人员	***		年 月 日
审核人	QA人员	***		年 月 日
	QC主管	***		年 月 日
	质量管理负责人	***		年 月 日
执行日期	年 月 日			

颁发部门	质量管理部	年 月 日	
	存档（书面、电子文档）各2份	颁发份数	各部门1份，共1份
分发部门	物控管理部 [ ] 设备管理部 [ ] 企业管理部 [ ]	质量管理部 [ ] 安全管理部 [ ] 财务管理部 [ ]	生产管理部 [ ] 营销管理部 [ ] 药物警戒部 [ ]

文件修订历史：

历史版本号	执行日期	修订内容及原因

1.目的

建立二氧化硫残留量测定法标准操作规程，并按照规程进行检验，保证检验操作规范化。

2.范围

适用于二氧化硫残留量测定法的测定。

3.职责

实验室所有检验人员按此管理规程执行。

4.内容

4.1标准依据：《中国药典》2020年版。

4.2简述：本法系用酸碱滴定法、气相色谱法、离子色谱法分别作为第一法、第二法、第三法测定经硫黄熏蒸处理过的药材或饮片中二氧化硫的残留量。可根据具体品种情况选择适宜方法进行二氧化硫残留量测定。

4.3检验操作方法

4.3.1仪器与用具

4.3.1.1国产29标准磨口蒸馏装置

4.3.1.1.1两颈蒸馏瓶1000ml。

4.3.1.1.2竖式冷凝器。

4.3.1.1.3（带刻度）分液漏斗。

4.3.1.2磁力搅拌器。

4.3.1.3可调温度的电热套。

4.3.1.4酸式滴定管。

4.3.1.5气相色谱仪。

4.3.1.6色谱柱：采用GS-GasPro键合硅胶多孔层开口管色谱柱（如CS-GasProGasPro，柱长30m，柱内径0.32mm）或等效柱。

4.3.1.7热导检测器。

4.3.1.8离子色谱法水蒸气蒸馏装置。

4.3.2 试药、试液和对照品

4.3.2.1 盐酸。

4.3.2.2 淀粉。

4.3.2.3 碘。

4.3.2.4 甘露醇。

4.3.2.5 乙二胺四乙酸二钠。

4.3.2.6 氯化钠。

4.3.2.7 固体石蜡。

4.3.2.8 盐酸。

4.3.2.9 亚硫酸钠对照品。

4.3.2.10 硫酸根。

4.3.2.11 甲基红。

4.3.2.12 乙醇。

4.3.2.13 氢氧化钠。

4.3.2.14 氢氧化钾。

4.3.3 仪器装置

4.3.3.1 酸碱滴定法蒸馏仪器装置：仪器装置如附图7-1，A 为1000ml两颈圆底烧瓶；B 为竖式回流冷凝管；C 为（带刻度）分液漏斗；D 为连接氮气流入口；E 为二氧化硫气体导出口。另配磁力搅拌器、电热套、氮气源及气体流量计。

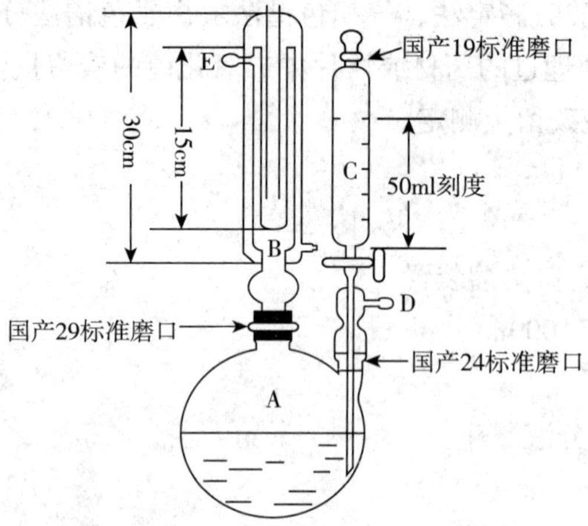

附图 7-1 酸碱滴定法蒸馏仪器装置

4.3.3.1.1 将1000ml两颈圆底烧瓶置于相匹配可调温度的电热套内。

4.3.3.1.2 在（带刻度）分液漏斗加入盐酸溶液（6mol/L）10ml备用。

4.3.3.1.3 竖式冷凝器固定在两颈蒸馏瓶上。

4.3.3.1.4 将橡胶导气管连接二氧化硫气体出口，另一端导入一个250ml三角烧瓶底部至吸收液内。

4.3.3.1.5 连接氮气流入口（气的流速为低流速，至吸收液内有气泡均匀排除）。

4.3.3.1.6 连接自来水与回流冷凝管。

4.3.3.2 离子色谱法水蒸气蒸馏装置（蒸馏部分装置需订做，另配电热套）（附图7-2）。

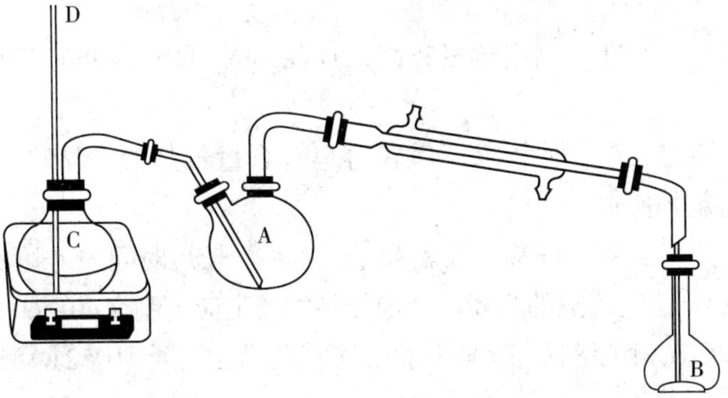

附图 7-2　离子色谱法水蒸气蒸馏装置

A为两颈椎烧瓶；B为接收瓶子；C为圆底烧瓶；D为直形长玻璃管

4.3.4 操作方法

4.3.4.1 第一法（酸碱滴定法）：本方法系将中药材以蒸馏法进行处理，样品中的亚硫酸盐系列物质加酸处理后转化为二氧化硫后，随氮气流带入含有双氧水的吸收瓶中，双氧水将其氧化为硫酸根离子，采用酸碱滴定法测定，计算药材及饮片中的二氧化硫残留量。

4.3.4.1.1 测定法：取药材或饮片细粉10g（如二氧化硫残留量较高，超过1000mg/kg，可适当减少取样量，但不应少于5g），精密称定，置两颈圆底烧瓶中，加水300～400ml（应加水至没过氮气导气管的下端），取6mol/L盐酸溶液10ml加入带刻度分液漏斗中。打开回流冷凝管开关给水，将冷凝管的上端E 口处连接一橡胶导气管置于100ml锥形瓶底部。锥形瓶内加入3%过氧化氢溶液50ml作为吸收液（橡胶导气管的末端应在吸收液液面以下）。使用前，在吸收液中加入3 滴甲基红乙醇溶液指示剂（2.5mg/ml），并用0.01mol/L氢氧化钠滴定液滴定至黄色（即终点；如果超过终点，则应舍弃该吸收溶液）。连接氮气流入口。开通氮气，使用流量计调节气体流量至约0.2L/min（至蒸馏瓶内有气泡均匀排出）。打开带刻度分液漏斗C的活塞，使盐酸溶液（6mol/L）10ml流入蒸馏瓶。立即加热两颈烧瓶内的溶液至沸，并保持微沸，烧瓶内的水沸腾1.5小时后，停止加热。吸收液放冷后，置于磁力搅拌器上不断搅拌，用氢氧化钠滴定液（0.01mol/L）滴定，至黄色持续时间20秒不褪，并将滴定结果用空白试验校正。照下式计算：

$$\text{供试品中二氧化硫残留含量（\%）}=\frac{(A-B)\times c\times 0.032\times 10^{4}}{W}$$

式中，A为供试品溶液消耗氢氧化钠滴定液的体积，ml；B为空白消耗氢氧化钠滴定液的体积，ml；c为氢氧化钠滴定液的摩尔浓度，mol/L；W为供试品的重量，g；0.032为每1ml氢氧化钠滴定液（1mol/L）相当的二氧化硫的质量，g。

4.3.4.1.2注意事项

4.3.4.1.2.1测定样品时，应在样品加热保持微沸约3分钟后开始用碘滴定液（0.01mol/L）滴定，应连续反复滴定至终点，以防止二氧化硫与吸收液生成的H_2SO_3不稳定，影响测定结果。

4.3.4.1.2.2 试验中发现在测定含量较高的样品时，可使用碘滴定液（0.05mol/L）滴定，利于终点的检视。

4.3.4.1.2.3 在测定人参、西洋参、黄芪等皂苷含量较高的样品时，应缓缓加热至微沸或加入防泡剂，以防止泡沸。

4.3.4.1.2.4 在测定白芍、丹参、板蓝根等样品时，较短时间内易随水蒸气蒸馏的物质会导致吸收液浑浊，影响滴定终点的判断。其他样品的测定应控制在40～60分钟内完成为宜。

4.3.4.2第二法（气相色谱法）：本法系用气相色谱法（通则0521）测定药材及饮片中的二氧化硫残留量。

4.3.4.2.1色谱条件与系统适用性试验　采用GS-GasPro键合硅胶多孔层开口管色谱柱（如GS-GasPro，柱长30m，柱内径0.32mm）或等效柱，热导检测器，检测器温度为250℃。程序升温：初始50℃，保持2 分钟，以每分钟20℃的速率升至200℃，保持2分钟。进样口温度为200℃，载气为氦气，流速为每分钟2.0ml。顶空进样，采用气密针模式（气密针温度为105℃）的顶空进样，顶空瓶的平衡温度为80℃，平衡时间均为10分钟。系统适用性试验应符合气相色谱法要求。

4.3.4.2.2对照品溶液的制备：精密称取亚硫酸钠对照品500mg，置10ml量瓶中，加入含0.5%甘露醇和0.1% 乙二胺四乙酸二钠的混合溶液溶解，并稀释至刻度，摇匀，制成每1ml含亚硫酸钠50.0mg的对照品贮备溶液。分别精密量取对照品备溶液 0.1ml、0.2ml、0.4ml、1ml、2ml，置10ml量瓶中，用含0.5% 甘露醇和0.1% 乙二胺四乙酸二钠的溶液分别稀释成每1ml含亚硫酸钠0.5mg、1mg、2mg、5mg、10mg的对照品溶液。

分别准确称取1g 氯化钠和1g 固体石蜡（熔点52～56℃）于20ml顶空进样瓶中，精密加入2mol/L盐酸溶液2ml，将顶空瓶置于60℃水浴中，待固体石蜡全部溶解后取出，放冷至室温使固体石蜡凝固密封于酸液层之上（必要时用空气吹去瓶壁上冷凝的酸雾）；分别精密量取上述0.5mg/ml、1mg /ml、2mg/ml、5mg/ml、10mg/ml的对照品溶液各100μl置于石蜡层上方，密封，即得。

4.3.4.2.3供试品溶液的制备：分别准确称取1g 氯化钠和1g 固体石蜡（熔点52～56℃）于20ml顶空进样瓶中，精密加入2mol/L 盐酸溶液2ml，将顶空瓶置于60℃水浴中，待固体石蜡全部溶解后取出，放冷至室温使固体石蜡重新凝固，取样品细粉约0.2g，精密称定，置于石蜡层上方，加入含0.5%甘露醇和0.1%乙二胺四乙酸二钠的混合溶液100μl，密封，即得。

4.3.4.2.4测定法：分别精密吸取经平衡后的对照品溶液和供试品溶液顶空瓶气体1ml，注入气相色谱仪，记录色谱图。按外标工作曲线法定量，计算样品中亚硫酸根含量，测得结果乘以0.5079，即为二氧化硫含量。

4.3.4.2第三法（离子色谱法）：本方法将中药材以水蒸气蒸馏法进行处理，样品中的亚硫酸盐系列物质加酸处理后转化为二氧化硫，随水蒸气蒸馏，并被双氧水吸收、氧化为硫酸根离子后，采用离子色谱法（通则0513）检测，并计算药材及饮片中的二氧化硫残留量。

4.3.4.2.1 色谱条件与系统适用性试验：采用离子色谱法。色谱柱采用以烷醇季铵为功能基的乙基乙烯基苯－二乙烯基苯聚合物树脂作为填料的阴离子交换柱（如AS 11–HC，250mm × 4mm）或等效柱，保护柱使用相向填料的阴离子交换柱（如AG11–HC，50mm × 4mm），洗脱液为20mmol/L 氢氧化钾溶液（由自动洗脱液发生器产生）；若无自动洗脱液发生器，洗脱液采用终浓度为3.2mmol/L Na_2CO_3、1.0mmol/L $NaHCO_3$的混合溶液；流速为1ml/min，柱温为30℃。阴离子抑制器和电导检测器。系统适用性试验应符合离子色谱法要求。

4.3.4.2.2 对照品溶液的制备：取硫酸根标准溶液，加水制成每1ml分别含硫酸根1μg/ml、5μg/ml、20μg/ml、50μg/ml、100μg/ml，200μg/ml的溶液，各进样10μl，绘制标准曲线。

4.3.4.2.3 供试品溶液的制备：取供试品粗粉5～10g（不少于5g），精密称定，置瓶A（两颈烧瓶）中，加水50ml，振摇，使分散均匀，接通水蒸气蒸馏瓶C。吸收瓶B（100ml纳氏比色管或量瓶）中加入3%过氧化氢溶液20ml作为吸收液，吸收管下端插入吸收液液面以下。A 瓶中沿瓶壁加人5ml盐酸，迅速密塞，开始蒸馏，保持C 瓶沸腾并调整蒸馏火力，使吸收管端的馏出液的流出速率约为2ml/min。蒸馏至瓶B 中溶液总体积约为95ml（时间30～40分钟），用水洗涤尾接管并将其转移至吸收瓶中，并稀释至刻度，摇匀，放置1小时后，以微孔滤膜滤过，即得。

4.3.4.2.3 测定法：分别精密吸取相应的对照品溶液和供试品溶液各10μl，进样，测定，计算样品中硫酸根含量，按照（$SO_4^{2-}=0.6669$）计算样品中二氧化硫的含量。

规程文件 8：

紫外－可见分光光度法标准操作规程

文件编码	*******	页次：×/×

文件形成及控制：

	部门	姓名	签名	日期
起草人	QC人员	***		年　月　日
审核人	QA人员	***		年　月　日
	QC主管	***		年　月　日
	质量管理负责人	***		年　月　日
执行日期	年　月　日			
颁发部门	质量管理部	年　月　日		
	存档（书面、电子文档）各2份	颁发份数	各部门1份，共1份	
分发部门	物控管理部［　］	质量管理部［　］	生产管理部［　］	
	设备管理部［　］	安全管理部［　］	营销管理部［　］	
	企业管理部［　］	财务管理部［　］	药物警戒部［　］	

文件修订历史：

历史版本号	执行日期	修订内容及原因

1.目的

建立紫外可见分光光度法标准操作规程。

2.范围

本标准适用于药品紫外-可见分光光度法的测定。

3.职责

质量管理部QC人员按此标准操作规程进行检查。

4.内容

4.1标准依据：《中国药典》2020年版。

4.2简述：紫外-可见分光光度法是通过被测物质在紫外光区或可见光区的特定波长处或一定波长范围内的吸光度，用于鉴别、杂质对该物质进行定性和定量分析的方法。通常使用的紫外-可见分光光度计的工作波长范围为190～800nm。

4.3检验操作方法

4.3.1主要仪器及用具：紫外-可见分光光度计、比色皿、恒温干燥箱、石英池、汞灯。

4.3.2试药和试液：重铬酸钾、硫酸、硝酸、高氯酸、氧化钬。

4.3.3紫外-可见分光光度计的校正和检定

4.3.3.1波长准确度

4.3.3.1.1波长准确度的允差范围：紫外-可见分光光度计波长准确度允许误差，紫外光区 ±1nm，500nm附近 ±2nm。

4.3.3.1.2波长准确度检定方法

4.3.3.1.2.1用低压汞灯检定。关闭仪器光源，将汞灯（用笔式汞灯最方便）直接对准进光狭缝，如为双光束仪器，用单光束能量测定方式，采用波长扫描方式，扫描速度“慢”（如15nm/min）、响应“快”、最小狭缝宽度（如0.1nm）、量程0～100%，在200～800nm范围内单方向重复扫描3次，由仪器识别记录各峰值（若仪器无“峰检测”功能，必要时可对指定波长进行“单峰”扫描）。

4.3.3.1.2.2由于环境因素对机械部分的影响，仪器的波长经常会略有变动，因此，除定期对所有的仪器进行全面校正检定外，还应于测定前校正测定波长。常用于检定紫外-可见分光光度计的汞灯中的较强谱线：237.83nm、253.65nm、275.28nm、296.73nm、313.16nm、334.15nm、365.02nm、404.66nm（紫色）、435.83nm（蓝色）、546.07nm（绿色）、576.96nm（黄色）。

4.3.3.1.2.3用仪器固有的氘灯检定。用仪器中氘灯的486.02nm与656.10nm谱线进行校正；本法主要用于日常工作中波长准确度的核对。取单光束能量测定方式，测量条件同上述低压汞灯的方法，对486.02nm及656.10nm二单峰进行方向重复扫描3次。

4.3.3.1.2.4用氧化钬玻璃检定。将氧化钬玻璃放入样品光路，参比光路为空气，按测定吸收光谱图方法测定。校正自动记录仪器时，应考虑记录仪的时间常数，测定样品与校正时取同一扫描速度。

4.3.3.1.2.5氧化钬玻璃在279.4nm、287.5nm、333.7nm、360.9nm、418.5nm、460.0nm、484.5nm、536.2nm及637.5nm波长处有尖锐的吸收峰，也可供波长校正用。氧化钬玻璃因制造的原因，每片氧化钬的吸收峰波长有差异，另外，在放置过程中也会发生波长漂移，因此，需定期由计量部门校验。

4.3.3.1.2.6用高氯酸钬溶液检定。本法可供没有单光束测定功能的双光束紫外分光光度计波长准确度检定用。

4.3.3.1.2.7高氯酸钬溶液的配制方法：取10%高氯酸为溶剂，加入氧化钬配成4%溶液即得。

4.3.3.1.2.8高氯酸钬溶液较强的吸收峰波长为241.13nm、278.10nm、287.18nm、333.44nm、345.47nm、361.31nm、416.28nm、451.30nm、485.29nm、536.64nm、640.52nm。

4.3.3.1.2.9如果是双光束扫描仪器，但不是数据贮存型的（指是直接将信号描记于记录纸上），记录的波长可能因记录笔滞后而非真实波长，为了准确测定，建议采用定点检定而不用扫描方式。

4.3.3.2吸光度准确度

4.3.3.2.1可用重铬酸钾的硫酸溶液检定。取在120℃干燥至恒重的基准重铬酸钾约60mg，精密称定，用0.005mol/L硫酸液溶解并稀释至1000ml，用配对的1cm的石英池，以0.005mol/L硫酸液为空白，235nm、257nm、313nm、350nm分别测定吸光度，然后换算成$E_{1cm}^{1\%}$，测得值应符合附表8-1中规定的允差范围：

附表8-1　分光光度法允差范围

波长（nm）	吸收强度	吸收系数（$E_{1cm}^{1\%}$）	允差范围
235	最小	124.5	123.0～126.0
257	最大	144.0	142.8～146.2
313	最小	48.6	47.0～50.3
350	最大	106.6	105.5～108.5

4.3.3.2.2分辨率、基线平直度、稳定度、绝缘电阻等项检定，按现行国家技术监督局“双光束紫外-可见分光光度计检定规程”检定，应符合有关项下的规定。日常使用中，对以上两项，即波长和吸光度准确度应根据需要随时检查。

4.3.3.3杂散光的检查：可按下表所列的试剂和浓度，配制成水溶液，置1cm石英池中，在规定的波长处测定透光率，应符合附表8-2中的规定。

附表8-2　杂散光的检查及限度

试剂	浓度（%，g/ml）	测定用波长（mn）	透光率（%）
碘化钠	1.00	220	<0.8
亚硝酸钠	5.00	340	<0.8

4.3.4对溶剂的要求：含有杂原子的有机溶剂，通常均具有很强的末端吸收。因此，当作溶剂使用时，它们的使用范围均不能小于截止使用波长。例如，甲醇、乙醇的截止使用波长为205nm。另外，当溶剂不纯时，也可能增加干扰吸收。因此，在测定供试品前，应先检查所用的溶剂在供试品所用的波长附近是否符合要求，即将溶剂置1cm石英吸收池中，以空气为空白（即空白光路中不置任何物质）测定其吸光度。溶剂和吸收池的吸光度，在220～240nm范围内不得超过0.40，在241～250nm范围内不得超过0.20，在251～300nm范围内不得超过0.10，在300nm以上时不得超过0.05。

4.3.5测定法：测定时，除另外规定外，应以配制供试品溶液的同批溶剂为空白对照，采用1cm的石英吸收池，在规定的吸收峰波长±2以内测试几个点的吸收度，或由仪器在规定波长附近自动扫描测定，以核对供试品的吸收峰波长位置是否正确。除另外规定外，吸收峰波长应在该品种项下规定的波长±2nm以内，并以吸光度最大的波长作为测定波长，一般供试品溶液的吸光度读数，以在0.3～0.7之间为宜。仪器的狭缝波带宽度宜小于供试品吸收带的半高宽度的十分之一，否则测定的吸光度会偏低；狭缝宽度的选择，应以减小狭缝宽度时供试品的吸光度不再增大为准。由于吸收池和溶剂本身可能有空白吸收，因此测定供试品的吸光度后应减去空白读数，或由仪器自动扣除空白读数后再计算含量。当溶液的pH对测定结果有影响时，应将供试品溶液的pH和对照品溶液的pH调成一致。

4.3.5.1鉴别及检查：分别按各品种项下规定的方法进行。

4.3.5.2含量测定

4.3.5.2.1对照品比较法：按各品种项下的方法，分别配制供试品溶液和对照品溶液，对照品溶液中所含被测成分的量应为供试品溶液中被测成分标示量的100%±10%，所用溶剂也应完全一致，在规定的波长处测定供试品溶液和对照品溶液的吸光度后，按下式计算供试品中被测溶液的浓度：

$$C_x=(A_x/A_R)\ C_R$$

式中，C_x为供试品溶液的浓度；Ax为供试品溶液的吸光度；C_R为对照品溶液的浓度；A_R为对照品溶液的吸光度。

4.3.5.2.2吸收系数法：按各品种项下配制供试品溶液，在规定的波长处测定其吸光度，再以该品种在规定条件下的吸收系数计算含量。用本法测定时，吸收系数通常应大于100，并注意仪器的校正和检定。

吸收系数法：《中国药典》规定的吸收系数系指$E_{1cm}^{1\%}$，即在指定波长时，光路长度为1cm，试样浓度换算为1%（g/ml）时的吸光度值，故应先求被测样品的$E_{1cm}^{1\%}$值，再与规定的$E_{1cm}^{1\%}$值比较，可计算出供试样品的含量：

$$E_{1cm}^{1\%}=A/cl$$

式中，$E_{1cm}^{1\%}$为的供试品吸收系数；A为供试品溶液测得的吸光度值；c为供试品溶液的百分浓度，即100ml中所含溶质的克数（g/ml）；l为吸收池的光路长度（cm）。

$$供试品的含量\%=E_{1cm样品}^{1\%}/E_{1cm标准}^{1\%}$$

式中，$E_{1cm样品}^{1\%}$为供试品吸收系数；$E_{1cm标准}^{1\%}$为药典或药品标准中规定的吸收系数。

4.3.5.2.3计算分光光度法：计算分光光度法有多种，使用时应按各品种项下规定的方法进行。当吸光度处在吸收曲线的陡然上升或下降的部位测定时，波长的微小变化可能对测定结果造成显著影响，故对照品和供试品的测试条件应尽可能一致。计算分光光度法一般不宜用于含量测定。

4.3.5.2.4比色法

4.3.5.3.4.1供试品本身在紫外-可见光区没有强吸收，或在紫外光区虽有吸收，但为了避免干扰或提高灵敏度，可加入适当的显色剂，使反应产物的最大吸收移至可见光区。这种测定方法称为比色法。

4.3.5.3.4.2用比色法测定时，由于显色时影响显色深浅的因素较多，应取供试品与对照品或标准品同时操作。除另有规定外，比色法所用的空白系指用同体积的溶剂代替对照品或供试品溶液，然后依次加入等量的相应试剂，并用同样方法处理。在规定的波长处测定对照品和供试品溶液的吸光度后，按上述4.3.5.2.1法计算供试品溶液相应值。

4.3.5.3.4.3当吸光度和浓度关系不呈良好线性时，应取数份梯度量的对照品溶液，用溶剂补充至同一体积，显色后测定各份溶液的吸光度，然后以吸光度与相应的浓度绘制标准曲线，再根据供试品的吸光度在标准曲线上查得其相应的浓度，并求出其含量。

4.4注意事项

4.4.1试验中所用的量瓶、移液管及分析天平均应经检定校正后使用。

4.4.2使用的石英吸收池必须洁净。当吸收池中装入同一溶剂，在规定波长测定各吸收池的透光率，如透光率相差在0.3%以下者可配对使用，否则必须加以校正。

4.4.3取吸收池时，手指拿毛玻璃面的两侧。装样品溶液的体积以池体积的4/5为度，使用挥发性溶液时应加盖，透光面要用擦镜纸由上而下擦拭干净，检视应无残留溶剂，为防止溶剂挥发后溶质残留在池子的透光面，可先用蘸有空白溶剂的擦镜纸擦拭，然后再用干擦镜纸拭净。吸收池放入样品室时应注意每次放入方向相同。使用后用溶剂及水冲洗干净，晾干，防尘保存。吸收池如污染不易洗净时，可用硫酸与发烟硝酸（3：1）混合液稍加浸泡后，洗净备用。如用铬酸钾清洁液清洗时，吸收池不宜在清洁液中长时间浸泡，否则清洁液中的铬酸钾结晶会损坏吸收池的光学表面，并应充分用水冲洗，以防铬酸钾吸附于吸收池表面。

4.4.4含有杂原子的有机溶剂，通常具有很强的末端吸收。因此，当作溶剂使用时，它们的使用范围均不能小于截止使用波长。例如，甲醇、乙醇的截止使用波长为205nm。另外，当溶剂不纯时，也可能增加干扰吸收。因此，在检查所用的溶剂在供试品所用的波长附近是否符合要求，即将溶剂置1cm石英吸收池中，以空气为空白（即空白光路中不置任何物质）测定其吸光度，溶剂和吸收池的吸光度应符合附表8-3规定。

附表8-3 以空气为空白测定溶剂在不同波长处的吸光度的规定

波长范围（nm）	220～240	241～250	251～300	300以上
吸光度	≦0.40	≦0.20	≦0.10	≦0.05

每次测定时应采用同一厂牌批号，混合均匀的同批溶剂。

4.4.5称量应按药典规定要求。配制测定溶液时稀释转移次数应尽可能少，转移稀释时所取容积一般应不少于5ml。含量测定时供试品应称取2份，如为对照品比较法，对照品一般也应称取2份。吸收系数检查也应称取供试品2份，平行操作，每份结果对平均值的偏差应在±0.5%以内，作鉴别或检查可取样品1份。

4.4.6供试品溶液的浓度，除各品种项下已有注明者外，供试品溶液的吸光度以在0.3～0.7之间为宜，吸光度读数在此范围误差较小，并应结合所用仪器吸光度线性范围，配制合适的读数浓度。

4.4.7选用仪器的狭缝谱带宽度应小于供试品吸收带半高宽的10%，否则测得的吸光度值会偏低，或以减小狭缝宽度时供试品溶液的吸光度不再增加为准，对于《中国药典》紫外分光光度法测定的大部分品种，可以使用2nm缝宽，但当吸收带的半高宽小于20nm时，则应使用较窄的狭缝，例如青霉素钾及钠的吸光度检查需用1nm缝宽或更窄，否则其264nm的吸光会偏低。

4.4.8测定时，除另有规定者外，应在规定的吸收峰±2nm处，再测几点的吸光度，以核对供试品的吸收峰位置是否正确，并以吸光度最大的波长作为测定波长，除另有规定外，吸光度最大波长应在该品种项下规定的波长±2nm以内，否则应考虑试样的同一性、纯度以及仪器波长的准确度。

4.4.9用于制剂含量测定时，应注意供试液与对照液的pH是否一致，如pH对吸收有影响，则应调溶液的pH一致后再测定吸光度。

4.4.10样品应为精制品，水分或干燥失重应另取样测定并予以扣除。

规程文件9：

高效液相色谱法标准操作规程

文件编码	*******	页次：×/×

文件形成及控制：

	部门	姓名	签名	日期
起草人	QC人员	***		年 月 日
审核人	QA人员	***		年 月 日
	QC主管	***		年 月 日
	质量管理负责人	***		年 月 日
执行日期	年 月 日			

颁发部门	质量管理部	年　月　日	
	存档（书面、电子文档）各2份	颁发份数	各部门1份，共1份
分发部门	物控管理部［　］　质量管理部［　］　生产管理部［　］ 设备管理部［　］　安全管理部［　］　营销管理部［　］ 企业管理部［　］　财务管理部［　］　药物警戒部［　］		

文件修订历史：

历史版本号	执行日期	修订内容及原因

1.目的

建立高效液相色谱法标准操作规程。

2.范围

本标准适用于高效液相色谱法的操作。

3.职责

质量管理部QC人员按此标准操作规程进行检查。

4.内容

4.1标准依据：《中国药典》2020年版。

4.2 简介：高效液相色谱法系采用高压输液泵将规定的流动相泵入装有填充剂的色谱柱，对供试品进行分离测定的色谱方法。注入的供试品，由流动相带入柱内，各组分在柱内被分离，并依次进入检测器检测，由积分仪或数据处理系统记录和处理色谱信号。

4.3对仪器的一般要求和色谱条件：高效液相色谱仪由高压输液泵、进样器、色谱柱、检测器、积分仪或数据处理系统组成。色谱柱内径一般为3.9～4.6mm，填充剂粒径为3～10μm。超高效液相色谱仪是适应小粒径（约2μm）填充剂的耐超高压、小进样量、低死体积、高灵敏度检测的高效液相色谱仪。

4.3.1色谱柱

4.3.1.1反相色谱柱：以键合非极性基团的载体为填充剂填充而成的色谱柱。常见的载体有硅胶、聚合物复合硅胶和聚合物等；常用的填充剂有十八烷基硅烷键合硅胶、辛基硅烷键合硅胶和苯基键合硅胶等。

4.3.1.2正相色谱柱：用硅胶填充剂或键合极性基团的硅胶填充而成的色谱柱。常见的填充剂有硅胶、氨基键合硅胶和氰基键合硅胶等。氨基键合硅胶和氰基键合硅胶也可用作反相色谱。

4.3.1.3离子交换色谱柱：用离子交换填充剂填充而成的色谱柱。有阳离子交换色谱柱和阴离子交换色谱柱。

4.3.1.4手性分离色谱柱：用手性填充剂填充而成的色谱柱。

4.3.1.5色谱柱的内径与长度，填充剂的形状、粒径与粒径分布、孔径、表面积、键合基团的表面覆盖度、载体表面基团残留量，填充的致密与均匀程度等均影响色谱柱的性能，应根据被分离物质的性质来选择合适的色谱柱。

4.3.1.6温度会影响分离效果，品种正文中未指明色谱柱温度时系指室温，应注意室温变化的影响。为改善分离效果可适当提高色谱柱的温度，但一般不宜超过60℃。

4.3.1.7残余硅羟基未封闭的硅胶色谱柱，流动相pH一般应在2～8之间。残余硅羟基已封闭的硅胶、聚合物复合硅胶或聚合物色谱柱可耐受更广泛pH的流动相，适合于pH小于2或大于8的流动相。

4.3.2检测器：最常用的检测器为紫外－可见分光检测器，包括二极管阵列检测器，其他常见的检测器有荧光检测器、蒸发光散射检测器、示差折光检测器、电化学检测器和质谱检测器等。

4.3.2.1紫外－可见分光检测器、荧光检测器、电化学检测器为选择性检测器，其响应值不仅与被测物质的量有关，还与其结构有关；蒸发光散射检测器和示差折光检测器为通用检测器，对所有物质均有响应，结构相似的物质在蒸发光散射检测器的响应值几乎仅与被测物质的量有关。

4.3.2.2紫外－可见分光检测器、荧光检测器、电化学检测器和示差折光检测器的响应值与被测物质的量在一定范围内呈线性关系，但蒸发光散射检测器的响应值与被测物质的量通常呈指数关系，一般需经对数转换。

4.3.2.3不同的检测器，对流动相的要求不同。紫外－可见分光检测器所用流动相应符合《紫外－可见分光光度法标准操作规程》项下对溶剂的要求；采用低波长检测时，还应考虑有机溶剂的截止使用波长，并选用色谱级有机溶剂。蒸发光散射检测器和质谱检测器不得使用含不挥发性盐的流动相。

4.3.3流动相

4.3.3.1反相色谱系统的流动相常用甲醇－水系统和乙腈－水系统，用紫外末端波长检测时，宜选用乙腈－水系统。流动相中应尽可能不用缓冲盐，如需用时，应尽可能使用低浓度缓冲盐。用十八烷基硅烷键合硅胶色谱柱时，流动相中有机溶剂一般不低于5%，否则易导致柱效下降、色谱系统不稳定。

4.3.3.2正相色谱系统的流动相常用两种或两种以上的有机溶剂，如二氯甲烷和正己烷等。

4.3.3.3品种正文项下规定的条件除填充剂种类、流动相组分、检测器类型不得改变外，其余如色谱柱内径与长度、填充剂粒径、流动相流速、流动相组分比例、柱温、进样量、检测器灵敏度等，均可适当改变，以达到系统适用性试验的要求。调整流动相组分比例时，当小比例组分的百分比例$X \leq 33\%$时，允许改变范围为$0.7X \sim 1.3X$；当$X>33\%$时，允许改变范围为$X-10\% \sim X+10\%$。

4.3.3.4若需使用小粒径（约2μm）填充剂，输液泵的性能、进样体积、检测池体积和系统的死体积等必须与之匹配；如有必要，色谱条件也应作适当的调整。当对其测定结果

4.3.4.4.2.2 由于微量注射器不易精确控制进样量，当采用外标法测定时，以手动进样器定量环或自动进样器进样为宜。

4.3.4.4.3 加校正因子的主成分自身对照法

4.3.4.4.3.1 测定杂质含量时，可采用加校正因子的主成分自身对照法。在建立方法时，按各品种项下的规定，精密称（量）取待测物对照品和参比物质对照品各适量，配制待测物校正因子的溶液，进样，记录色谱图，按下式计算待测物的校正因子。

$$校正因子=(C_A/A_A)/(C_B/A_B)$$

式中，C_A为待测物的浓度；A_A为待测物的峰面积或峰高；C_B为参比物质的浓度；A_B为参比物质的峰面积或峰高。

4.3.4.4.3.2 也可精密称（量）取主成分对照品和杂质对照品各适量，分别配制成不同浓度的溶液，进样，记录色谱图，绘制主成分浓度和杂质浓度对其峰面积的回归曲线，以主成分回归直线斜率与杂质回归直线斜率的比计算校正因子。

4.3.4.4.3.3 校正因子可直接载入各品种项下，用于校正杂质的实测峰面积。需作校正计算的杂质，通常以主成分为参比，采用相对保留时间定位。其数值一并载入各品种项下。

4.3.4.4.3.4 测定杂质含量时，按各品种项下规定的杂质限度，将供试品溶液稀释成与杂质限度相当的溶液，作为对照溶液，进样，记录色谱图，必要时，调节纵坐标范围（以噪声水平可接受为限）使对照溶液的主成分色谱峰的峰高达满量程的10% ~25%。除另有规定外，通常含量低于0.5%的杂质，峰面积的相对标准偏差（RSD）应小于10%；含量在0.5%~2%的杂质，峰面积的RSD应小于5%；含量大于2%的杂质，峰面积的RSD应小于2%。然后，取供试品溶液和对照品溶液适量，分别进样，除另有规定外，供试品溶液的记录时间应为主成分色谱峰保留时间的2倍，测量供试品溶液色谱图上各杂质的峰面积，分别乘以相应的校正因子后与对照溶液主成分的峰面积比较，依法计算各杂质含量。

4.3.4.4.4 不加校正因子的主成分自身对照法

4.3.4.4.4.1 测定杂质含量时，若无法获得待测杂质的校正因子，或校正因子可以忽略，可采用不加校正因子的主成分自身对照法。同4.3.4.4.3法配制对照溶液、进样调节纵坐标范围和计算峰面积的相对标准偏差后，取供试品溶液和对照品溶液适量，分别进样。除另有规定外，供试品溶液的记录时间应为主成分色谱峰保留时间的2 倍，测量供试品溶液色谱图上各杂质的峰面积，并与对照溶液主成分的峰面积比较，依法计算杂质含量。

4.3.4.4.4.2 若供试品所含的部分杂质未与溶剂峰完全分离，则按规定先记录供试品溶液的色谱图Ⅰ，再记录等体积纯溶剂的色谱图Ⅱ。色谱图Ⅰ上杂质峰的总面积（包括溶剂峰）减去色谱图Ⅱ上的溶剂峰面积，即为总杂质峰的校正面积。然后依法计算。

4.3.4.4.5 面积归一化法

4.3.4.4.5.1 按各品种项下的规定，配制供试品溶液，取一定量进样，记录色谱图。测量各峰的面积和色谱图上除溶剂峰以外的总色谱峰面积，计算各峰面积占总峰面积的百分率。

4.3.4.4.5.2用于杂质检查时，由于仪器响应的线性限制，使本法通常只能用于粗略考察供试品中的杂质含量。除另有规定外，一般不宜用于微量杂质的检查。

4.4 注意事项

4.4.1流动相的制备与保存：

4.4.1.1用高纯度的试剂配制流动相，必要时照紫外-可见分光光度法进行溶剂检查，应符合要求，水应为新鲜制备的高纯水，可用超纯水器制得或用重蒸馏水。凡规定pH值的流动相，应使用精密pH计进行调节，除另有规定外，偏差一般不超过 ± 0.2 pH单位。配制好的流动相应经适宜的0.45μm（或0.22μm）滤膜滤过，以除去杂质微粒。流动相用前必须脱气，否则容易在系统内逸出气泡，影响泵的工作、色谱柱的分离效率、检测器的灵敏度以及基线稳定性等。

4.4.1.2流动相一般贮存于玻璃、聚四氟乙烯等容器内，不能贮存在塑料容器中。因许多有机溶剂如甲醇、乙腈等可浸出塑料表面的增塑剂，导致流动相受污染。贮存容器一定要盖严，以防止溶剂挥发引起组成变化，也防止氧和二氧化碳溶入流动相引起pH变化，对分离或分析结果带来误差。磷酸盐、醋酸盐缓冲液容易发霉变质，应尽量新鲜配制使用。如确需贮存，可在冰箱内冷藏，并在3天内使用，用前应重新滤过。

4.4.2溶液的配制与保存：除另有规定外，采用规定溶剂配制对照品溶液和供试品溶液，定量测定时，对照品溶液和供试品溶液均应分别配制两份。供试品溶液在注入液相色谱仪前，一般应经适宜的0.45μm（或0.22μm）滤膜滤过，以减少对色谱系统产生污染或影响色谱分离。应根据试验要求和供试品的稳定性，设置待测溶液的贮存条件（如温度、遮光等）。

4.4.3色谱柱的使用与保存

4.4.3.1根据实验要求和流动相的pH范围，参照色谱柱说明书，选用适宜的色谱柱。安装色谱柱时应使流动相流路的方向与色谱柱标签上箭头所示方向一致。除另有规定外，不宜反向使用，否则会导致色谱柱柱效明显降低，无法恢复。进样前，色谱柱应用流动相充分冲洗平衡。经色谱系统适用性试验测试，应符合要求。

4.4.3.2色谱柱在使用过程中，应避免压力和温度的急剧变化及任何机械震动。温度的突然变化或者机械震动都会影响柱内固定相的填充状况；柱压的突然升高或降低也会冲动柱内填料，因此在调节流动相流速时应该缓慢进行。

4.4.3.3试验结束后，可按色谱柱的使用说明书，对色谱柱进行冲洗和保存。

4.4.3.4一般来讲，对于反相色谱柱，如使用缓冲液或含盐溶液作为流动相，在试验结束后，应用10倍柱体积（如150mm柱长，约15ml）的低浓度的甲醇/乙腈-水溶液（10% ~20%）冲洗，使色谱柱内的盐完全溶解洗脱出，再用较高浓度的甲醇/乙腈-水溶液（50%）冲洗，最后用高浓度的甲醇/乙腈-水溶液（80% ~100%）冲洗，使色谱柱中的强吸附物质冲洗出来。

4.4.3.5如色谱柱需长期保存，反相柱可以贮存于甲醇或乙腈中，正相柱可以贮存于经脱水处理后的正己烷中，离子交换柱可以贮存于含5%甲醇或含0.05%叠氮化钠的水中，并将色谱柱两端密封，以免干燥，室温保存。

4.4.4 流动相的调整：为满足色谱系统适用性要求，试验中有时需要调整流动相组分的比例。在调整流动相组分比例时，以组分比例较低者（小于或等于50%）相对改变量不超过 ± 30% 且绝对改变量不超过 ± 10% 为限，如30% 相对改变量的数值超过10% 时，则改变量以 ± 10% 为限。

4.4.5 杂质检查时色谱参数的设置

4.4.5.1 在进行杂质检查时，选择适宜的检测灵敏度和设定适宜的积分参数非常重要。国内药品质量标准中，通常制备与杂质限度相当浓度的对照溶液，用以调节检测灵敏度，使对照溶液的主成分色谱峰的峰高达满量程的10%~25%，再进行供试品溶液的测定，以峰面积计算单个杂质量和总杂质量。

4.4.5.2 目前国内色谱数据处理系统大致有积分仪和色谱工作站两种类型，对于传统的积分仪，由于记录仪的满量程是固定的，因此检测灵敏度的调节通常是调节检测器的灵敏度，使色谱峰高达到记录仪满量程的某个范围；而对于色谱工作站，由于记录标尺的满刻度是可调的，所以通常是调节满刻度的设定值，使色谱峰的量程占满刻度的某个范围。

4.4.5.3 无论使用的是积分仪，还是色谱工作站，如质量标准中没有明确规定峰面积的取舍限值，或没有设定灵敏度测试溶液，则在实际检验中，实验者通常根据以往经验设定积分参数和最小峰面积，由此也出现了同批样品的杂质总量在不同实验室（或不同实验者）之间差异较大的现象。

4.4.5.4 如遇上述情况，建议实验者在检测灵敏度调节（或工作站标尺量程调整）完毕后，采用对照溶液逐步稀释法配制系列溶液来确定此色谱系统的检测限，在与供试品溶液及对照溶液相同的标尺下记录色谱图，通常以信噪比3∶1时的相应浓度作为检测限，以该检测限对应的峰面积作为计算杂质总量时色谱峰峰面积的舍弃限值。

4.4.6 梯度洗脱

4.4.6.1 梯度洗脱所用的溶剂纯度要求更高，以保证良好的重现性。要注意溶剂的互溶性，不相混溶的溶剂不能用作梯度洗脱的流动相。有些溶剂在一定比例内混溶，超出范围后就不互溶，使用时更要引起注意。当有机溶剂和缓冲液混合时，还可能析出盐的晶体，尤其使用磷酸盐时须特别小心。

4.4.6.2 混合溶剂的黏度常随组成而变化，因而在梯度洗脱时常出现压力的变化。例如甲醇和水黏度都较小，当二者以相近比例混合时黏度增大很多，此时的柱压大约是甲醇或水为流动相时的两倍。因此，要注意防止梯度洗脱过程中压力超过输液泵或色谱柱能承受的最大压力。

4.4.6.3 样品分析前必须进行空白梯度洗脱，以辨认溶剂杂质峰，如洗脱过程中基线漂移较大，亦可对色谱图进行空白扣除处理。

规程文件10：

显微鉴别法标准操作规程

文件编码	*******	页次：×/×

文件形成及控制：

	部门	姓名	签名	日期
起草人	QC人员	***		年　月　日
审核人	QA人员	***		年　月　日
	QC主管	***		年　月　日
	质量管理负责人	***		年　月　日
执行日期	年　月　日			
颁发部门	质量管理部	年　月　日		
	存档（书面、电子文档）各2份	颁发份数	各部门1份，共1份	
分发部门	物控管理部［　］ 设备管理部［　］ 企业管理部［　］	质量管理部［　］ 安全管理部［　］ 财务管理部［　］	生产管理部［　］ 营销管理部［　］ 药物警戒部［　］	

文件修订历史：

历史版本号	执行日期	修订内容及原因

1.目的

建立显微鉴别法检验标准操作规程，并按照规程进行检验，保证检验操作规范化。

2.范围

适用于显微鉴别法的测定。

3.职责

实验室所有检验人员按此标准操作规程执行。

4.内容

4.1标准依据：《中国药典》2020年版。

4.2简述：显微鉴别法系指用显微镜对药材（饮片）切片、粉末、解离组织或表面制片及含饮片粉末的制剂中饮片的组织、细胞或内含物等特征进行鉴别的一种方法。鉴别时选择具有代表性的供试品，根据各品种鉴别项的规定制片。制剂根据不同剂型适当处理后制片。

4.3检验操作方法

4.3.1仪器和用具

4.3.1.1仪器

4.3.1.1.1仪器生物光学显微镜（应配有目镜测微尺和载物台测微尺，最好具2.5×或4×物镜头和偏光装置）。

4.3.1.1.2小型粉碎机。

4.3.1.1.3台式离心机。

4.3.1.1.4超声仪。

4.3.1.2 用具

4.3.1.2.1 放大镜、刀片、解剖刀、镊子、剪、解剖针等。

4.3.1.2.2载玻片、盖玻片。

4.3.1.2.3 吸湿器（由玻璃干燥器改装而成，底部放入蒸馏水并加微量苯酚防霉，上部瓷板放置药材样品，利用潮气润湿样品）、培养皿或小烧杯（放切片用，切片后的处理均可在其中进行）、酒精灯、铁三角架、石棉网、滴瓶、试管、试管架、滴管、玻璃棒（粗与细）、乳钵、量筒等。

4.3.1.2.4 毛笔（从刀上刷取切片用）、铅笔（HB、3H或6H 铅笔绘图用）、带盖搪瓷盘（装切片标本用）、纱布、绸布、滤纸、火柴等。

4.3.2试液

4.3.2.1水合氯醛试液：取水合氯醛50g，加水15ml与甘油10ml使溶解，即得。此液为常用封藏液，也是透化剂。可使干缩的细胞膨胀而透明，并能溶解淀粉粒、树脂、蛋白质、叶绿素及挥发油等，加热后透化效果更为明显。

4.3.2.2 甘油醋酸试液（斯氏液）：取甘油、冰醋酸与水各等份，混合即得。此液为常用封藏液，专用于观察淀粉粒形态，可使淀粉粒保持原形，便于测量其大小。

4.3.2.3甘油乙醇试液：取甘油1份，50%乙醇1份，混合即得。此液为封藏液，也是软化剂。常用于保存植物性材料及临时切片，有软化组织的作用。

4.3.2.4苏丹Ⅲ试液：取苏丹Ⅲ 0.01g，加90%乙醇5ml溶解后，加甘油5ml，摇匀即得，置棕色瓶内保存。此液可使木栓化、角质化细胞壁及脂肪油、挥发油、树脂等染成红色或淡红色。

4.3.2.5钌红试液：取10%醋酸钠溶液1~2ml，加钌红适量使呈酒红色即得。此液可使黏液染成红色。本液应临用新制。

4.3.2.6间苯三酚试液：取间苯三酚1g，加90%乙醇100ml使溶解，滤过即得。置棕色瓶内，暗外保存。此液与盐酸合用，可使木化细胞壁染成红色或紫红色。

4.3.2.7碘试液：取碘化钾0.5g，溶于少量水中，加碘1g，使溶解，加水至100ml即得，置棕色瓶内保存。此液可使淀粉粒染成蓝色或紫色；蛋白质或糊粉粒染成棕色或黄棕色。

4.3.2.8 硝铬酸试液：取硝酸10ml，加入100ml水中，混匀。另取铬酸10g，加水100ml使溶解。用时将两液等量混合即得。此液为常用的“植物组织解离液”。解离浸泡时间，按样品的质地不同而异。

4.3.2.9 α-萘酚试液：取15%的α-萘酚乙醇溶液10.5ml，缓缓加入硫酸6.5ml，混匀后再加乙醇40.5ml及水4ml，混匀即得。此液用于检查菊糖，染成紫红色，并很快溶解。

4.3.2.10硝酸汞试液（米隆氏试液）：取汞4.5g，加发烟硝酸3ml，至作用完毕，加等量水稀释即得。置棕色瓶内，暗处保存。此液可使糊粉粒染成砖红色。

4.3.2.11氯化锌碘试液：取碘化钾8g，加水8.5ml使溶解，再加无水氯化锌2.5g使溶解，加碘适量至饱和，即得。置棕色玻璃瓶内保存。此液用于检查木质化与纤维素细胞壁，前者显黄棕色，后者显蓝色或紫色。

4.3.2.12氯化汞试液、品红甘油胶、碱性品红溶液、稀盐酸、90%乙醇、硫酸。

4.3.3 药材（饮片）显微制片

4.3.3.1横切片或纵切片制片

4.3.3.1.1取供试品欲观察部位，经软化处理后，用徒手或滑走切片法，切成10～20μm的薄片，必要时可包埋后切片。选取平整的薄片置载玻片上，根据观察对象不同，滴加甘油醋酸试液、水合氯醛试液或其他试液1～2滴，盖上盖玻片。

4.3.3.1.2如需透化，可在载玻片上放有切片处滴加水合氯醛试液1～2滴，将载玻片于酒精灯火焰上方1～2cm处往返摆动加热，至边缘起小泡即停止加热，补充试液后再加热，直至切片透化完全为止。加热温度不宜过高，以防水合氯醛试液沸腾，使组织内带入气泡；加热时应将载玻片不断移动，以免受热不匀而炸裂。透化后放冷，加甘油乙醇溶液1～2滴，盖上盖玻片，贴上标签。冬季室温较低时，透化后可不待放冷即滴加甘油乙醇试液，以防水合氯醛结晶析出而妨碍观察。

4.3.3.2粉末制片：主要用于粉末状的药材和饮片及含饮片粉末的制剂的观察。

4.3.3.2.1粉末制片法：供试品粉末过四号或五号筛，挑取少许置载玻片上，滴加甘油醋酸试液、水合氯醛试液或其他适宜的试液，用针搅匀（如为酸或碱时，应用细玻棒代替针），待液体渗入粉末后，用左手食指与拇指夹持盖玻片的边缘，使其左侧与药液层左侧接触，再用右手持小镊子或解剖针托住盖玻片的右侧，缓缓放下，使液体逐渐漫延充满盖玻片下方。如液体未充满盖玻片，应从空隙相对边缘滴加液体，以防产生气泡；若液体过多，用滤纸片吸去溢出的液体，最后在载玻片的左端贴上标签或写上标记。必要时，按上法加热透化。

4.3.3.2.2成方制剂粉末制片：按剂型不同，分别处理样品，按粉末制片法装片观察。

4.3.3.2.2.1胶囊剂，直接取适量粉末（内容物为颗粒状，应研细）装片，或透化后装片。

4.3.3.3.2.2含挥发性成分的制剂，取其粉末进行微量升华装片。

4.3.3.3.2.3粉末制片的注意事项

（1）药材和饮片粉末制片时，每片取用量宜少不宜多，为使观察全面，可多做些制片。如取量多，显微特征重叠轮廓不清，反而费时，不易得出准确结论。成方制剂的粉末检查，是在多味饮片粉末中寻找某一味药的某一显微特征，有时较难查见，可以取粉末适量，置试管或小烧杯中，加水合氯醛试液透化（加适量甘油以防水合氯醛结晶析出），搅匀，用吸管吸取混悬液装片，观察。

（2）粉末样品如用水或稀甘油装片时，可先加少量乙醇使其润湿，以避免或减少气泡的形成，或反复将盖玻片沿一侧轻抬，亦可使多数气泡逸出。搅拌时产生的气泡可随时用针将其移出。

（3）装片用的液体如易挥发，装片后应立即观察。用水装片也较易蒸发而干涸，通常滴加少许甘油可延长保存时间。

4.3.3.3表面制片：主要用于叶类、花类（萼片、花瓣）、果实类、草质茎及鳞茎类等药材或饮片的表面特征如毛茸、气孔、表面细胞等的观察。质地菲薄的药材或饮片可以整体装片；较厚的药材或饮片则需撕下表皮装片。

4.3.3.3.1整体装片适用于较薄的叶片、萼片和花瓣。剪取欲观察部位约4mm^2的两小片，一正一反放在载玻片上，加水合氯醛试液，加热透化至透明为止，再滴加封藏液，盖上盖玻片，即得。

4.3.3.3.2表面撕离装片：凡较厚的或新鲜样品不便于整体装片者，多采用表面撕离装片。将软化或新鲜样品固定住，然后用镊子夹住要剥取撕离的部分，小心地撕离，或用解剖刀轻轻割（刮）去不需要的各层组织，只保留表皮层（上层或下层），将欲观察的表皮表面层朝上，置载玻片上，加水合氯醛试液加热透化后，再滴加封藏液，盖上盖玻片，即得。

4.3.3.4解离组织制片：适用于厚壁组织或输导组织等的单个细胞的显微观察。将供试品切成段（长约5mm，直径约2mm）或片（厚约1mm），观察纤维或导管等最好切成纵长的小段。根据细胞壁的性质，按照下列方法之一进行处理：对于薄壁组织占大部分，木化组织少或分散存在的样品，采用氢氧化钾法；若供试品质地坚硬，木化组织较多或集成较大群束，采用硝铬酸法或氯酸钾法。

4.3.3.4.1氢氧化钾法：将供试品置试管中，加5%氢氧化钾溶液适量，加热至用玻璃棒挤压能离散为止，倾去碱液，加水洗涤后，取出少量置载玻片上，用解剖针撕开，滴加稀甘油，盖上盖玻片。

4.3.3.4.2硝铬酸法：将供试品置试管中，加硝铬酸试液适量，使之浸没供试品，放置30~60分钟。坚硬的供试品时间需要长些，也可在水浴上微温，至用玻璃棒挤压能离散为止，倾去酸液，加水洗涤后，照氢氧化钾法装片。

4.3.3.4.3氯酸钾法：将样品置试管中，加硝酸溶液（1→2）及氯酸钾少量，缓缓加热，待产生的气泡渐少时，再及时加入氯酸钾少量，以维持气泡稳定地发生，至用玻璃棒挤压能离散为止，倾去酸液，加水洗涤后，照氢氧化钾法装片。

4.3.3.5注意事项：用氯酸钾法制片时，每次加入的氯酸钾不可过多，加热温度不宜过高，否则突沸容易使液体逸出管外。加热时间长短因样品的硬度和木化程度而异，通常需5~15分钟操作过程中产生的氯气有毒，应注意通风。置载玻片上，滴加硝铬酸试液使之浸没，盖上盖玻片，用硝铬酸法解离也可在载玻片上进行，即取一块厚度适当的切片，放置约20分钟后，轻轻压挤或移动玻片使之分离。其余操作同前。此法解离的细胞，可以看清其分离的组织部位。

4.3.3.6花粉粒与孢子制片：取花粉、花药（或小的花）、孢子或孢子囊群（干燥的供试品浸于冰醋酸中软化），用玻璃棒研碎，纱布滤过，滤液置离心管中，离心，取沉淀加新配制的醋酐与硫酸（9∶1）的混合液1～3ml，置水浴上加热2～3分钟，离心，取沉淀，用水洗涤2次，取沉淀物少量置载玻片上，可直接用水合氯醛试液装片，具体操作同粉末标本片。或加50％甘油与1%苯酚各1～2滴，用品红甘油胶［取明胶1g，加水6ml，浸泡至溶化，再加甘油7ml，加热并轻轻搅拌至完全混匀，用纱布滤于培养皿中，加碱性品红溶液（碱性品红0.1g，加无水乙醇600ml及樟油80ml，溶解）适量，混匀，凝固后即得］封藏观察。

4.3.3.7磨片法制片：凡需观察断面，而一般切片法又无法制作的标本，如坚硬的动物、矿物类药材或饮片，如珍珠、石决明、动物骨骼、矿石等可采用磨片法制片。选取合适的供试材料，一般厚度以1～2mm为度。先置粗磨石（或磨砂玻璃板）上，加适量水，用食指、中指夹住或压住材料，在磨石上往返磨砺，待两面磨平，且厚度约数百微米时，将材料移置细磨石上，加水，用软木塞压在材料上，往返磨砺至透明，用水冲洗，再用乙醇处理和甘油乙醇试液装片。

4.3.4含饮片粉末的制剂显微制片：按供试品不同剂型，散剂、胶囊剂（内容物为颗粒状，应研细），可直接取适量粉末；片剂取2～3片，水丸、糊丸、水蜜丸、锭剂等（包衣者除去包衣），取数丸或1～2锭，分别置乳钵中研成粉末，取适量粉末；蜜丸应将药丸切开，从切面由外至中央挑取适量样品或用水脱蜜后，吸取沉淀物少量，根据观察对象不同，分别按粉末制片法制片（1～5片）。

4.3.5细胞壁性质的鉴别

4.3.5.1木质化细胞壁：加间苯三酚试液1～2滴，稍放置，加盐酸1滴，因木质化程度不同，显红色或紫红色。

4.3.5.2木栓化或角质化细胞壁：加苏丹Ⅲ试液，稍放置或微热，显橘红色至红色。

4.3.5.3纤维素细胞壁：加氯化锌碘试液，或先加碘试液湿润后，稍放置，再加硫酸溶液（33→50），显蓝色或紫色。

4.3.5.4硅质化细胞壁：加硫酸无变化。

4.3.6细胞内含物性质的鉴别

4.3.6.1淀粉粒

4.3.6.1.1加碘试液，显蓝色或紫色。

4.3.6.1.2用甘油醋酸试液装片，置偏光显微镜下观察，未糊化的淀粉粒显偏光现象；已糊化的无偏光现象。

4.3.6.2糊粉粒

4.3.6.2.1加碘试液，显棕色或黄棕色。

4.3.6.2.2加硝酸汞试液，显砖红色。材料中如含有多量脂肪油，应先用乙醚或石油醚脱脂后进行试验。

4.3.6.3脂肪油、挥发油、树脂

4.3.6.3.1加苏丹班试液，显橘红色、红色或紫红色。

4.3.6.3.2加90%乙醇，脂肪油和树脂不溶解（蓖麻油及巴豆油例外），挥发油则溶解。

4.3.6.4菊糖：加10%α-萘酚乙醇溶液，再加硫酸，显紫红色并溶解。

4.3.6.5黏液：加钌红试液，显红色。

4.3.6.6草酸钙结晶

4.3.6.6.1加稀醋酸不溶解，加稀盐酸溶解而无气泡发生。

4.3.6.6.2加硫酸溶液（1→2）逐渐溶解，片刻后析出针状硫酸钙结晶。

4.3.6.7碳酸钙结晶（钟乳体）：加稀盐酸溶解，同时有气泡发生。

4.3.6.8硅质：加硫酸不溶解。

4.3.7显微测量：显微鉴定时用于测量细胞及细胞内含物等大小的方法，最多的是长度测量。常用的量具是目镜测微尺和载物台测微尺。

4.3.7.1目镜测微尺又称目镜量尺或目微尺，是放在目镜筒内的一种标尺，为一个直径18~20mm的圆形玻璃片，中央刻有精确等距离的平行线刻度，常为50或100格。目镜测微尺是用以直接测量物体的，但其刻度所代表的长度是根据显微镜放大倍数不同而改变的，故使用前必须用载物台测微尺来标定。

4.3.7.2 载物台测微尺又称镜台测微尺或台微尺，为一种特制的载玻片，中央粘贴有一刻有精细尺度的圆形玻片，通常将长1mm（或2mm）精确等分为100（或200）小格，每1小格长为10μm，用以标定目镜测微尺。

4.3.7.3目镜测微尺的标定用以确定使用同一显微镜及特定倍数的物镜、目镜和镜筒长度时，目镜测微尺每一小格所代表的长度。

标定方法：将载物台测微尺置显微镜载物台上，在高倍物镜（或低倍物镜）下，对光调焦，并将测微尺刻度物像移至视野中央。从镜筒中取下目镜，旋下接目镜的目镜盖，将目镜测微尺（正面向上）放入目镜筒中部的光栏上，旋上目镜盖后返置镜筒上。此时在视野中，除载物台测微尺的物像外，还同时可观察到目镜测微尺的分度小格，移动载物台测微尺和旋转目镜，使两种量尺的刻度平行，并使目镜测微尺左边的“0”刻度线与载物台测微台的某刻度线相重合，然后再找第二条重合刻度线。根据两条重合线间两种测微尺的小格数，计算出目镜测微尺每一小格在该物镜条件下相当的长度（μm）。目镜测微尺77个小格（0~77）与载物台测微尺的30个小格（0.7~1.0）相当，已知载物台测微尺每一小格的长度为10μm，目镜测微尺每一小格的长度为10μm × 30 ÷ 77=3.8μm。当测定时要用不同的放大倍数时，应分别标定。

4.3.7.4细胞及内含物的测量方法：将需测量的目的物的显微制片置显微镜载物台上，对光，调焦，移动载玻片，使需测量的目的物置于目镜量尺范围内，调清物像，用目镜测微尺测量目的物的小格数，乘以上述每一小格相当的长度（μm），即得。

例如：测量淀粉粒长径为20小格，每小格长3.8μm，3.8μm × 20=76μm。

4.3.7.5注意事项

4.3.7.5.1 通常在高倍镜下进行测量，因目镜测微尺的每一小格的长度值较小，结果较为准确。但要测量较长的目的物如纤维、导管、非腺毛等，在低倍镜下测量较为方便。

4.3.7.5.2应记录每次测量数据，并分析数据的最小量值、最大量值和多见量值（μm）。允许有少量数值略高或略低于规定。如浙贝母淀粉粒直径为6～56μm，表示最小量值和最大量值；如为6～40～56μm，中间的数值表示多见量值。测量直径时，应以物体中部为准。

4.4显微鉴别法注意事项

4.4.1粉碎用具用毕后，必须处理干净并干燥后才能用于另一种药材或饮片的粉碎。

4.4.2所用盖玻片和载玻片应保持洁净。新片要用洗液浸泡或用肥皂水煮半小时取出，先用流水冲洗后，再用蒸馏水冲洗1～2次后，置于70%～90%乙醇中，备用。

4.4.3显微鉴别实验时，应先观察淀粉粒、菊糖等，再观察其他显微特征。所以，一般先以甘油醋酸试液装片观察，然后以水合氯醛试液装片观察，最后加热透化或滴加其他试液进行观察。每步骤观察结果均应作记录。

4.4.4可借助偏光装置寻找和观察，尤其是淀粉粒、结晶、纤维、石细胞、导管等显微特征。

4.4.5鉴别成方制剂前，应了解处方组成和制法，分析处方中各种饮片的主要鉴别特征及用量的多少。进行显微鉴别时，应观察3～5张装片，使特征不致遗漏。

4.5记录：要求详细、清晰、明确、真实。

4.5.1 组织特征的记录，应以从外至内的次序进行，对有鉴别意义的特征需详细地描述；一般应绘制简图。必要时，应利用显微描绘器或显微摄影装置绘制详图或提供显微照片，并注明放大倍数，或加比例尺。

4.5.2 粉末显微鉴别时，先记录原粉末的色泽、气味。然后边观察、边记录。注意观察的全面性。观察每张粉末片时，应自上左至下右，呈“之”字形扫描，逐渐移动装片，全面观察目的物，描述其特征，测量其长度，并注意统计最小量值、多见量值、最大量值。一一记录。通常以先多数后少数的顺序描述特征，并标明“多见”“少见”“偶见”。注意着重描述有鉴别意义的组织、细胞和内含物，对于各类药材和饮片均具有的一些基本组织，如叶类药材和饮片有栅栏细胞、海绵细胞、细小导管等可不作重点描述。

4.5.3 应注意标准规定以外的异常显微特征的记录，并根据药材和饮片的基原、成方制剂的处方和制法综合分析，必要时可采用对照药材或已经鉴定品种的药材为对照进行判断。

4.6 结论：根据观察、记录的样品显微特征与标准规定内容或与对照药材比较是否相符，断定其真伪或是否有掺伪，以及成方制剂投料的真实性。

规程文件11：

浸出物测定法标准操作规程

文件编码	*******	页次：×/×

文件形成及控制：

	部门	姓名	签名	日期
起草人	QC人员	***		年 月 日
审核人	QA人员	***		年 月 日
	QC主管	***		年 月 日
	质量管理负责人	***		年 月 日
执行日期	年 月 日			
颁发部门	质量管理部	年 月 日		
	存档（书面、电子文档）各2份	颁发份数	各部门1份，共1份	
分发部门	物控管理部[ ]	质量管理部[ ]	生产管理部[ ]	
	设备管理部[ ]	安全管理部[ ]	营销管理部[ ]	
	企业管理部[ ]	财务管理部[ ]	药物警戒部[ ]	

文件修订历史：

历史版本号	执行日期	修订内容及原因

1.目的

建立浸出物测定法标准操作规程，并按照规程进行检验，保证检验操作规范化。

2.范围

适用于浸出物测定法的测定。

3.职责

实验室所有检验人员按此管理规程执行。

4.内容

4.1标准依据：《中国药典》2020年版。

4.2 简述

4.2.1浸出物测定法：系指用水、乙醇或其他适宜溶剂，有针对性地对药材及制剂中可溶性物质进行测定的方法。适用于有效成分尚不清楚或确实无法建立含量测定，以及虽建立含量测定，但所测含量值甚微的药材及制剂。是控制药品质量的指标之一。

4.2.2 本法根据采用溶剂不同分为水溶性浸出物、醇溶性浸出物及挥发性醚浸出物等三种测定法。

4.3检验操作方法

4.3.1仪器与用具

4.3.3.1 分析天平，感量0.1mg。

4.3.3.2 药筛二号、四号筛。

4.3.3.3 锥形瓶 100～250ml，250～500ml。

4.3.3.4 移液管 20ml，25ml，50ml，100ml。

4.3.3.5 蒸发皿 50ml。

4.3.3.6 干燥器直径约30cm。

4.3.3.7 电烘箱温度50～300℃，控温精度 ±1℃。

4.3.3.8 电炉或电热套、水浴锅（可调温）。

4.3.3.9 冷凝管。

4.3.3.10 索氏提取器。

4.3.2 试药与试液

4.3.2.1 乙醇、乙醚等均为分析纯。

4.3.2.2 干燥剂五氧化二磷为化学纯。

4.3.3操作方法

4.3.3.1水溶性浸出物测定法

4.3.3.1.1 冷浸法：测定用的供试品须粉碎，使能通过二号筛，并混合均匀。取供试品约4g，精密称定，置250～300ml的锥形瓶中。精密加入水100ml，塞紧，冷浸，前6小时内时时振摇，再静置18小时，用干燥滤器迅速滤过。精密量取滤液20ml，置已干燥至恒重的蒸发皿中，在水浴上蒸干后，于105℃干燥3小时，移置干燥器中，冷却30分钟，迅速精密称定重量。除另有规定外，以干燥品计算供试品中水溶性浸出物的含量（%）。

4.3.3.1.2 热浸法：取供试品2～4g，精密称定，置100～250ml的锥形瓶中。精密加入水50～100ml，塞紧，称定重量，静置1小时后，连接回流冷凝管，加热至沸腾，并保持微沸1小时。放冷后，取下锥形瓶，密塞，称定重量，用水补足减失重量，摇匀，用干燥滤器滤过。精密量取滤液25ml，置已干燥至恒重的蒸发皿中，在水浴上蒸干后，于105℃干燥3小时，移置干燥器中，冷却30分钟，迅速精密称定重量。除另有规定外，以干燥品计算供试品中水溶性浸出物的含量（%）。

4.3.3.2醇溶性浸出物测定法：照水溶性浸出物测定法测定（热浸法须在水浴上加热）。除另有规定外，以各项下规定浓度的乙醇代替水为溶剂。

4.3.3.3挥发性醚浸出物测定法：测定用的供试品须粉碎，使能通过四号筛，并混合均匀。取供试品2～5g，精密称定，置五氧化二磷干燥器中干燥12小时，置索氏提取器中，加乙醚适量，加热回流8小时，取乙醚液，置干燥至恒重的蒸发皿中，放置，挥去乙醚，残渣置五氧化二磷干燥器中干燥18小时，精密称定，缓缓加热至105℃，并于105℃干燥至恒重，其减失的重量即为挥发性醚浸出物的重量，计算即得。

4.4 记录与计算

4.4.1 记录

记录精密加水（乙醇）的体积、冷浸、加热回流时间、精密量取续滤液体积、干燥温度、蒸发皿恒重数据，供试品称量数据，干燥后及恒重的数据。

4.4.2 计算

$$\text{水（醇）溶性浸出物体\%}=\frac{\text{（浸出物及蒸发皿重}-\text{蒸发皿重）}\times\text{加水（乙醇）的体积}}{\text{供试品重量}\times\text{量取续滤液的体积}}\times 100\%$$

$$\text{挥发性醚浸出物（\%）}=$$

$$\frac{105℃\text{干燥前浸出物及蒸发皿重}-105℃\text{干燥后浸出物及蒸发皿重}}{\text{供试品的重量}}\times 100\%$$

4.5 注意事项

4.5.1 浸出物测定，供试品应测定2份，且相对平均偏差应小于5%。

4.5.2 凡以干燥品计算，操作时同时测定水分含量，计算时扣除水分的含量，未规定的，可不以干燥品计。

4.5.3 对于浸出物含量较高的供试品，在水浴中蒸干时应注意，先蒸至近干，然后旋转蒸发皿使浸出物均匀铺于蒸发皿中，最后在蒸干。

4.5.4 挥发性醚浸出物测定时“残渣置五氧化二磷干燥器中，干燥18小时”一步操作主要目的是除去醚浸出物中的水分，以防止在下一步加热操作中水分蒸发干扰测定，如果水分较多应及时更换干燥器中的五氧化二磷干燥剂。蜜丸测定挥发性醚浸出物时，供试品应尽量剪碎，以提高浸出效率。

4.5.5 浸出物测定应选择对有效成分溶解度大，非有效成分或杂质溶解度小的溶剂。

规程文件 12：

挥发油测定法标准操作规程

文件编码	*******	页次：×/×

文件形成及控制：

	部门	姓名	签名	日期
起草人	QC人员	***		年 月 日
审核人	QA人员	***		年 月 日
	QC主管	***		年 月 日
	质量管理负责人	***		年 月 日
执行日期	年 月 日			
颁发部门	质量管理部	年 月 日		
	存档（书面、电子文档）各2份	颁发份数	各部门1份，共1份	
分发部门	物控管理部 [ ]	质量管理部 [ ]	生产管理部 [ ]	
	设备管理部 [ ]	安全管理部 [ ]	营销管理部 [ ]	
	企业管理部 [ ]	财务管理部 [ ]	药物警戒部 [ ]	

文件修订历史：

历史版本号	执行日期	修订内容及原因

1.目的

建立挥发油测定法标准操作规程，并按照规程进行检验，保证检验操作规范化。

2.范围

适用于挥发油测定法的测定。

3.职责

实验室所有检验人员按此管理规程执行。

4.内容

4.1标准依据：《中国药典》2020年版。

4.2简述：本法是采用的蒸气蒸馏法，其方法是将药材粗粉先用水浸泡，然后通入水蒸气，使挥发油和水蒸气一同蒸出，再通过不同方法或直接分层分取挥发油的方法。

4.3检验操作方法

4.3.1仪器与用具

4.3.1.1硬质圆底烧瓶。

4.3.1.2挥发油测定器。

4.3.1.3回流冷凝管。

4.3.1.4玻璃珠。

4.3.2试药与试液：二甲苯（分析纯）。

4.3.3挥发油仪器装置的准备：照《中国药典》2020年版四部（通则2204 挥发油测定法）仪器装置图连接（附图12-1）。A为1000ml（或500ml、2000ml）的硬质圆底烧瓶，上接挥发油测定器B，B的上端连接回流冷凝管C。以上各部均用玻璃磨口连接。测定器B应具有0.1ml的刻度。全部仪器应充分洗净，并检查接合部分是否严密，以防挥发油逸出。

4.3.4操作方法：测定用的供试品，除另有规定外，须粉碎使能通过二号至三号筛，并混合均匀备用。

4.3.4.1甲法：本法适用于测定相对密度在1.0以下的挥发油。取供试品适量（约相当于含挥发油0.5～1.0ml），称定重量（准确至0.01g），置烧瓶中，加水300～500ml（或适量）与玻璃珠数粒，振摇混合后，连接挥发油测定器与回流冷凝管。自冷凝管上端加水使充满挥发油测定器的刻度部分，并溢流入烧瓶时为止。置电热套中或用其他适宜方法缓缓加热至沸，并保持微沸约5小时，至测定器中油量不再增加，停止加热，放置片刻，开启测定器下端的活塞，将水缓缓放出，至油层上端到达刻度0线上面5mm处为止。放置1小时以上，再开启活塞使油层下降至其上端恰与刻度0线平齐，读取挥发油量，并计算供试品中挥发油的含量（%）。

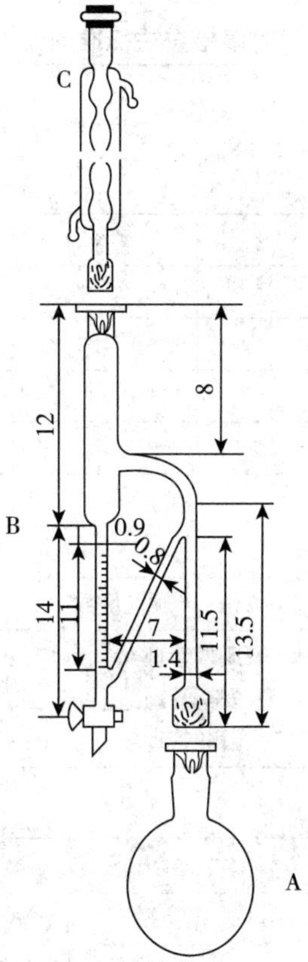

单位：cm

附图 12-1　挥发油测定仪器装置

4.3.4.2乙法：本法适用于测定相对密度在1.0以上的挥发油。取水约300ml与玻璃珠数粒，置烧瓶中，连接挥发油测定器。自测定器上端加水使充满刻度部分，并溢流入烧瓶时为止，再用移液管加入二甲苯1ml，然后连接回流冷凝管。将烧瓶内容物加热至沸腾，并继续蒸馏，其速度以保持冷凝管的中部呈冷却状态为度，30分钟后，停止加热，放置15分钟以上，读取二甲苯的容积，然后照甲法自“取供试品适量”起，依法测定，自油层量中减去二甲苯量，即为挥发油量，再计算供试品中挥发油的含量（%）。

4.4注意：装置中挥发油测定器的支管分岔处应与基准线平行。

规程文件 13：

崩解时限检查法标准操作规程

文件编码	*******	页次：×/×

文件形成及控制：

	部门	姓名	签名	日期
起草人	QC人员	***		年 月 日
审核人	QA人员	***		年 月 日
	QC主管	***		年 月 日
	质量管理负责人	***		年 月 日
执行日期	年 月 日			
颁发部门	质量管理部	年 月 日		
	存档（书面、电子文档）各2份	颁发份数	各部门1份，共1份	
分发部门	物控管理部［ ］	质量管理部［ ］	生产管理部［ ］	
	设备管理部［ ］	安全管理部［ ］	营销管理部［ ］	
	企业管理部［ ］	财务管理部［ ］	药物警戒部［ ］	

文件修订历史：

历史版本号	执行日期	修订内容及原因

1.目的

建立崩解时限检查法标准操作规程。

2.范围

本标准适用于崩解时限检查法的测定。

3.职责

质量管理部QC人员按此标准操作规程进行检查。

4.内容

4.1标准依据：《中国药典》2020年版。

4.2简述

4.2.1本法适用于检查口服固体制剂在规定条件下的崩解情况。

4.2.2崩解系指口服固体制剂在规定条件下全部崩解溶散或成碎粒，除不溶性包衣材料或破碎的胶囊壳外，应全部通过筛网。如有少量不能通过筛网，但已软化或轻质上漂且无硬心者，可作符合规定论。

4.2.3除另有规定外，凡规定检查溶出度、释放度或分散均匀性的制剂，不再进行崩解时限检查。

4.3 检验操作方法

4.3.1 片剂

4.3.1.1 试剂与试药：盐酸、磷酸二氢钾、氢氧化钠、磷酸氢二钾、磷酸二氢钠、磷酸氢二钠、胰酶、胃蛋白酶。

4.3.1.2 仪器装置与用具：采用升降式崩解仪，主要结构为一能升降的金属支架与下端镶有筛网的吊篮，并附有挡板。烧杯（1000ml）、温度计（1℃）。升降的金属支架上下移动距离为55mm ± 2mm，往返频率为每分钟30 ~ 32次。

4.3.1.2.1 吊篮：玻璃管6根，管长77.5mm ± 2.5mm，内径21.5mm，壁厚2mm；透明塑料板2块，直径90mm，厚6mm，板面有6个孔，孔径26mm；不锈钢板1块（放在上面一块塑料板上），直径90mm，厚1mm，板面有6个孔，孔径22mm；不锈钢丝筛网1张（放在下面一块塑料板下），直径90mm，筛孔内径2.0mm；以及不锈钢轴1根（固定在上面一块塑料板与不锈钢板上），长80mm。将上述玻璃管6根垂直置于2块塑料板的孔中，并用3只螺丝将不锈钢板、塑料板和不锈钢丝筛网固定，即得（附图13-1）。

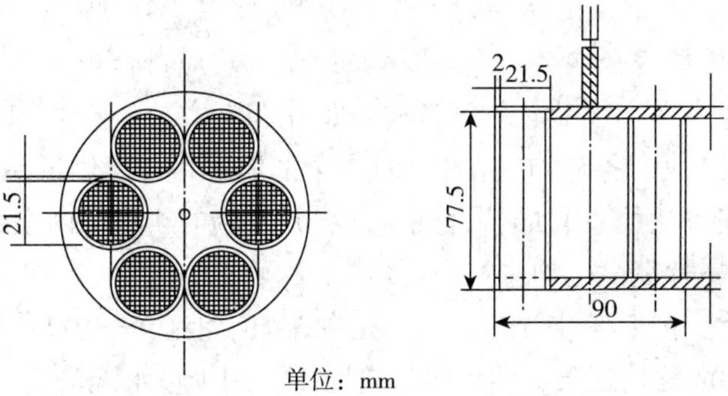

单位：mm

附图 13-1　升降式崩解仪器吊篮结构

4.3.1.2.2 挡板：为一平整光滑的透明塑料块，相对密度1.18 ~ 1.20，直径20.7mm ± 0.15mm，厚9.5mm ± 0.15mm；挡板共有5个孔，孔径2mm，中央1个孔，其余4个孔距中心6mm，各孔间距相等，挡板侧边有4个等距离的V形槽，V形槽上端宽9.5mm，深2.55mm，底部开口处的宽与深度均为1.6mm（附图13-2）。

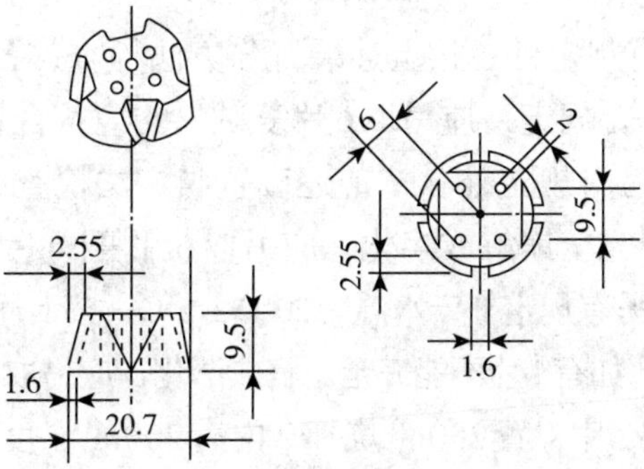

单位：mm

附图 13-2　升降式崩解仪挡板结构

4.3.1.3检查法

4.3.1.3.1将吊篮通过上端的不锈钢轴悬挂于金属支架上，浸入1000ml烧杯中，并调节吊篮位置使其下降时筛网距烧杯底部25mm，烧杯内盛有温度为37℃±1℃的水，调节水位高度使吊篮上升时筛网在液面下15mm处，吊篮顶部不可浸没于溶液中。

4.3.1.3.2除另有规定外，取供试品6片，分别置上述吊篮的玻璃管中，启动崩解仪进行检查，各片均应在15分钟内全部崩解。如有1片不能完全崩解，应另取6片复试，均应符合规定。

4.3.1.3.3中药浸膏片、半浸膏片和全粉片，按上述装置，每管加挡板1块，启动崩解仪进行检查，全粉片各片均应在30分钟内全部崩解；浸膏（半浸膏）片各片均应在1小时内全部崩解。如果供试品黏附挡板，应另取6片，不加挡板按上述方法检查，应符合规定。如有1片不能完全崩解，应另取6片复试，均应符合规定。

4.3.1.3.4薄膜衣片：按上述装置与方法检查，并可改在盐酸溶液（9→1000）中进行检查，化药薄膜衣片应在30分钟内全部崩解。中药薄膜衣片，则每管加挡板1块，各片均应在1小时内全部崩解，如果供试品黏附挡板，应另取6片，不加挡板按上述方法检查，应符合规定。如有1片不能完全崩解，应另取6片复试，均应符合规定。

4.3.1.3.5糖衣片：按上述装置与方法检查，化药糖衣片应在1小时内全部崩解。中药糖衣片则每管加挡板1块，各片均应在1小时内全部崩解，如果供试品黏附挡板，应另取6片，不加挡板按上述方法检查，应符合规定。各片均应在1小时内全部崩解。如有1片不能完全崩解，应另取6片复试，均应符合规定。

4.3.1.3.6肠溶片：按上述装置与方法，先在盐酸溶液（9→1000）中检查2小时，每片均不得有裂缝、崩解或软化现象；然后将吊篮取出，用少量水洗涤后，每管加入挡板1块，再按上述方法在磷酸盐缓冲液（pH 6.8）中进行检查，1小时内应全部崩解。如有1片不能完全崩解，应另取6片复试，均应符合规定。

4.3.1.3.7结肠定位肠溶片：除另有规定外，按上述装置照各品种项下规定检查，各片在盐酸溶液（9→1000）及pH 6.8以下的磷酸盐缓冲液中均应不得有裂缝、崩解或软化现象，在pH 7.5~8.0 的磷酸盐缓冲液中1 小时内应完全崩解。如有1片不能完全崩解，应另取6片复试，均应符合规定。

4.3.1.3.8含片：除另有规定外，按上述装置与方法检查，各片均不应在10分钟内全部崩解或溶化。如有1片不符合规定，应另取6片复试，均应符合规定。

4.3.1.3.9舌下片：除另有规定外，按上述装置与方法检查，各片均应在5分钟内全部崩解并溶化。如有1片不能完全崩解或溶化，应另取6片复试，均应符合规定。

4.3.1.3.10可溶片：除另有规定外，水温为20℃±5℃，按上述装置与方法检查，各片均应在3分钟内全部崩解并溶化。如有1片不能完全崩解或溶化，应另取6片复试，均应符合规定。

4.3.1.3.11泡腾片：取1片，置250ml烧杯（内有200ml温度为20℃±5℃的水）中，有许多气泡放出，当片剂或碎片周围的气体停止逸出时，片剂应溶解或分散在水中，无聚集的颗粒剩留。除另有规定外，同法检查6片，各片均应在5分钟内崩解。如有1片不能完全崩解，应另取6片复试，均应符合规定。

4.3.1.3.12口崩片：除另有规定外，照下述方法检查。

4.3.1.3.12.1仪器装置：主要结构为一能升降的金属支架与下端镶有筛网的不锈钢管。升降的金属支架上下移动距离为10mm ± 1mm，往返频率为每分钟30次。

4.3.1.3.12.2崩解篮：不锈钢管，管长30mm，内径13.0mm，不锈钢筛网（镶在不锈钢管底部）筛孔内径710μm（附图13-3）。

4.3.1.3.12.3检查法：将不锈钢管固定于金属支架上，浸入1000ml杯中，杯内盛有温度为37℃ ± 1℃水约900ml，调节水位高度使不锈钢管最低位时筛网在水面下15mm ± 1mm。启动仪器，取本品1片，置上述不锈钢管中进行检查，应在60秒内全部崩解并通过筛网，如有少量轻质上漂或黏附于不锈钢管内壁或筛网，但无硬心者，可作符合规定论。重复测定6片，均应符合规定。如有1片不符合规定，应另取6片复试，均应符合规定。

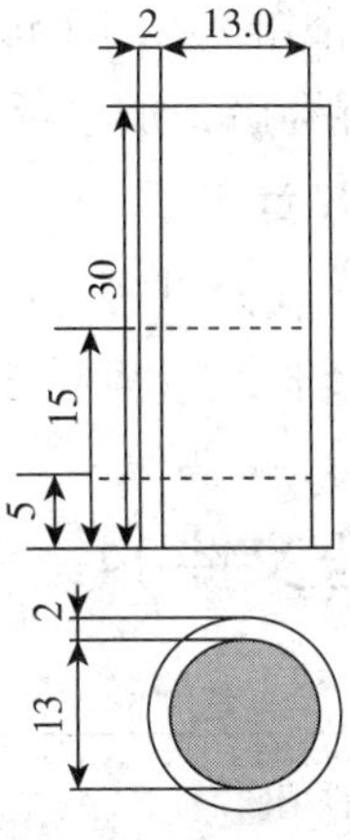

附图13-3　升降式崩解仪挡板结构

4.3.2胶囊剂

4.3.2.1硬胶囊或软胶囊：除另有规定外，取供试品6粒，按片剂的装置与方法（化药胶囊若漂浮于液面，可加挡板；中药胶囊加挡板）进行检查，硬胶囊应在30分钟内全部崩解；软胶囊应在1小时内全部崩解，以明胶为基质的软胶囊可改在人工胃液中进行检查。如有1粒不能完全崩解，应另取6粒复试，均应符合规定。

4.3.2.2肠溶胶囊：除另有规定外，取供试品6粒，按上述装置与方法，先在盐酸溶液（9→1000）中不加挡板检查2小时，每粒的囊壳均不得有裂缝或崩解现象；继将吊篮取出，用少量水洗涤后，每管加入挡板，再按上述方法，改在人工肠液中进行检查，1小时内全部崩解。如有1粒不能完全崩解，应另取6粒复试，均应符合规定。

4.3.2.3结肠肠溶胶囊剂：除另有规定外，取供试品6粒，按上述装置与方法，先在盐酸溶液（9→1000）中不加挡板检查2小时，每粒的囊壳均不得有裂缝或崩解现象；将吊篮取出，用少量水洗涤后，再按上述方法，在磷酸盐缓冲液（pH 6.8）中不加挡板检查3小时，每粒的囊壳均不得有裂缝或崩解现象；续将吊篮取出，用少量水洗涤后，每管加入挡板，再按上述方法，改在磷酸盐缓冲液（pH 7.8）中进行检查，1小时内全部崩解。如有1粒不能完全崩解，应另取6粒复试，均应符合规定。

4.3.3滴丸剂

4.3.3.1按片剂的装置，但不锈钢丝网的筛孔内径应为0.42mm；除另有规定外，取供试品6粒，按上述方法检查，应在30分钟内全部溶散，包衣滴丸应在1小时内全部溶散。如有1粒不能完全溶散，应另取6粒复试，均应符合规定。

4.3.3.2以明胶为基质的滴丸，可改在人工胃液中进行检查。

4.4 人工胃液与人工肠液的配制

4.4.1 人工胃液：取稀盐酸16.4ml，加水约800ml与胃蛋白酶10g，摇匀后，加水稀释成1000ml，即得。

4.4.2 人工肠液：即磷酸盐缓冲液（含胰酶）（pH 6.8）（取磷酸二氢钾6.8g，加水500ml使溶解，用0.1mol/L氢氧化钠溶液调节pH值至6.8；另取胰酶10g，加水适量使溶解，将两液混合后，加水稀释至1000ml，即得）。

4.5 注意事项

4.5.1 在测试过程中，烧杯内的水温（或介质温度）应保持在37℃ ± 1℃。

4.5.2 每测试一次后，应清洗吊篮的玻璃内壁及筛网、挡板等，并重新更换水或规定的介质。

规程文件14：

硫酸盐检查法标准操作规程

文件编码	*******	页次：×/×

文件形成及控制：

	部门	姓名	签名	日期
起草人	QC人员	***		年 月 日
审核人	QA人员	***		年 月 日
	QC主管	***		年 月 日
	质量管理负责人	***		年 月 日
执行日期	年 月 日			
颁发部门	质量管理部	年 月 日		
	存档（书面、电子文档）各2份	颁发份数	各部门1份，共1份	
分发部门	物控管理部[ ] 设备管理部[ ] 企业管理部[ ]	质量管理部[ ] 安全管理部[ ] 财务管理部[ ]	生产管理部[ ] 营销管理部[ ] 药物警戒部[ ]	

文件修订历史：

历史版本号	执行日期	修订内容及原因

1. 目的

建立硫酸盐检查法标准操作规程。

2. 范围

本标准适用于药品中微量硫酸盐的限度检查。

3. 职责

质量管理部QC人员按此标准操作规程进行检查。

4. 内容

4.1 标准依据：《中国药典》2020年版。

4.2 简述：微量硫酸盐在盐酸酸性溶液中与氯化钡作用生成硫酸钡浑浊液，与一定量的标准硫酸钾溶液在同一操作条件下生成的浑浊液比较，以检查供试品中硫酸盐的限量。

4.3 检验操作方法

4.3.1 主要仪器与用具：纳氏比色管，50ml，应选玻璃质量好、配对、无色（尤其管底）、管的直径大小相等、管上的刻度高低一致的纳氏比色管进行试验。

4.3.2 试药与试液：配制标准硫酸钾溶液：称取硫酸钾0.181g，置1000ml量瓶中，加水适量使溶解并稀释至刻度，摇匀，即得（每1ml相当于100μg的SO_4）。

4.3.3 操作方法

4.3.3.1 供试品溶液的配制：除另有规定外，取各品种项下规定量的供试品，置50ml纳氏比色管中，加水溶解使成约40ml；溶液如显碱性，可滴加盐酸使遇pH试纸显中性；溶液如不澄清，应滤过；加稀盐酸2ml，摇匀，即得。

4.3.3.2 对照溶液的配制：取该品种项下规定量的标准硫酸钾溶液，置另一50ml纳氏比色管中，加水使成约40ml，加稀盐酸2ml，摇匀，即得。

4.3.3.3 于供试品溶液与对照溶液中，分别加入25%氯化钡溶液5ml，用水稀释使成50ml，充分摇匀，放置10分钟，同置黑色背景上，从比色管上方向下观察，比较所产生的浑浊，即得。

4.3.3.4 供试品溶液如带颜色，除另有规定外，可取供试品溶液两份，分别置50ml纳氏比色管中，一份加25%氯化钡溶液5ml，摇匀，放置10分钟，如显浑浊，可反复滤过，至滤液完全澄清，再加规定量的标准硫酸钾溶液与水适量使成50ml，摇匀，放置10分钟，作为对照溶液；另一份加25%氯化钡溶液5ml与水适量使成50ml，摇匀，放置10分钟，按上述方法与对照溶液比较所产生的浑浊，即得。

4.4 记录：记录实验时室温、取样量、标准硫酸钾溶液的浓度和所取毫升数，以及比较所产生浑浊的观察结果。

4.5 结果与判定：供试品管的浑浊浅于对照管的浑浊，判为符合规定；如供试品管的浑浊浓于对照管，则判为不符合规定。

4.6 注意事项

4.6.1 供试品溶液如需过滤，应预先用盐酸酸化的水洗净滤纸中可能带来的硫酸盐，再滤过供试品溶液，使其澄清。

4.6.2 加入25%氯化钡溶液后，应充分摇匀，以免影响浊度。

4.6.3配制的5%氯化钡溶液存放时间过久，如有沉淀析出，即不能使用，应予重配。

4.6.4应将供试品管与对照管同置黑色台面上，自上向下观察浊度，较易判断。必要时，可变换供试品管和对照管的位置后观察。

4.6.5纳氏比色管用后应立即用水冲洗，不应用毛刷刷洗，以免划出条痕损伤比色管。

规程文件15：

气相色谱法标准操作规程

文件编码	*******	页次：×/×

文件形成及控制：

	部门	姓名	签名	日期
起草人	QC人员	***		年 月 日
审核人	QA人员	***		年 月 日
	QC主管	***		年 月 日
	质量管理负责人	***		年 月 日
执行日期	年 月 日			
颁发部门	质量管理部	年 月 日		
	存档（书面、电子文档）各2份	颁发份数	各部门1份，共1份	
分发部门	物控管理部[ ]	质量管理部[ ]	生产管理部[ ]	
	设备管理部[ ]	安全管理部[ ]	营销管理部[ ]	
	企业管理部[ ]	财务管理部[ ]	药物警戒部[ ]	

文件修订历史：

历史版本号	执行日期	修订内容及原因

1.目的

建立气相色谱法检验标准操作规程，并按照规程进行检验，保证检验操作规范化。

2.范围

适用于气相色谱法的测定。

3.职责

实验室所有检验人员按此管理规程执行。

4.内容

4.1标准依据：《中国药典》2020年版。

4.2简述：气相色谱法系采用气体为流动相（载气）流经装有填充剂的色谱柱进行分离测定的色谱方法。物质或其衍生物气化后，被载气带入色谱柱进行分离，各组分先后进入检测器，用数据处理系统记录色谱信号。

4.3检验操作方法

4.3.1 对仪器的一般要求：所用的仪器为气相色谱仪，由载气源、进样部分、色谱柱、柱温箱、检测器和数据处理系统等组成。进样部分、色谱柱和检测器的温度均应根据分析要求适当设定。

4.3.2对仪器的性能要求

4.3.2.1仪器应按现行国家技术监督局“气相色谱仪检定规程”的要求作定期检定。

4.3.2.2气路系统

4.3.2.2.1载气源：气相色谱法的流动相为气体，称为载气，氦、氮和氢可用作载气，可由高压钢瓶或高纯度气体发生器提供，经过适当的减压装置，以一定的流速经过进样器和色谱柱；根据供试品的性质和检测器种类选择载气，除另有规定外，常用载气为氮气。氮气纯度最好使用99.99%的高纯氮。但填充柱以氢火焰离子化检测器也可以采用99.9%纯氮。实际工作中要在气源与仪器之间连接气体净化装置。气体中的杂质主要是一些永久气体、低分子有机化合物和水蒸气，一般采用装有分子筛（如5A分子筛或13X分子筛）的过滤器以吸附有机杂质，采用变色硅胶除去水蒸气。要定期更换净化装置中的填料，分子筛可以重新活化后再使用。活化方法是将分子筛从过滤装置中取出，置于坩锅中，置于马福炉内加热到400～600℃，活化4～6小时。硅胶变红时也要进行活化，方法是在烘箱中140℃左右加热2小时即可。大部分气相色谱仪器本身带有气体净化器，也要注意定期更换填料。即使这样的仪器，也应该在气源和仪器之间附加一个净化装置。

4.3.2.2.2目前氮气和氢气气源主要有高压钢瓶和气体发生器两种，高压钢瓶的气体纯度高、质量好，但是更换不方便。气体发生器使用方便，但是气体纯度不高。另外，空气压缩机是以实验室空气为气体来源的，且一些空气压缩机可能将油带入气体，故有机杂质含量可能会高一些，要注意经常更换净化装置。

4.3.2.2.3气路连接、气流指示和调节：如果采用高压钢瓶，在安装气瓶减压阀时，应先将瓶口联结处的灰尘擦干净，将瓶口向外，旋阀门开关放气数次，吹除灰尘，将减压阀用扳手拧紧，再用联接管将减压阀出口联至气相色谱仪。用检漏液（表面活性剂溶液）检查连接处气密性。

4.3.2.3进样部分：进样方式一般可采用溶液直接进样、自动进样或顶空进样。

4.3.2.3.1 溶液直接进样采用微量注射器、微量进样阀或有分流装置的气化室进样；采用溶液直接进样或自动进样时，进样口温度应高于柱温30～50℃；进样量一般不超过数微升；柱径越细，进样量应越少，采用毛细管柱时，一般应分流以免过载。

4.3.2.3.2顶空进样适用于固体和液体供试品中挥发性组分的分离和测定。将固态或液态的供试品制成供试液后，置于密闭小瓶中，恒温控制的加热室中加热至供试品中挥发性组分在液态和气态达到平衡后，由进样器自动吸取一定体积的顶空气注入色谱柱中。

4.3.2.3.3 进样量的大小、进样时间的长短，直接影响到柱的分离和最终定量结果。

4.3.2.3.4 进样口和进样口技术

4.3.2.3.4.1 填充柱进样口：是目前最为常用，也是最简单、最容易操作的进样口，该进样口的作用就是提供一个样品汽化室，所有汽化的样品都被载气带入色谱柱进行分离。进样口可以配置，也可以不配置隔垫吹扫装置。这种进样口可连接玻璃或不锈钢填充柱，还可连接大口径毛细管柱作直接进样分析。

4.3.2.3.4.2 分流/不分流进样口：是最常用的毛细管柱进样口。它既可用作分流进样，也可用作不分流进样。与填充柱进样口相比，该进样口有分流气出口及其控制装置，且除了进样口前有一个控制阀外，在分流气路上还有一个柱前压调节阀，而且二者使用的衬管结构不同。分流进样适合于大部分可挥发样品，能够有效地防止柱污染。分流进样的适用范围宽、灵活性很大、分流比可调范围广，为毛细管气相色谱的首选进样方式。分流进样的进样量一般不超过2μl，最好控制在0.5μl以下，常用的分流比为10：1～200：1，样品浓度大或进样量大时，分流比可相应增大，反之则减小。采用分流进样时要注意分流歧视现象（指在一定分流比条件下，不同样品组分的实际分流比是不同的，这就会造成进入色谱柱的样品组成不同于原来的样品组成，从而影响定量分析的准确度）。不均匀汽化是分流歧视的主要原因之一，另外一个原因是不同样品组分在载气中的扩散速度不同，所以，尽量使样品快速汽化是消除分流歧视的重要措施，包括采用较高的汽化温度，也包括使用合适的衬管。一般来说，分流比越大，越有可能造成分流歧视。具体分析中要消除分流歧视，还应注意色谱柱的初始温度尽可能高一些，另外，在安装色谱柱时要保证柱入口端超过分流点，同时要保证柱入口端处于汽化室衬管的中央。通常在实际工作中，只是在分流进样不能满足分析要求时（主要是灵敏度要求），才考虑使用不分流进样。

4.3.2.3.4.3 冷柱上进样：就是将样品直接注入处于室温或更低温度下的色谱柱内，然后再逐步升高温度使样品组分依次汽化通过色谱柱进行分离，这样就可以避免样品的热分解及汽化室死体积对样品稀释与扩散作用，适用于分析热不稳定化合物。此操作需要特殊的注射器，而且容易有大量的不挥发样品结在色谱柱进口端造成色谱柱的污染。

4.3.2.3.4.4 程序升温汽化进样程序升温汽化（PTV）进样：就是将液体或气体样品注射入处于低温的进样口衬管内，然后按设定程序升高进样口温度。此进样方式不需要特殊注射器，可有多种操作模式，即分流模式、不分流模式和溶剂消除模式。PTV进样有以下优点：①消除了注射器针头的样品歧视，这与冷柱上进样类似；②可以实现大体积进样（LVI）；③抑制了进样口歧视（即分流歧视）；④可除去溶剂和低沸点组分，实现样品浓缩；⑤不挥发物质可滞留在衬管中，保护了色谱柱。PTV进样适合于大部分样品的分析，特别是开发方法或筛选样品时，应首先考虑这种进样方式。

4.3.2.3.4.5 大体积进样：采用比常规气相色谱大几十到几百倍的进样量（5～500μl），能够有效成倍地提高分析灵敏度，同时可以降低对样品处理的要求。在冷柱上进样口和程序升温进样口可以实现大体积进样。通常，采用PTV进样口进行大体积进样，分析过程中要注意经常检查隔垫并及时更换。

4.3.2.3.4.6顶空进样技术：气相色谱顶空进样技术广泛应用于药物中的残留有机溶剂分析。顶空分析就是通过样品基质上方的气体成分来测定这些组分在原样品中的含量，是一种简单而有效的样品净化方法。根据取样和进样方式的不同，顶空分析分为静态和动态。静态顶空就是将样品溶液密封在一个容器（顶空瓶）中，在一定温度下（顶空温度）加热一段时间（顶空时间）使气液两相达到平衡，然后取气相部分进入气相色谱分析，药物中的残留有机溶剂分析通常采用这种顶空方法。动态顶空是利用流动的气体（通常采用氦气）将样品中的挥发性成分"吹扫"出来，再用一个捕集器将吹扫出来的物质吸附下来，然后经热解吸附将样品送入气相色谱进行分析，这种技术通常叫作吹扫—捕集（Purege & Trap）进样技术，在环境分析应用最为成熟。在进行药物中残留有机溶剂检查时，应根据供试品中残留溶剂的沸点选择顶空温度。对沸点较高的残留溶剂，通常选择较高的顶空温度；但此时应兼顾供试品的热分解特性，尽量避免供试品产生的挥发性热分解产物对测定的干扰。顶空时间一般不应少于30分钟，以保证供试品溶液的气-液两相有足够的时间达到平衡。顶空的时间也不宜过长，通常不应超过60分钟，否则可能使顶空瓶的气密性变差导致定量准确性的降低。对照品溶液与供试品溶液必须使用相同的顶空条件。顶空样品瓶最好只用一次，若要反复使用，建议的清洗方法是：先用洗涤剂清洗（太脏的瓶子可用洗液浸泡），然后用蒸馏水洗，再用色谱纯甲醇冲洗，置于烘箱中烘干备用。

顶空进样分为手动进样和自动进样，由于手动进样的压力、温度及进样量难以控制，导致分析结果的重现性差，建议采用自动顶空进样器。

4.3.2.3.4.7 热裂解进样技术：将待测样品置于裂解装置内，在严格控制的条件下加热使之迅速裂解成可挥发的小分子产物，然后将裂解产物转移到色谱柱直接进行分离分析。热裂解进样技术通常应用于生物大分子分析。

4.3.2.4色谱柱：分为填充柱或毛细管柱。填充柱的材质为不锈钢或玻璃，内径为2～4mm，柱长为2～4m，内装吸附剂、高分子多孔小球或涂渍固定液的载体，粒径为0.18～0.25mm、0.15～0.18mm或0.125～0.15mm。常用载体为经酸洗并硅烷化处理的硅藻土或高分子多孔小球，常用固定液有甲基聚硅氧烷、聚乙二醇等。毛细管柱的材质为玻璃或石英，内壁或载体经涂渍或交联固定液，内径一般为0.25mm、0.32mm或0.53mm，柱长5～60m，固定液膜厚0.1～5.0μm，常用的固定液有甲基聚硅氧烷、不同比例组成的苯基甲基聚硅氧烷、聚乙二醇等。新填充柱和毛细管柱在使用前需老化处理，以除去残留溶剂及易流失的物质，色谱柱如长期未用，使用前应老化处理，使基线稳定。

4.3.2.4.1填充柱

4.3.2.4.1.1柱材、柱长与柱径：用作填充色谱柱管的材料通常有不锈钢管、铜管、铝管、铜镀镍管、玻璃管以及聚四氟乙烯管等。常用的有不锈钢管和玻璃管，不锈钢管主要优点是坚固、耐用，但不适用于不稳定的化合物，玻璃管无以上缺点，但易破碎。柱长常用1～3m，以2m最为常用。柱径一般为2～4mm，细径柱的柱效比粗径柱高。柱形状有U形和螺旋形，使用U形柱时柱效高。填充柱的柱管在使用前应该经过清洗处理和试漏检查。

4.3.2.4.1.2填料：气相色谱柱填料分为三大类，即吸附剂类、多孔性高分子微球和涂布固定液的硅藻土类载体，吸附剂常用于气体分析，在此不作叙述。现将其余两类作简要介绍。

4.3.2.4.1.2.1 多孔性高分子微球（GDX），它是以苯环为主链的交联高分子，常用苯乙烯和二乙烯基苯的共聚物，采用不同的制备条件和原料，可合成具有不同极性的微球。商品不同型号的微球，适用于不同极性的化合物。国际上微球商品名称有POrapaCk-P、Q、R、S、T等，其极性按P、Q、R、S、T的顺序增加，另有Chromosorb 101—108等型号。国内商品有天津试剂二厂生产的GDX15型、上海试剂厂生产的有机载体401—501型等。微球具有交联结构，机械强度好，填充过程中不会破碎，有很宽的温度使用范围（78～240℃），可用于分析永久气体或短链极性化合物、醇、酸和胺类等。微球可以直接装填，但因微球带有静电，装填不易，为此可用丙酮润湿过的纱布来擦拭填充漏斗，以消除静电，使填充顺利进行。

4.3.2.4.1.2.2硅藻土类载体分为红色和白色载体两种。

（1）红色载体是将天然硅藻土粉碎，并压成砖型，在900℃以上煅烧，由于生成氧化铁而产生红色。红色载体表面积大（$4m^2/g$），孔穴密集，孔径小（1μm），结构紧密，机械强度好，但表面活性中心多，吸附性较大，适用于非极性固定液，使用于分析非极性或弱极性物质，若分析极性物质时会有色谱峰拖尾现象。在药物分析中较少使用，商品有上海试剂厂生产的201载体、Chromosorb P 等。

（2）白色载体在天然硅藻土中加入少量碳酸钠助熔剂，在900℃高温煅烧后，氧化铁变成了无色的硅酸钠铁络合物，使原来浅灰色的天然硅藻土变成白色。白色载体的表面积小（$1m^2/g$），孔径粗（9μm），结构疏松，机械强度不如红色载体，但其表面活性中心显著减少，吸附性小，适用于极性固定液，可用于分析极性或氢键型化合物。药物分析选用此类载体为宜。

此类载体国产有101系列，分为酸洗和硅烷化的白色载体；国际上有Chromosorb W 等，较好的有Chromosorb 750、Chromosorb WHP、Chromosorb WAW - DMCS、GAS Chrom Q等。常用硅烷化处理的载体。

4.3.2.4.2固定液：对固定液的要求是，在操作范围内蒸气压低，热稳定性好，样品各组分在其中应有足够溶解能力，选择性高，即对两个沸点相同或相近但属于不同类型的化合物有尽可能高的分离能力。固定液的种类很多，根据药物分析情况，常用的固定液列于附表15-1。

附表15-1 常用固定液

序号	中文名	英文名	相对极性	最高使用温度（℃）	溶剂
1	角鲨烷	Squalane	0	325	三氯甲烷，乙醚
2	阿皮松L	Apiezon L	+	300	三氯甲烷，苯
3	甲基硅橡胶*	SE-30	+	300	三氯甲烷，甲苯
4	甲基硅橡胶*	OV-1	+	350	三氯甲烷
5	甲基硅油*	OV-101	+	350	三氯甲烷
6	苯基乙烯基甲基硅橡胶	SE-54	+	350	丙酮
7	苯基甲基硅油	DC-550	++	325	丙酮
8	苯基（50%）甲基硅油*	OV-17	++	350	三氯甲烷
9	三氟丙基甲基聚硅氧烷	QF-1 OV-210	+++	250 250	丙酮 丙酮
10	氰乙基（20%）甲基硅酮	XE-60	+++	275	丙酮
11	氰丙基（25%）苯基（25%）甲基硅橡胶	OV-225	+++	275	三氯甲烷
12	聚乙二醇-20M*	PEG-20M	+++	250	三氯甲烷
13	聚乙二醇-20M-2-2硝基对苯二甲酸	FFAP	+++	275	三氯甲烷
14	聚乙二醇1000	PEG-1000	+++	150	三氯甲烷
15	已二酸二乙二醇聚酯	DEGA	+++	200	丙酮
16	丁二酸二乙二醇聚酯	DEGS	+++	200	丙酮
17	100%氰丙基聚硅氧烷	Silar 10c	+++	250	三氯甲烷

注*：《中国药典》推荐首先品种，其中3，4，5性能基本相同，有一种即可。

固定液的选择取决于样品的组成。一般按“相似相溶”的原则，即组分的结构、性质与固定液相似时，在固定液中的溶解度最大，因而保留时间最长；反之，溶解度小，保留时间短。如烃类化合物最好使用烃类固定液，而极性化合物用极性固定液，如醇类用聚乙二醇等。但选择原则不是一成不变的，需结合具体的试验情况综合考虑。

4.3.2.4.3毛细管柱：毛细管柱由于分离效能高、分析速度快、样品用量少等特点，自从1958年以来有了很大的发展，但柱易碎裂，安装不方便，受到一定的限制。1979年出现了弹性石英毛细管色谱柱（FSOT），由于其采用石英在高温下特殊拉制而成，化学惰性好、强度大，且有一定的弹性，不易折断，安装、使用方便。目前，国内外已经有各种各样的商品柱，能够满足不同的试验要求，毛细管柱的使用日益广泛。

4.3.2.4.3.1常用的FSOT柱固定相，列于附表15-2。

附表15-2 FSOT柱常用固定相

组成	相似固定相	极性	应用	使用温度（℃）
聚二甲基硅氧烷	AT-1 BP-1 CP-SIL-5 DB-1 DC-200 HP-1 MTX-1 OV-17 OV-101 SPB-1 PTx-1 SE-30 CBP-1 SP-2100 Ultra-1	非极性	胺类、烃类、酚类、硫化物，药物	等温：-60～325 程度升值：-60～350
5%二苯基-95%二甲基硅氧烷	DB-5 AT-5 HP-5 SPB-5 CBP-5 Ultra-5 Ultra-2	弱极性	生物碱、卤化化合物、脂肪酸甲酯，芳香化合物，药物	等温：-60～325 程度升值：-60～350
6%氰丙基苯基-94%二甲基硅氧烷	AT-1301 DB-624 DB-1301 HP-1301 Rtx-624 Rtx-1301	中等极性	杀虫剂、醇类、氧化剂	等温：-20～280 程度升值：-20～300
50%三氟丙基-50%甲基硅氧烷	AT-20 HP-210 DB-210 Rtx-200	中等极性	醛类、酮类、有机磷、杀虫剂	等温：-455～240 程度升值：-45～260
聚乙二醇-20M-TPA修饰	HP-FFAP AT-1000 SUPEROX-FA SP-1000 DB-FFAP	极性	酸类、醇类、醛类、酮类、腈类、丙烯酸类	等温：60～240 程度升值：60～260
聚乙二醇-20M	DB-Wax HP-Wax HP-INNOWax BZ-20 CBP-20 SUPEROX-2 Supelco-Wax	极性	醇类、乙二醇类、芳香族类	等温：20～250 程度升值：20～264

表15-2提供了商品柱及其相似固定相的名称、组成、性质及应用。以上介绍的常用固定相，可以解决药物分析中的很多实际问题。

4.3.2.4.3.2 FSOT柱的选择：FSOT柱的选择应考虑以下因素。

（1）固定相：大多数分析工作可以在SPB-1和CBP-20上完成。在进行样品分析时，首先选用非极性固定相，因为这种柱性能好，如柱效高、对氧不敏感、最高使用温度高、柱寿命长等优点。当然，必要时应选用极性较高的固定相，以增加组分与固定液的相互作用，达到较好的分离效果。

（2）柱内径与固定相液膜厚度：内径0.25mm，液膜厚0.25μm的柱是常用柱，兼顾了柱效和样品容量。为了增加样品容量，可选择内径较大、液膜较厚的柱，如内径0.35mm，液膜厚0.50μm的柱。另外有一种用于快速气相色谱分析的微径柱，内径不大于0.1mm，液膜厚度不超过0.50μm，柱长一般为10m左右，采用快速气相色谱分析可比常规毛细管柱的分析速度提高3~10倍，而且柱效也有很大提高。大口径柱（不小于0.53mm）是一类特殊的毛细管柱，它的液膜厚度一般较大（1~5μm），故有较大的柱容量，在一定程度上可代替填充柱，且具有较高的柱效，对仪器及操作者的要求较低，定量分析的再现性也较填充柱有所提高。

（3）柱长：商品柱一般有12m、25m、50m 三种，一般分析工作中使用25m长柱较多，复杂样品需用较长的柱。如样品中组分不多，性质不同，则用短柱比较有利，这样可以加快分析速度，减少固定相流失。

（4）柱的老化、维护与保存：与填充柱一样，新毛细管柱需要老化处理，以除去残留溶剂及低分子量的聚合物。此外，用过的柱也应定期老化，尤其是出现基线漂移，某些色谱峰开始拖尾时，应该进行老化以除去样品中的难挥发物在柱头的积累。为了延长柱的使用寿命，要用高纯度的载气，载气中的氧气含量不宜高于1×10^{-6}g/g，并且利用净化器除去较低级别气体中的氧气和碳氢化合物杂质，定期更换气体净化器填料，要及时更换毛细管柱密封垫以确保整个系统没有泄漏，并且要确保样品中不存在非挥发性物质，因为氧和污染物对固定液的分解有催化作用，会导致柱流失增强。毛细管柱的前端及末端数厘米最易损坏，如不挥发物的积累、进样溶剂的侵蚀、高温以及机械损伤等。可以在装柱之前切除这受损害的几厘米，不至于影响总的柱效，切除时切口应平整。毛细管柱如不使用，应小心存放，可用硅橡胶块将两端封闭，置于盒中。

4.3.2.5 汽化室

4.3.2.5.1 衬管容积是影响分析质量的重要参数，基本要求是衬管容积至少要等于样品中溶剂汽化后的体积。在实际工作中要注意衬管容积与样品的匹配性。

4.3.2.5.2 进样密封硅橡胶垫应先加热老化，除去挥发性物质再用，并注意经常更换，另外也要注意经常更换衬管上端的密封硅橡胶圈。

4.3.2.6 柱温箱：由于柱温箱温度的波动会影响色谱分析结果的重现性，因此柱温箱控温精度在±1℃，且温度波动小于每小时0.1℃。温度控制系统分为恒温和程序升温两种。

4.3.2.7 检测器：适合气相色谱的检测器有火焰离子化检测器（FID）、热导检测器（TCD）、电子俘获检测器（ECD）、火焰光度检测器（FPD）、氮磷检测器（NPD）、质谱检测器（MS）、光离子化检测器（PID）、原子发射光谱检测器（AED）、红外光谱检测器（IRD）等。在药物分析中，FID是最常用的检测器。

4.3.2.7.1 FID对碳氢化合物响应良好，适合检测大多数的药物；NPD对含氮、磷元素的化合物灵敏度高；FPD对含磷、硫元素的化合物灵敏度高；ECD适于含卤素的化合物；MS还能给出供试品某个成分相应的结构信息，可用于结构确证。除另有规定外，一般用FID，用氢气作为燃气，空气作为助燃气。在使用FID时，检测器温度一般应高于柱温，并不得低于150℃，以免水汽凝结，通常为250～350℃。

4.3.2.7.2 FID操作条件及注意事项

4.3.2.7.2.1 气体流速 FID须用3种不同的气体，载气、氢气和空气，由于毛细管柱的柱内载气流量太低（常规柱为1～5ml/min），不能满足检测器的最佳操作条件，所以使用毛细管柱时要采用辅助气（尾吹气），即在色谱柱后增加一路载气直接进入检测器，就可保证检测器在高灵敏度状态下工作；尾吹气的另一个重要作用是消除检测器死体积的柱外效应。一般情况下，氮气（尾吹气+载气）、空气和氢气三者的比例接近或等于1∶1∶10（如氮气30～40ml/min，空气300～400ml/min，氢气30～40ml/min）时，FID的灵敏度最高。

4.3.2.7.2.2 检测器温度：温度对FID的灵敏度和噪声的影响不显著，为防止检测器被污染，检测器温度设置应不低于色谱柱实际工作的最高温度，一般情况下，检测器的温度不应低于150℃。

4.3.2.7.3 TCD 操作条件及注意事项

4.3.2.7.3.1 检测器温度和载气流速的波动影响稳定性，故必须稳定。检测器温度一般设定与柱温相同或高于柱温。

4.3.2.7.3.2 载气种类对TCD 的灵敏度影响较大。原则上讲，载气与被测物的传热系数之差越大越好，故理想的载气为氦气。不需高灵敏度时，也可采用氮气。氢气的热导系数大，也可作为分析某些品种的载气，但必须注意通风和安全。

4.3.2.7.3.3 在检测器通电之前，一定要确保载气已经通过了检测器，否则，热丝就有可能被烧断。同时，关机时一定要先关检测器电源，然后关载气。任何时候进行有可能切断通过TCD的载气流量的操作，都要关闭检测器电源。

4.3.2.7.3.4 载气中含有氧气时，会使热丝寿命缩短，所以，用TCD 时载气必须彻底去除氧。而且不要使用聚四氟乙烯作载气输送管，因为它会渗透氧。

4.3.2.7.4 ECD操作条件及注意事项

4.3.2.7.4.1 ECD是灵敏度最高的气相色谱检测器，ECD 的放射源一般采用63Ni，也有采用氚为放射源的，ECD 的操作温度一般为250～300℃，通常不应低于250℃。

4.3.2.7.4.2 ECD可以采用氮气作为载气，也可以采用含5%甲烷的氩气作为载气。ECD对电负性成分灵敏度高，故要求载气纯度高，至少要在99.99%以上，检测器的温度对响应值有较大影响，要求检测器的温度波动必须精密控制在 ±（0.1 ~ 0.3）℃之间，以保证响应值的测量精密度在1%之内。

4.3.2.7.4.3 ECD 要避免与氧气或湿气接触，否则噪声会明显增大。因此，载气和尾吹气都要求很好地净化。

4.3.2.7.4.4 因为ECD 都有放射源，故检测器出口一定要用管道接到室外，最好接到通风出口。没有经过特殊培训的人员，不能自己拆开ECD。每6个月要进行一次放射性泄漏检查。

4.3.2.8数据处理系统：可分为记录仪、积分仪及计算机工作站等。

各品种项下规定的色谱条件，除检测器种类、固定液品种及特殊指定的色谱柱材料不得改变外，其余如色谱柱内径、长度、载体牌号、粒度、固定液涂布浓度、载气流速、柱温、进样量、检测器的灵敏度等，均可适当改变，以适应具体品种并符合系统适用性试验的要求。一般色谱图约于30分钟内记录完毕。因商品规格型号不同，具体操作也不尽相同，可以根据仪器说明书进行操作。

4.3.3系统适用性试验：除另有规定外，应照高效液相色谱法标准操作规程项下的规定。

4.3.4测定法

4.3.4.1内标法

4.3.4.2外标法

4.3.4.3面积归一化法

上述4.3.4.1 ~ 4.3.4.3法的具体内容均同高效液相色谱法（通则0512）项下相应的规定。

4.3.4.4标准溶液加入法：精密称（量）取某个杂质或待测成分对照品适量，配制成适当浓度的对照品溶液，取一定量，精密加入供试品溶液中，根据外标法或内标法测定杂质或主成分含量，再扣除加入的对照品溶液含量，即得供试品溶液中某个杂质和主成分含量。

也可按下述公式进行计算，加入对照品溶液前后校正因子应相同，即：

$$\frac{A_{is}}{A_X}=\frac{c_X+\Delta c_X}{c_X}$$

则待测组分的浓度c_X可通过如下公式进行计算：

$$c_X=\frac{\Delta c_X}{(A_{is}/A_X)-1}$$

式中，c_X为供试品中组分X的浓度；A_X为供试品中组分X的色谱峰面积；Δc_X为所加入的已知浓度的待测组分对照品的浓度；A_{is}为加入对照品后组分X的色谱峰面积。

由于气相色谱法的进样量一般仅数微升，为减小进样误差，尤其当采用手工进样时，由于留针时间和室温等对进样量也有影响，故以采用内标法定量为宜；当采用自动进样器时，由于进样重复性的提高，在保证分析误差的前提下，也可采用外标法定量。当采用顶空进样时，由于供试品和对照品处于不完全相同的基质中，故可采用标准溶液加入法，以消除基质效应的影响，当标准溶液加入法与其他定量方法结果不一致时，应以标准加入法结果为准。

4.3.5 开机操作

4.3.5.1 检查仪器上的电源开关，均应处于“关”的位置。

4.3.5.2 选好合适的色谱柱，柱的两端应堵有盲堵。

4.3.5.3 取下盲堵，分清入口端及出口端，套好石墨密封圈及固定螺母，小心装于仪器上，拧紧固定螺母，但也勿过紧，以不漏气为合适。若要换下色谱柱，应堵上盲堵保存。

4.3.5.4 开启载气钢瓶上总阀调节减压阀至规定压力。注意：如果采用氮气发生器作为载气气源，则应提前2～3小时打开氮气发生器进行平衡。要注意经常更换载气净化器中的填料（因为氮气发生器产生的氮气中氧的含量较高），另外，由于ECD对载气中的氧特别敏感，所以采用ECD作为检测器时，不宜用氮气发生器作为载气气源，应该采用高纯氮钢瓶作为气源。

4.3.5.5 用检漏液（表明活性剂溶液）检查柱连接处是否漏气，如有漏气应检查柱两端的石墨密封圈或再略加紧固定螺母。

4.3.5.6 打开各部分电路开关，打开色谱工作站，设定进样口（汽化室）、柱温箱、检测器温度和载气流量等色谱参数。开始加热。

4.3.5.7 待各部分设定参数恒定后，开启氢钢瓶总阀、空气压缩机总阀（或者打开氢气/空气发生器开关），同载气操作。

4.3.5.8 按下点火按钮（对于FID检测器来说，有些仪器在检测器温度达到一定温度后有自动点火功能），应有“扑”的点火声，用玻璃片置FID检测器气体出口处，检视玻璃片上应有水雾，表示已点着火，同时工作站上应有信号相应。

注意：对于带有自动点火功能的仪器来说，有时工作站已显示点火成功，但是实际没有点火，所以每次试验都应该用玻璃片进行检视，以确保点火成功。

4.3.5.9 调节仪器的放大器、灵敏度等，走基线，待基线稳定度达到可以接受的范围内，即可进样分析。气相色谱常用的进样方法有手动进样、自动进样、顶空进样（多为自动）等，在用微量注射器手动进样时，精密度决定于操作的数量程度，各步操作应尽量一致。好的进样技术的主要技术要求如下（针对常规液体样品）。

4.3.5.9.1 选用合适的注射器：气相色谱分析最常用的是10μl微量注射器，其进样量一般不要少于1μl。如果进样量要控制在1μl以下，就应采用5μl或1μl的注射器。此时要注意，5μl或1μl的注射器往往是将样品抽在针尖内，因此观察不到针管中的液面，故很可能抽入气泡。取样时应反复推拉针芯，以确保针尖内没有气泡。

4.3.5.9.2 注射速度要快：注射速度慢时会使样品的汽化过程变长，导致样品进入色谱柱的初始谱带变宽。正确的注射方法应当是：取样后，一手持注射器，并用食指放在针芯的末端（防止汽化室的高气压将针芯吹出），另一只手保护针尖（防止插入隔垫时弯曲），先小心地将注射针头穿过隔垫，随即以最快的速度将注射器插到底，与此同时迅速将样品注射入汽化室（注意不要使针芯弯曲），然后快速拔除注射器。注射样品所用时间及注射器在汽化室中停留的时间越短越好，且每次注射的过程越重现越好。

4.3.5.9.3 避免样品之间的相互干扰：取样之前先用样品溶剂洗针至少3次（抽满针管的2/3，再排出），再用要分析的样品溶液洗针至少3次，然后取样（多次上下抽动），这样基本上可以消除样品之间的相互干扰（记忆效应）。

4.3.5.9.4 减少注射歧视：所谓注射歧视是指注射针插入气相色谱仪进样口时，针尖内的溶剂和样品中的易挥发组分首先开始汽化；无论注射速度多快，不同沸点的组分总是有汽化速度的差异，从而造成定量分析的误差。所以，必要时应使用热针技术进样或溶剂冲洗进样技术。前者是指取样前先将注射针插入汽化室预热一定时间，然后再按正常方法进样；后者则是取样前先在注射器中抽取一定量的溶剂，再抽取样品。这样再注射样品时，溶剂有可能将样品全部冲洗进入汽化室。相比之下，溶剂冲洗进样的操作较为简单有效，但应注意所用溶剂量太大会造成色谱柱超载。

4.3.5.10分析完毕，待各组分流出后，先关闭氢气和空气，再进行降温操作，将进样口、柱温箱、检测器以及顶空进样器的温度均设为40℃（或更低），待各组件的温度降到40℃以下时，依次关闭载气，关工作站和气相色谱仪。如果要取下色谱柱，则取下后应将柱两端用盲堵堵上，放在盒内，妥善保存。

4.3.5.11写好使用登记。

4.3.6样品的测定

4.3.6.1仪器系统适用性试验应符合药典或部颁标准各品种项下的要求。

4.3.6.2供试品及对照品溶液的配制：精密称取供试品和对照品各2份，按各品种项下的规定方法，准确配制供试品溶液和对照品溶液，按规定用内标法或外标法进行测定。

4.3.6.3预试验：初次测定该品种时，可先经预试验以确定仪器参数，根据预试验情况，可适当调节柱温、载气流速、进样量、进样口和检测器温度等，使色谱峰的保留时间、分离度、峰面积或峰高的测量能符合要求。

4.3.6.4正式测定：正式测定时，每份校正因子测定溶液（或对照品溶液）各进样2次，2份共4个校正因子相应值的平均标准偏差不得大于2.0%。多份供试品测定时，每隔5批应再进对照品2次，供试品测定完毕，最后再进行对照品2次，核对仪器有无改变。

4.3.7原始记录：气相色谱分析的原始记录，除按一般药品检验记录的要求记录外，应注明仪器型号、色谱柱型号、规格及批号；进样口、柱温箱及检测器温度，载气流速和压力，进样体积，进样方式，并附色谱图及打印结果。

4.3.8 填充色谱柱的填充及其他维护

4.3.8.1 柱清洗：不锈钢新柱先用温热5% ～10%氢氧化钠水溶液浸泡，抽洗除去管内壁的油污，然后用自来水洗至中性。如果用1：20的稀盐酸水溶液重复处理一次，则可显著降低柱内壁的吸附作用。玻璃柱可用稀硝酸（5% ～10%）浸泡，再用水、乙醇清洗，烘干。为了减少拖尾现象，可作硅烷化处理：方法是用5%二氯二甲基硅烷（DMCS）的甲苯溶液浸泡5～10分钟，倾出后，用甲苯冲洗1次，再用甲醇冲洗，然后再烘干。处理后的空柱子如不立即使用，两端应用保护套套好。

4.3.8.2 填料颗粒大小的选择：选用颗粒直径有0.25～0.18mm（60～80目）、0.18～0.15mm（80～100目）、0.15～0.125mm（100～120目）3种，要求粒度均匀，在20目以内，装填后颗粒间孔隙一致，减少涡流扩散。一般2～4mm 直径柱，2～3m 柱长，使用0.25～0.18mm粒度比较合适，柱前压较低。如果使用于难分离物质对时，可用0.18～0.15mm，使柱长不超过2m。0.15～0.125mm粒度，最好用于长度1.5m以下的色谱柱。

4.3.8.3固定液的涂布

4.3.8.3.1 固定液涂布量：白色载体用作分析柱的涂布量一般可选10%。

4.3.8.3.2 蒸发法：先将一定量的固定液溶解于一定体积的溶剂中，加入一定量的过筛的载体，注意载体加入后能被溶剂全部浸没，轻轻搅动后，移入蒸发皿中，在通风橱中使溶剂挥发，在挥发的同时不断地轻轻搅拌载体，直至溶剂挥发后，再移置红外灯下使溶剂挥发干燥，移入烘箱中100～120℃烘2小时。如果涂布硅酮类固定液，如SE-30，在室温溶剂中溶解完全需16小时以上，应使用回流加热法，即将溶解在适宜溶剂中的固定液，置于回流瓶（磨口）中在水浴上加热回流1小时，使固定液溶解完全，放冷，加入一定量的载体，再加热回流2小时，将载体和溶剂移入蒸发皿中，以下操作同上述方法。此种蒸发法固定液在溶剂蒸发时有爬逸现象，造成涂布不均匀，可于蒸发时使用旋转蒸发仪，但这样容易使载体破碎，故应多涂布一些，烤干后再过筛一次。

4.3.8.3.3过滤法：有很多文献推荐这种方法，其主要优点是固定相涂布均匀，这对低浓度的固定相尤为重要，另外也很少发生载体破损现象，但是难以得到再现的、精确的固定相含量。即准确称取一定量的固定液，溶于溶剂中，使成一定浓度的固定液，用本法涂布固定液时，配制的固定液的浓度与预期载体上的固定液含量的关系必须由经验确定。如用白色硅藻土载体，固定液溶液浓度约与预期的载体上固定液含量（重量比）相同。如用红色硅藻土载体，固定液溶液浓度约为预期的载体上固定液含量的一半。因为红色载体每克吸收溶液1ml，一般白色载体吸收溶液约2ml。操作方法：先将配制好的溶液置于抽滤瓶中，溶液用量约为载体重量的4倍，称取一定量的载体（通常为25g左右），分散于固定液溶液中，缓缓减压抽空后，再旋动抽滤几分钟以便释出载体中的空气，使溶液渗入载体颗粒中，然后放气。轻轻地旋动抽滤瓶，将载体悬浮起来，迅速一次性倒入布氏漏斗中，使形成光滑平整地载体层，抽滤时，真空度应尽可能地保持低，待抽滤到开始出现滴状时，立即停止抽滤，把载体转移到蒸发皿中，铺平，自然挥发干燥，然后在100℃烘干。如果得知载体上涂布固定液的含量，可由蒸发滤液称取残渣重量或制取好的载体用索氏提取器提取测定固定液重量。

4.3.8.4 填充柱的填充：在柱出口处塞上小团玻璃棉，用一个纱布包住出口处，接上真空泵，把填料小量分次装入柱中，一边装一边震动（可用旋涡振荡器）或轻轻敲打柱子的各个部位，使填料在柱内填充均匀、紧密，待填料装满柱子以后，把玻璃棉塞上入口处。填充时注意，柱要填充的紧密均匀，尽最避免无效空间，敲打不能过猛，以免载体破碎，并注意抽气的一端与检测器相接，而另一端接至汽化室。

4.3.8.5 填充柱的老化：填充好的柱应进行老化处理才能使用，老化的目的是除去填充物中残留挥发性成分，并使固定液再一次均匀牢固地分布在载体表面上，久未使用的色谱柱在重新使用前亦需再作老化处理，一般处理方法是将柱装入色谱仪中，使载气缓缓通过色谱柱，然后在高于正常温度20～50℃且不超过固定液最高使用温度下加热24小时。为了避免柱污染检测器，在老化过程中不要将柱出口与检测器相接，让其放空，如有条件，可以用程序升温方法老化柱，效果更好（以每分钟2～5℃的速率把温度升高到老化温度保持12～24小时）。有些硅酮类的固定液如SE-30，可用一种特殊的顺序增强惰性及柱效，即保持250℃柱温1小时，同时通氮气除去氧和溶剂，停止通氮气，加热至340℃，维持4小时，然后降温至250℃，通氮气老化直至基线稳定，如测定易分解的生物碱如硫酸阿托品含量时，色谱柱必须经过这样处理减少活性，否则易产生色谱峰拖尾和组分分解。

4.3.8.6 毛细管柱安装：从柱架上将色谱柱两端各拉出大约0.5m，以用于进样口和检测器安装，避免色谱柱折断；在柱两端安装柱接头和石墨密封垫圈，向下套柱接头和密封垫圈，离端口大约5cm。在距柱两端4~5cm处用柱切割器（一般为带有刃口的陶器片）与柱垂直地来回切割柱，但注意不要切断，然后用两只手的拇指和食指尽量靠近切割点抓牢，轻轻地弯曲柱子，柱会很容易折断，为确保柱两头切口截面没有聚酰亚胺和玻璃碎片，可用放大镜检查切口。在进样口安装色谱柱时，先查看仪器说明书找到正确的插入距离，并且用涂改液把这个距离标出来。将色谱柱插入检测器，用手指拧紧螺帽直至固定色谱柱，然后再拧螺帽1/4~1/ 2圈，这样加压时色谱柱不会从接头处脱出来。打开载气，确定合适的流速，将色谱柱一端侵入丙酮瓶中检查是否有气泡。将色谱柱安装到检测器上时，查看仪器说明书所提供的正确插入距离。

4.3.8.7 毛细管柱的老化：按色谱柱使用条件采用程序升温、不进样方式持续灼烧色谱柱，同时，应将检测器的温度升高，将检测器的尾吹功能打开，不加电流。按3℃/min的升温速率，从50℃升温到老化温度，然后保持2小时，再降温到50℃，重复一遍升温过程。老化完成后，应进空白样品，确认基线平稳，反之应再次进行老化处理。

4.3.8.8 检测器清洗：FID往往由于固定液流失，样品在喷嘴燃烧后产生积碳，或使用硅烷化衍生试剂沉积二氧化硅，污染检测器，喷嘴内径变小，造成点火困难，检测器线性范围变窄，收集极表面也沉积二氧化硅，使检测器灵敏度下降，故最好定期卸下检测器喷嘴和收集极进行清洗。具体方法是：先用通针（游丝）通喷嘴，必要时用金相砂打磨，然后依次用洗涤剂、水超声清洗。在100～120℃温度烘干。收集极也按上述方法清洗，注意在拆卸喷嘴和收集时要戴手套，避免直接接触手拿喷嘴和收集极。

规程文件16：

残留溶剂测定法标准操作规程

文件编码	*******	页次：×/×

文件形成及控制：

<table>
<tr><th></th><th>部门</th><th>姓名</th><th>签名</th><th>日期</th></tr>
<tr><td>起草人</td><td>QC人员</td><td>***</td><td></td><td>年　月　日</td></tr>
<tr><td rowspan="3">审核人</td><td>QA人员</td><td>***</td><td></td><td>年　月　日</td></tr>
<tr><td>QC主管</td><td>***</td><td></td><td>年　月　日</td></tr>
<tr><td>质量管理负责人</td><td>***</td><td></td><td>年　月　日</td></tr>
<tr><td>执行日期</td><td colspan="4">年　月　日</td></tr>
<tr><td rowspan="2">颁发部门</td><td>质量管理部</td><td colspan="3">年　月　日</td></tr>
<tr><td>存档（书面、电子文档）各2份</td><td>颁发份数</td><td colspan="2">各部门1份，共1份</td></tr>
<tr><td>分发部门</td><td colspan="4">物控管理部[　]　质量管理部[　]　生产管理部[　]
设备管理部[　]　安全管理部[　]　营销管理部[　]
企业管理部[　]　财务管理部[　]　药物警戒部[　]</td></tr>
</table>

文件修订历史：

历史版本号	执行日期	修订内容及原因

1.目的

建立残留溶剂测定法标准操作规程。

2.范围

本标准适用于残留溶剂测定法测定的供试品。

3.职责

质量管理部QC人员按此标准操作规程进行检查。

4.内容：

4.1标准依据：《中国药典》2020年版。

4.2简述

4.2.1药物中的残留溶剂系指在原料药或辅料的生产中，以及在制剂制备过程中使用过，但在工艺过程中未能完全去除的有机溶剂。药物中常见的残留溶剂及限度参照ICH（附表16-1）的规定，除另有规定外，第一、第二、第三类溶剂的残留量应符合其规定；对其他溶剂，应根据生产工艺的特点，制订相应的限度，使其符合产品规范、药品生产质量管理规范（GMP）或其他基本的质量的要求。本法照气相色谱法测定。

4.2.2本测定方法适用于对各论项下未收载残留溶剂检测方法的品种中残留溶剂的检验，也可用于指导建立各论项下具体品种的残留溶剂检查方法。

4.3仪器和用具

4.3.1气相色谱仪，带FID、顶空进样装置。

4.3.2计算机，安装工作站软件。

4.3.3色谱柱

4.3.3.1毛细管柱：除另有规定外，极性相近的同类色谱柱之间可以互换使用。

4.3.3.1.1非极性色谱柱：固定液为100%的二甲基聚硅氧烷的毛细管柱。

4.3.3.1.2极性色谱柱：固定液为聚乙二醇（PEG-20M）的毛细管柱。

4.3.3.1.3中极性色谱柱：固定液为（35%）二苯基-（65%）甲基聚硅氧烷，（50%）二苯基-（50%）二甲基聚硅氧烷，（35%）二苯基-（65%）二甲基亚芳基聚硅氧烷，（14%）氰丙基苯基-（86%）二甲基聚硅氧烷，（6%）氰丙基苯基-（94%）二甲基聚硅氧烷的毛细管柱等。

4.3.3.1.4弱极性色谱：柱固定液为（5%）苯基-（95%）甲基聚硅氧烷，（5%）二苯基-（95%）二甲基亚芳基硅氧烷共聚物的毛细管柱等。

4.3.3.2填充柱：以直径为0.18～0.25mm的二乙烯苯-乙基乙烯苯型高分子多孔小球或其他适宜的填料作为固定相。

4.4供试品中残留溶剂种类的确定

4.4.1首先顶空进样甲烷气体，记录甲烷的保留时间作为色谱系统的死时间t_0）。

4.4.2内标溶液：称取丁酮适量，用适当的溶剂稀释，作为内标溶液。

4.4.3供试品溶液：称取适量供试品，用内标溶液溶解并稀释成0.1～0.5g/ml的溶液作为供试品溶液。

4.4.4分别采用推荐的程序升温法，在非极性色谱柱（SPB-1）以及极性色谱柱（HP-INNOWAX）系统条件下，对供试品溶液进行分析，记录色谱图，色谱图中如有色谱峰出现，按下式计算供试品溶液色谱图中诸色谱峰的保留时间（t_R）相对于丁酮保留时间［$t_{R（丁酮）}$］的相对调整保留时间；

$$RART=\frac{t_R-t_0}{t_{R（丁酮）}-t_0}$$

将得到的RART值与附表16-2中的RART值比较，确定供试品中的残留溶剂种类，利用RART定性的时间窗可设定为5%。

4.5供试品溶液和对照品溶液的制备

4.5.1供试品溶液的制备

4.5.1.1顶空进样：除另有规定外，精密称取供试品0.1～1g；通常以水为溶剂；对于非水溶性药物，可采用N,N-二甲基甲酰胺、二甲基亚砜或其他适宜溶剂；根据供试品和待测溶剂的溶解度，选择适宜的溶剂且应不干扰待测溶剂的测定。根据各品种项下残留溶剂的限度规定配制供试品溶液，其浓度应满足系统定量测定的需要。

4.5.1.2溶液直接进样：精密称取供试品适量，用水或合适的有机溶剂使溶解；根据各品种项下残留溶剂的限度规定配制供试品溶液，其浓度应满足系统定量测定的需要。

4.5.2对照品溶液的制备：根据实验确定的具体检测对象，配制对照品溶液。精密称取取各品种项下规定检查的有机溶剂适量，采用与制备供试品溶液相同的方法和溶剂制备对照品溶液；如用水作溶剂，应先将待测有机溶剂溶解在50% 二甲基亚砜或N,N-二甲基甲酰胺溶液中，再用水逐步稀释。若为限度试验，根据残留溶剂的限度规定确定对照品溶液的浓度；若为定量测定，为保证定量结果的准确性，应根据供试品中残留溶剂的实际残留量确定对照品溶液的浓度；通常对照品溶液的色谱峰面积不宜超过供试品溶液中对应残留溶剂色谱峰面积的2倍。必要时，应重新调整供试品溶液和对照品溶液的浓度。

4.6系统适用性试验

4.6.1用待测物的色谱峰计算，毛细管色谱柱的理论板数一般不低于5000；填充柱法的理论板数一般不低于1000。

4.6.2色谱图中，待测物色谱峰与其相邻的色谱峰的分离度应大于1.5。

4.6.3以内标法测定时，对照品溶液连续进样5次，所得待测物与内标物峰面积之比的相对标准偏差（RSD）应不大于5%；若以外标法测定时，所得待测物峰面积的RSD应不大于10%。

4.7测定法

4.7.1第一法：毛细管柱顶空进样等温法。

4.7.1.1当需要检查的有机溶剂数量不多，且极性差异较小时，可采用此法。

色谱条件：柱温应根据待测溶剂及配制供试液的溶剂的沸点决定。为避免溶剂在柱内凝结，提高保留的重现性，柱温不宜太低，一般为40～100℃；常以氮气为载气，流速为每分钟1.0～2.0ml；以水为溶剂时顶空瓶平衡温度为70～85℃，顶空瓶平衡时间为30～60分钟；进样口温度为200℃；如采用火焰离子化检测器（FID），温度为250℃。

4.7.1.2测定法：取对照品溶液和供试品溶液，分别连续进样不少于2次，测定待测峰的峰面积。由于静态顶空进样时，抽取的是处于气液平衡的顶部气体，所以每个顶空瓶只能取样一次。对色谱图中未知有机溶剂的鉴别，可参考附表16-2进行初筛。

4.7.2第二法：毛细管柱顶空进样系统程序升温法

4.7.2.1当需要检查的有机溶剂数量较多，且极性差异较大时，可采用此法。

色谱条件：柱温一般先在40℃维持8分钟，再以每分钟8℃的升温速率升至120℃，维持10分钟；以氮气为载气，流速为每分钟2.0ml；以水为溶剂时顶空瓶平衡温度70～85℃，顶空平衡时间为30～60分钟；进样口温度为200℃；如采用FID，温度为250℃。

4.7.2.2具体到某个药品的残留溶剂检查时，可根据该品种项下的残留溶剂组成调整升温程序。

4.7.2.3测定法：取对照品溶液和供试品溶液，分别连续进样不少于2次，测定待测峰的峰面积。对色谱图中未知有机溶剂的鉴别，可参考附表16-3进行初筛。

4.7.3第三法：溶液直接进样法

4.7.3.1主要适用于企业对生产工艺中特定的残留溶剂的控制，可采用填充柱，亦可采用适宜极性的毛细管柱。

4.7.3.2不应采用酸或碱作为溶剂。

4.7.3.3测定法：取对照品溶液和供试品溶液，分别连续进样2～3次，测定待测峰的峰面积。

4.8计算法

4.8.1限度检查：除另有规定外，按各品种项下规定的供试品溶液浓度测定。以内标法测定时，供试品溶液所得被测溶剂峰面积与内标峰面积之比不得大于对照品溶液的相应比值。以外标法测定时，供试品溶液所得被测溶剂峰面积不得大于对照溶液的相应峰面积。以标准加入法测定时，供试品溶液所得被测溶剂峰面积与内标峰面积之比不得大于对照品溶液相应色谱峰面积在扣除供试品溶液峰面积后与内标峰面积的比值。

4.8.2定量测定：一般可按内标法或外标法计算残留溶剂的量；如存在基质效应，则应采用标准加入法计算残留溶剂的量。

4.9注意事项

4.9.1除另有规定外，顶空条件的选择

4.9.1.1应根据供试品中残留溶剂的沸点选择顶空平衡温度。对沸点较高的残留溶剂，通常选择较高的平衡温度；但此时应兼顾供试品的热分解特性，尽量避免供试品产生的挥发性热分解产物对测定的干扰。

4.9.1.2顶空平衡时间一般为30～45分钟，以保证供试品溶液的气-液两相有足够的时间达到平衡。顶空平衡时间通常不宜过长，如超过60分钟，可能引起顶空瓶的气密性变差，导致定量准确性的降低。

4.9.1.3对于有传输管的顶空进样器，传输管温度应适当，通常比进样针温度高10℃左右。

4.9.1.4对照品溶液与供试品溶液必须使用相同的顶空条件。

4.9.2定量方法的验证：当采用顶空色谱系统测定时，供试品与对照品处于不完全相同的基质中，故应考虑气液平衡过程中的基质效应（供试品溶液与对照品溶液组成差异对顶空气-液平衡的影响）。由于标准加入法可以消除供试品溶液基质与对照品溶液基质不同所致的基质效应的影响，故通常采用标准加入法验证定量方法的准确性。当标准加入法与其他定量方法的结果不一致时，应以标准加入法的结果为准。

4.9.3 干扰峰的排除：供试品中的未知杂质或其挥发性热降解物易对残留溶剂的测定产生干扰。干扰峰的原因包括在测定的色谱系统中未知杂质或其挥发性热降解物与待测物的保留值相同（共出峰）；或热降解产物与待测物的结构相同（如甲氧基热裂解产生甲醇）。当测定的残留溶剂超出限度，但未能确定供试品中是否有未知杂质或其挥发性热降解物对测定有干扰作用时，应通过试验排除干扰作用的存在。对第一类干扰作用，通常采用在另一种极性不同的色谱柱系统中对相同样品再进行测定，比较不同色谱系统中测定结果的方法。如两者结果一致，则可以排除测定中有共出峰的干扰；如两者结果不一致，则表明测定中有共出峰的干扰。对第二类干扰作用，通常要通过测定已知不含该溶剂的对照样品来加以判断。

4.9.4 含氮碱性化合物的测定：普通气相色谱的不诱钢管路、进样器的衬管等对有机胺等含氮碱性化合物具有较强的吸附作用，致使其检出灵敏度降低。应采用惰性硅钢材料或镍钢材料管路；采用溶液直接进样法测定时，供试品溶液应不呈酸性，以免待测物与酸反应后不易汽化。通常采用弱极性的色谱柱或填料预先经碱处理过的色谱柱分析含氮碱性化合物，如果采用胺分析专用柱进行分析，效果更好。对不宜采用气相色谱法测定含氮碱性化合物，如*N*-甲基吡咯烷酮等，可采用其他方法如离子色谱法等测定。

4.9.5 检测器的选择：对含卤素元素的残留溶剂如三氯甲烷等，采用电子捕获检测器（ECD），易得到高的灵敏度。

4.9.6 由于不同的实验室在测定同一药品时可能采用不同的实验方法，当测定结果处于合格不合格边缘时，以采用内标法及标准加入法为准。

4.9.7 顶空平衡温度一般应低于溶解供试品所用溶剂的沸点10℃以下，能满足检测灵敏度即可；对于沸点过高的溶剂，如甲酰胺、2-甲氧基乙醇、2-乙氧基乙醇、乙二醇、*N*-甲基吡咯烷酮等，用顶空进样测定的灵敏度不如直接进样，一般不宜用顶空进样方式测定。

4.9.8 利用保留值定性是气相色谱中最常用的定性方法。色谱系统中载气的流速、载气的温度和柱温等的变化都会使保留值改变，从而影响定性结果。校正相对保留时间（RART）只受柱温和固定相性质的影响，以此作为定性分析参数较可靠。应用中通常选用甲烷测定色谱系统的死体积t_0：

$$RART=\frac{t_R-t_0}{t'_R-t_0}$$

式中，t_R为组分的保留时间；t'_R为参比物的保留时间。

4.10应用

4.10.1测定方法的初步选择：根据待测药品的结构和溶解性，选择合适顶空条件和溶剂；根据实验中确定的待检测的残留溶剂种类，在附表16-2、附表16-3中选定适合的色谱柱系统以达到最好的分离，并选择一种与待测残留溶剂无干扰的内标。

4.10.2测定方法的考察与优化

4.10.2.1用所选溶剂配制对照品溶液并加入内标，并在所选色谱柱系统考察是否能够达到分离要求，内标是否合适。如果不能达到要求，根据情况进行适当的调整，如调整柱温、流速等，或选用其他色谱柱系统。

4.10.2.2精密称取药品0.2g置20ml顶空瓶中，加溶剂2.0ml溶解，加盖密封作为供试品溶液。在所确定的色谱条件下测定，考察供试品中待测残留溶剂是否达到分离要求，内标峰处是否有干扰。如果不能达到要求，根据情况进行适当的调整，如调整柱温、流速等，或选用其他色谱柱系统。

4.10.2.3最终确定色谱条件和内标。

4.10.3测定步骤的选择

4.10.3.1供试品残留溶剂测定标准中规定检测的残留溶剂种类较少时，可选择传统的测定方法，即按照标准中规定检测的残留溶剂种类配制对照品溶液，以最终确定的测定方法分别测定供试品溶液和对照品溶液，计算供试品中残留溶剂的量。

4.10.3.2供试品残留溶剂测定标准中规定检测的残留溶剂种类较多，但实际所含有的残留溶剂种类较少时，可先测定供试品溶液，利用残留溶剂双柱初筛知识库确定供试品中实际所含残留溶剂的种类，配制相应的对照品溶液，以建立的气相色谱方法测定供试品溶液和对照品溶液，计算供试品中残留溶剂的量。

4.10.4定量测定

4.10.4.1配制足够量的一定浓度的内标溶液备用。精密称取药品0.2g置顶空瓶中，加内标溶液2.0ml溶解，加盖密封作为供试品溶液。根据供试品溶液的浓度计算出按照ICH的限度应配制的对照品浓度，并用内标溶液配制。

4.10.4.2在相同的顶空条件和色谱条件下测定对照品和供试品并按内标法计算结果。

4.10.5结果判定

4.10.5.1测定结果小于《中国药典》规定限度的组分，为残留溶剂项符合规定的组分。

4.10.5.2当存在有干扰组分、限度边缘组分、不符合规定的组分时，要改变测定条件做进一步的考察，以排除干扰因素，得到正确结论。

附表 16-1　药品中常见的残留溶剂及限度

溶剂名称	限度/%	溶剂名称	限度/%	溶剂名称	限度/%	溶剂名称	限度/%
第一类溶剂（应该避免使用）		第二类溶剂（应该避免使用）		第三类溶剂（药品GMP或其他质量要求限制使用）		第三类溶剂（药品GMP或其他质量要求限制使用）	
苯苯	0.0002	二氧六环	0.038	醋酸	0.5	甲基异丁基酮	0.5
四氯化碳	0.0004	2-乙氧基乙醇	0.016	丙酮	0.5	异丁醇	0.5
1,2-二氯甲烷	0.0005	乙二醇	0.062	甲氧基苯	0.5	正戊烷	0.5
1,1-二氯乙烷	0.0008	甲酰胺	0.022	正丁醇	0.5	正戊醇	0.5
1,1,1-三氯乙烷	0.15	正已烷	0.029	仲丁醇	0.5	正丙醇	0.5
第二类溶剂		甲醇	0.3	乙酸丁酯	0.5	异丙醇	0.5
（应该限制使用）		2-甲氧基乙醇	0.005	叔丁基甲基醚	0.5	乙酸丙酯	0.5
乙腈	0.041	甲基丁基酮	0.005	异丙基苯	0.5	第四类溶剂（尚无足够毒理学资料）②	
氯苯	0.036	甲基环已烷	0.118	二甲基亚砜	0.5	1,1-二乙氧基丙烷	
三氯甲烷	0.006	*N*-甲基吡咯烷酮	0.053	乙醇	0.5	1,1-二甲氧基甲烷	
环已烷	0.388	硝基甲烷	0.005	乙酸乙酯	0.5	2,2-二甲氧基丙烷	
1,2-二氯甲烷	0.187	吡啶	0.02	乙醚	0.5	异辛烷	
二氯甲烷	0.06	四氢噻吩	0.016	甲酸乙酯	0.5	异丙醚	
1,2-二甲氧基乙烷	0.01	四氢化萘	0.01	甲酸	0.5	甲基异丙基酮	
N,N-二甲基乙酰胺	0.109	四氢呋喃	0.072	正庚烷	0.5	甲基四氢呋喃	
N,N-二甲基甲酰胺	0.088	甲苯	0.089	乙酸异丁酯	0.5	石油醚	
二氧六环	0.038	1,1,2-三氯乙烯	0.008	乙酸异丙酯	0.5	三氯醋酸	
		二甲苯①	0.217	乙酸甲酯	0.5	三氟醋酸	
				3-甲基-1-丁醇			
				丁酮			

①通常含有60%间二甲苯、14%对二甲苯、9%邻二甲苯和17%乙苯。

②药品生产企业在使用时应提供该类溶剂在制剂中残留水平的合理性论证报告。

附表16-2　常见有机溶剂在等温法测定时相对于丁酮的保留值参考值

非极性色谱柱			极性色谱柱		
溶剂名称	t_R/min	RART	溶剂名称	t_R/min	RART
柱温40℃			柱温40℃		
甲醇	1.828	0.126	正戊烷	1.682	0.032
乙醇	2.090	0.268	正己烷	1.787	0.075
乙腈	2.179	0.315	乙醚	1.842	0.097
丙酮	2.276	0.368	异辛烷	1.926	0.131
异丙醇	2.356	0.411	异丙醚	1.943	0.138
正戊烷	2.487	0.481	叔丁基甲基醚	2.005	0.163
乙醚	2.489	0.482	正庚烷	2.021	0.169
甲酸乙酯	2.522	0.501	环己烷	2.159	0.225
二甲氧基甲烷	2.584	0.534	1,1-二氯乙烯	2.209	0.245
1,1-二氯乙烯	2.609	0.547	二甲氧基甲烷	2.243	0.259
乙酸甲酯	2.635	0.561	甲基环己烷	2.405	0.324
二氯甲烷	2.655	0.572	丙酮	2.876	0.515
硝基甲烷	2.807	0.654	甲酸乙酯	2.967	0.551
正丙醇	2.982	0.748	乙酸甲酯	3.000	0.564
1,2-二氯乙烯	3.109	0.817	1,2-二氯乙烯	3.347	0.705
叔丁基甲基醚	3.252	0.894	四氢呋喃	3.403	0.727
丁酮	3.449	1.000	甲基四氢呋喃	3.481	0.758
仲丁醇	3.666	1.117	四氯化碳	3.635	0.821
正己烷	3.898	1.242	1,1,1-三氯乙烷	3.653	0.828
异丙醚	3.908	1.247	乙酸乙酯	3.810	0.891
乙酸乙酯	3.913	1.250	乙酸异丙酯	3.980	0.960
三氯甲烷	3.954	1.272	甲醇	4.062	0.993
四氢呋喃	4.264	1.439	丁酮	4.079	1.000
异丁醇	4.264	1.440	1,2-二甲氧基乙烷	4.604	1.212
1,2-二氯乙烷	4.517	1.576	甲基异丙基酮	4.716	1.257
1,1,1-三氯乙烷	4.808	1.733	二氯甲烷	4.758	1.274
甲基异丙基酮	4.976	1.823	异丙醇	4.822	1.300
1,2-二甲氧基乙烷	4.985	1.828	乙醇	4.975	1.362
苯	5.281	1.988	苯	4.977	1.362
乙酸异丙酯	5.311	2.004	乙酸丙酯	6.020	1.784
正丁醇	5.340	2.019	三氯乙烯	6.643	2.035
四氯化碳	5.470	2.089	甲基异丁基酮	7.202	2.261
环己烷	5.583	2.150	乙腈	7.368	2.328
甲基四氢呋喃	5.676	2.201	乙酸异丁酯	7.497	2.380
三氯乙烯	6.760	2.785	三氯甲烷	7.985	2.577
二氧六环	6.823	2.819	仲丁醇	8.390	2.740
异辛烷	6.957	2.891	甲苯	8.746	2.884
正庚烷	7.434	3.148	正丙醇	9.238	3.083
乙酸丙酯	7.478	3.172	二氧六环	10.335	3.526
甲基环己烷	8.628	3.792	1,2-二氯乙烷	10.827	3.724

续表

非极性色谱柱			极性色谱柱		
溶剂名称	t_R/min	RART	溶剂名称	t_R/min	RART
甲基异丁基酮	8.738	3.851	乙酸丁酯	11.012	3.799
3-甲基-1-丁醇	8.870	3.922	甲基丁基酮	11.486	3.990
吡啶	9.283	4.145	甲烷	1.602	
甲苯	11.180	5.168	柱温80℃		
正戊醇	11.382	5.276	异丁醇	3.577	3.045
甲烷	1.594		正丁醇	4.460	4.334
柱温80℃			硝基甲烷	4.885	4.948
乙酸异丁酯	3.611	2.099	异丙基苯	5.288	5.543
甲基丁基酮	3.859	2.345	吡啶	5.625	6.035
乙酸丁酯	4.299	2.778	3-甲基-1-丁醇	5.934	6.486
氯苯	5.253	3.726	氯苯	6.439	7.223
甲氧基苯	7.436	5.890	正戊醇	7.332	8.527
异丙基苯	8.148	6.589	丁酮	2.176	1.000
丁酮	2.502	1.000	甲烷	1.491	
甲烷	1.493		柱温120℃		
柱温120℃			甲氧基苯	3.837	9.890
四氢化萘	8.067	29.609	四氢化萘	7.427	24.484
丁酮	1.630	1.000	丁酮	1.650	1.000
甲烷	1.405		甲烷	1.404	

附表16-3　常见有机溶剂在程序升温法测定时相对于丁酮的保留值参考值

非极性色谱柱			极性色谱柱		
溶剂名称	t_R/min	RART	溶剂名称	t_R/min	RART
甲醇	1.846	0.127	正戊烷	1.691	0.033
乙醇	2.121	0.272	正已烷	1.807	0.076
乙腈	2.201	0.314	乙醚	1.856	0.094
丙酮	2.303	0.367	异辛烷	1.957	0.131
异丙醇	2.401	0.419	异丙醚	1.966	0.135
正戊烷	2.512	0.477	叔丁基甲基醚	2.053	0.167
乙醚	2.519	0.481	正庚烷	2.063	0.171
甲酸乙酯	2.544	0.494	环已烷	2.217	0.228
二甲氧基甲烷	2.611	0.529	1,1-二氯乙烯	2.267	0.246
1,1-二氯乙烯	2.623	0.535	二甲氧基甲烷	2.303	0.260
乙酸甲酯	2.665	0.558	甲基环已烷	2.488	0.328
二氯甲烷	2.674	0.562	丙酮	2.988	0.513
硝基甲烷	2.839	0.649	甲酸乙酯	3.094	0.552
正丙醇	3.051	0.760	乙酸甲酯	3.126	0.564
1,2-二氯乙烯	3.128	0.801	1,2-二氯乙烯	3.511	0.707
叔丁基甲基醚	3.302	0.892	四氢呋喃	3.561	0.725

续表

非极性色谱柱			极性色谱柱		
溶剂名称	t_R/min	RART	溶剂名称	t_R/min	RART
丁酮	3.507	1.000	甲基四氢呋喃	3.653	0.759
仲丁醇	3.756	1.131	四氯化碳	3.821	0.822
正己烷	3.966	1.241	1,1,1-三氯乙烷	3.833	0.826
异丙醚	3.971	1.244	乙酸乙酯	4.017	0.894
乙酸乙酯	3.981	1.249	乙酸异丙酯	4.207	0.964
三氯甲烷	4.005	1.262	甲醇	4.295	0.997
四氢呋喃	4.387	1.462	丁酮	4.303	1.000
异丁醇	4.397	1.468	1,2-二甲氧基乙烷	4.875	1.212
1,2-二氯乙烷	4.6124	1.581	甲基异丙基酮	5.005	1.260
1,1,1-三氯乙烷	4.843	1.702	二氯甲烷	5.041	1.273
甲基异丙基酮	5.087	1.830	异丙醇	5.069	1.284
1,2-二甲氧基乙烷	5.099	1.837	乙醇	5.275	1.360
苯	5.380	1.984	苯	5.275	1.360
乙酸异丙酯	5.398	1.994	乙酸丙酯	6.437	1.790
正丁醇	5.402	1.996	三氯乙烯	7.108	2.039
四氯化碳	5.501	2.048	甲基异丁基酮	7.735	2.271
环己烷	5.649	2.126	乙腈	7.892	2.329
甲基四氢呋喃	5.739	2.173	乙酸异丁酯	8.068	2.394
三氯乙烯	6.815	2.738	三氯甲烷	8.533	2.566
异辛烷	6.928	2.798	仲丁醇	8.848	2.683
二氧六环	6.928	2.798	甲苯	9.156	2.797
正庚烷	7.563	3.131	正丙醇	9.461	2.910
乙酸丙酯	7.583	3.142	二氧六环	10.183	3.177
甲基环己烷	8.581	3.666	1,2-二氯乙烷	10.446	3.274
甲基异丁基酮	8.830	3.797	乙酸丁酯	10.543	3.310
3-甲基-1-丁醇	8.968	3.870	甲基丁基酮	10.801	3.406
吡啶	9.178	3.980	异丁醇	11.606	3.704
甲苯	10.259	4.548	正丁醇	13.046	4.237
正戊醇	10.448	4.647	异丙基苯	13.258	4.315
乙酸异丁酯	10.638	4.747	硝基甲烷	13.396	4.367
甲基丁基酮	11.025	4.951	吡啶	13.949	4.571
乙酸丁酯	12.175	5.555	3-甲基-1-丁醇	14.519	4.782
氯苯	13.166	6.076	氯苯	14.562	4.798
甲氧基苯	15.270	7.181	正戊醇	15.516	5.151
异丙基苯	15.724	7.420	甲氧基苯	17.447	5.866
四氯化萘	22.409	10.933	四氢化萘	21.708	7.444
甲烷	1.604		甲烷	1.602	

注：附表16-2、16-3中数据未非极性的SPB-1柱（30m × 0.32mm，1.0μm）和极性的HP-INNOWAX柱（30m × 0.32mm，0.5μm）测定的结果。

规程文件17：

干燥失重测定法标准操作规程

文件编码	*******	页次：×/×

文件形成及控制：

	部门	姓名	签名	日期
起草人	QC人员	***		年 月 日
审核人	QA人员	***		年 月 日
	QC主管	***		年 月 日
	质量管理负责人	***		年 月 日
执行日期	年 月 日			
颁发部门	质量管理部	年 月 日		
	存档（书面、电子文档）各2份	颁发份数	各部门1份，共1份	
分发部门	物控管理部［ ］ 质量管理部［ ］ 生产管理部［ ］ 设备管理部［ ］ 安全管理部［ ］ 营销管理部［ ］ 企业管理部［ ］ 财务管理部［ ］ 药物警戒部［ ］			

文件修订历史：

历史版本号	执行日期	修订内容及原因

1.目的

建立干燥失重测定法标准操作规程，并按照规程进行检验，保证检验操作规范化。

2.范围

适用于干燥失重测定法的测定。

3.职责

实验室所有检验人员按此管理规程执行。

4.内容

4.1标准依据：《中国药典》2020年版。

4.2简述：药品的干燥失重系指药品在规定的条件下干燥后所减失重量的百分率。主要指水分、结晶水及其他挥发性物质如乙醇等，从减失的重量和取样量计算供试品的干燥失重。

4.3 检验操作方法

4.3.1仪器与用具

4.3.1.1 扁形称量瓶。

4.3.1.2 烘箱，控温精度 ±1℃。

4.3.1.3 恒温减压干燥箱。

4.3.1.4 干燥器（普通）。

4.3.1.5 减压干燥器。

4.3.1.6 真空泵。

4.3.1.7 分析天平，感量0.1mg。

4.3.2 试药与试液：干燥器中常用的干燥剂为无水氯化钙、硅胶、五氧化二磷或硫酸。干燥剂应保持在有效状态。

4.3.3 操作方法

4.3.3.1 称取供试品：取供试品，混合均匀（如为较大的结晶，应先迅速捣碎使成2mm以下的小粒）。分取约1g或各品种项下所规定的重量，置与供试品同样条件下干燥至恒重的扁形称量瓶中（供试品干燥时，应平铺在扁形称量瓶中，厚度不可超过5mm，如为疏松物质，厚度不可超过10mm），精密称定。干燥失重在1.0%以下的品种可只做一份，1.0%以上的品种应做平行试验两份。

4.3.3.2 干燥：除另有规定外，在105℃干燥至恒重。干燥时，应将瓶盖取下，置称量瓶旁或将瓶盖半开。取出时须将称量瓶盖好。

4.3.3.3 称重

4.3.3.3.1 用干燥器干燥的供试品，干燥后取出即可称定重量。

4.3.3.3.2 置烘箱或恒温减压干燥箱内干燥的供试品，应在干燥后取出置干燥器中放冷至室温（一般需30~60分钟），再称定重量。

4.3.3.4 恒重：称定后的供试品按（4.3.3.2~4.3.3.3）操作，直至恒重。

4.4 注意事项

4.4.1 由于原料药的含量测定，根据《中国药典》相关规定，应取未经干燥的供试品进行试验，测定后再按干燥品计算，因而干燥失重的数据将直接影响含量测定的结果；当供试品具有引湿性时，宜将含量测定与干燥失重的取样放在同一时间进行。

4.4.2 供试品如未达到规定的干燥温度即融化时，除另有规定外，应先将供试品在低于熔化温度5~10℃的温度下干燥至大部分水分除去后，再按规定条件干燥。生物制品应先将供试品于较低的温度下干燥至大部分水分除去后，再按规定条件干燥。

4.4.3 采用供箱和恒温减压干燥箱干燥时，待温度升至规定值并达到平衡后（加热温度有冲高现象），再放入供试品，按规定条件进行干燥，同时记录干燥开始的时间。

4.4.4 当用减压干燥器（通常为室温）或恒温减压干燥器（温度应按各品种项下的规定设置。生物制品除另有规定外，温度为60℃）时，除另有规定外，压力应在2.67kPa（20mmHg）以下。并宜选用单层玻璃盖的称量瓶，如用玻璃盖为双层中空，减压时，称量瓶盖切勿放入减压干燥箱（器）内，应放在另一普通干燥器内。减压干燥器（箱）内部为负压，开启前应注意缓缓旋开进气阀，使干燥空气进入，并避免气流吹散供试品。

4.4.5 初次使用新的减压干燥器时，应先将外部用厚布包好，再行减压，以防破碎伤人。

4.4.6 装有供试品的称量瓶应尽量置于温度计附近，以免因箱内温度不均匀产生温度误差。

4.4.7 测定干燥失重时，常遇有几个供试品同时进行，因此称量瓶（包括瓶盖）宜先用适宜的方法编码标记，以免混淆；称量瓶放入烘箱内的位置以及取出放冷、称重的顺序，应先后一致，则较易获得恒重。

4.4.8 称定扁形称量瓶和供试品以及干燥后的恒重，均应准确至0.1mg位。

4.5记录与计算

4.5.1记录干燥时的温度、压力，干燥剂的种类，干燥和放冷至室温的时间，称量及恒重数据，计算和结果（如做平行试验者，取两份平均值）等。

4.5.2计算

$$干燥失重\%=\frac{W_1+W_2-W_3}{W_1}\times 100\%$$

式中，W_1为供试品的重量（g）；W_2为称量瓶恒重的重量（g）；W_3为（称量瓶+供试品）恒重的重量（g）.

4.6结果与判定：计算结果按“有效数字和数值的修约及其运算”修约，使其与标准中规定限度的有效数位一致。其数值小于或等于限度值时，判为符合规定；大于限度值时，则判为不符合规定。如规定为高低限度范围时，而测得的数值介于高低限度范围之内时，判为符合规定。

4.7注意事项：

4.7.1 恒重，除另有规定外，系指连续两次干燥后的重量差异在0.3mg以下的重量。干燥失重检查中干燥后的第二次及以后多次称重，均应在规定条件下继续干燥1小时后进行。

4.7.2　干燥器中常用的干燥剂为五氧化二磷、无水氯化钙或硅胶；恒温减压干燥器中常用的干燥剂为五氧化二磷。应及时更换干燥剂，使其保持在有效状态。

规程文件18：

炽灼残渣检查法标准操作规程

文件编码	*******	页次：×/×

文件形成及控制：

	部门	姓名	签名	日期
起草人	QC人员	***		年　月　日
审核人	QA人员	***		年　月　日
	QC主管	***		年　月　日
	质量管理负责人	***		年　月　日
执行日期	年　月　日			

<table>
<tr><td rowspan="2">颁发部门</td><td>质量管理部</td><td colspan="2">年　月　日</td></tr>
<tr><td>存档（书面、电子文档）各2份</td><td>颁发份数</td><td>各部门1份，共1份</td></tr>
<tr><td>分发部门</td><td colspan="3">物控管理部［　］　质量管理部［　］　生产管理部［　］
设备管理部［　］　安全管理部［　］　营销管理部［　］
企业管理部［　］　财务管理部［　］　药物警戒部［　］</td></tr>
</table>

文件修订历史：

历史版本号	执行日期	修订内容及原因

1.目的

建立炽灼残渣检查法标准操作规程，并按照规程进行检验，保证检验操作规范化。

2.范围

适用于炽灼残渣检查法的检查。

3.职责

实验室所有检验人员按此管理规程执行。

4.内容

4.1标准依据：《中国药典》2020年版。

4.2 简述：炽灼残渣指将药品（多为有机化合物）经加热灼烧至完全灰化，再加硫酸0.5～1.0ml并炽灼（700～800℃）至恒重后遗留的金属氧化物或其硫酸盐。

4.3 检验操作方法

4.3.1仪器与用具

4.3.1.1 高温炉。

4.3.1.2 坩埚瓷坩埚、铂坩埚、石英坩埚。

4.3.1.3 坩埚钳普通坩埚钳、尖端包有祐层的铂坩埚钳。

4.3.1.4 通风柜。

4.3.1.5 分析天平感量0.1mg。

4.3.2 试药与试液：硫酸（分析纯）。

4.3.3 操作方法

4.3.3.1空坩埚恒重：取洁净坩埚置高温炉内，将坩埚盖斜盖于坩埚上，经加热至700～800℃炽灼30～60分钟，停止加热，待高温炉温度冷却至约300℃，取出坩埚，置适宜的干燥器内，盖好坩埚盖，放冷至室温（一般约需60分钟），精密称定坩埚重量（准确至0.1mg）。再以同样条件重复操作，直至恒重，备用。

4.3.3.2 称取供试品：取供试品1.0～2.0g或各品种项下规定的重量，置已炽灼至恒重的坩埚（如供试品分子结构中含有碱金属或氟元素，则应使用铂坩埚）中，精密称定。

4.3.3.3 炭化：将盛有供试品的坩埚置电炉上缓缓灼烧（应避免供试品受热骤然膨胀或燃烧而逸出），炽灼至供试品全部炭化呈黑色，并不再冒烟，放冷至室温（以上操作在通风柜内进行）。

4.3.3.4 灰化：除另有规定外，滴加硫酸0.5～1ml，使炭化物全部湿润，继续在电炉上加热至硫酸蒸气除尽，白烟完全消失（以上操作应在通风柜内进行）。将坩埚置高温炉内，坩埚盖斜盖于坩埚上，在700～800℃炽灼约60分钟，使供试品完全灰化。

4.3.3.5 恒重按操作方法4.3.3.1自“停止加热，待高温炉……”起，依法操作，直至恒重。

4.4注意事项

4.4.1 炭化与灰化的前一段操作应在通风柜内进行。供试品放入高温炉前，务必完全炭化并除尽硫酸蒸气。必要时，高温炉应加装排气管道。

4.4.2 供试品的取用量，除另有规定外，一般为1.0～2.0g（炽灼残渣限度为0.1%~0.2%）。如有限度较高的品种，可调整供试品的取用量，使炽灼残渣的量为1～2mg。

4.4.3 坩埚应编码标记，盖子与坩埚应编码一致。从高温炉中取出时的温度、先后次序、在干燥器内的放冷时间以及称量顺序，均应前后一致；同一干燥器内同时放置的坩埚最好不超过4个，否则不易达到恒重。

4.4.4 坩埚放冷后干燥器内易形成负压，应小心开启干燥器，以免吹散坩埚内的轻质残渣。

4.4.5 炽灼残渣如需留作重金属检查，炽灼温度必须控制在500～600℃。

4.4.6 如供试品中含有碱金属或氟元素时，可腐蚀瓷坩埚，应使用铂坩埚。在高温条件下夹取热铂坩埚时，宜用钳头包有祐层的坩埚钳。

4.4.7 开关炉门时，应注意勿损坏高质耐火绝缘层。

4.5记录与计算

4.5.1 记录：记录供试品的取用量、炽灼的温度、时间，坩埚及残渣的恒重数据，计算与结果等。

4.5.2 计算

$$\text{炽灼残渣}\%=\frac{\text{残渣及坩埚重}-\text{空坩埚重}}{\text{供试品重量}}\times 100\%$$

4.6 结果与判定：计算结果按“有效数字和数值的修约及其运算标准操作规程”修约，使其与标准中规定限度的有效数位一致。其数值小于或等于限度值时，判为符合规定（当限度规定为≤0.1 %，而实验结果符合规定时，报告数据应为“小于0.1%”或“为0.1%”）；其数值大于限度值时，则判为不符合规定。

4.7注意事项：炽灼至恒重，除另有规定外，系指在规定温度下连续两次炽灼后的重量差异在0.3mg以下，第二次炽灼时间不少于30分钟。

规程文件19：

原子吸收分光光度法标准操作规程

文件编码	*******	页次：×/×

文件形成及控制：

	部门	姓名	签名	日期
起草人	QC人员	***		年 月 日
审核人	QA人员	***		年 月 日
	QC主管	***		年 月 日
	质量管理负责人	***		年 月 日
执行日期	年 月 日			
颁发部门	质量管理部	年 月 日		
	存档（书面、电子文档）各2份	颁发份数	各部门1份，共1份	
分发部门	物控管理部［ ］	质量管理部［ ］	生产管理部［ ］	
	设备管理部［ ］	安全管理部［ ］	营销管理部［ ］	
	企业管理部［ ］	财务管理部［ ］	药物警戒部［ ］	

文件修订历史：

历史版本号	执行日期	修订内容及原因

1.目的

建立一个原子吸收分光光度法标准操作规程。

2.范围

本标准适用于原子吸收分光光度法的测定。

3.职责

质量管理部QC人员按此标准操作规程进行检查。

4.内容

4.1标准依据：《中国药典》2020年版。

4.2简述

4.2.1供试品在高温下经原子化产生原子蒸气时，如有一光辐射作用于原子，当辐射频率相应于原子中电子从基态跃迁到较高能态所需要的能量时，即引起原子对特定波长的吸收。吸收通常发生在真空紫外、紫外及可见光区。原子吸收光谱为线光谱，通过测定该特征波长光谱线的吸光度可以计算出该待测元素的含量。原子吸收一般遵守吸收分光光度法的比尔定律。实验条件固定时，特定波长处的吸光度值与样品中原子浓度成正比。但实验参数的变化会影响结果值。

4.2.2 原子吸收分光光度法的测量对象是呈原子状态的金属元素和部分非金属元素，是基于测量蒸气中原子对特征电磁辐射的吸收强度进行定量分析的一种仪器分析方法。原子吸收分光光度法遵循分光光度法的吸收定律，一般通过比较对照品溶液和供试品溶液的吸光度，计算供试品中待测元素的含量。

4.3 对仪器的一般要求：所用仪器为原子吸收分光光度计，由光源、原子化器、单色器、背景校正系统、自动进样系统和检测系统等组成。

4.3.1 光源：常用待测元素作为阴极的空心阴极灯。

4.3.2 原子化器主要有四种类型：火焰原子化器、石墨炉原子化器、氢化物发生原子化器及冷蒸气发生原子化器。

4.3.2.1 火焰原子化器：由雾化器及燃烧灯头等主要部件组成。其功能是将供试品溶液雾化成气溶胶后，再与燃气混合，进入燃烧灯头产生的火焰中，以干燥、蒸发、解离供试品，使待测元素形成基态原子。燃烧火焰由不同种类的气体混合物产生，常用乙炔-空气火焰。改变燃气和助燃气的种类及比例可控制火焰的温度，以获得较好的火焰稳定性和测定灵敏度。

4.3.2.2 石墨炉原子化器：由电热石墨炉及电源等部件组成。其功能是将供试品溶液干燥、灰化，再经高温原子化使待测元素形成基态原子。一般以石墨作为发热体，炉中通入保护气，以防氧化并能输送试样蒸气。

4.3.2.3 氢化物发生原子化器：由氢化物发生器和原子吸收池组成，可用于砷、锗、铅、镉、硒、锡、锑等元素的测定。其功能是将待测元素在酸性介质中还原成低沸点、易受热分解的氢化物，再由载气导入由石英管、加热器等组成的原子吸收池，在吸收池中氢化物被加热分解，并形成基态原子。

4.3.2.4 冷蒸气发生原子化器：由汞蒸气发生器和原子吸收池组成，专门用于汞的测定。其功能是将供试品溶液中的汞离子还原成汞蒸气，再由载气导入石英原子吸收池进行测定。

4.3.3 单色器：其功能是从光源发射的电磁辐射中分离出所需要的电磁辐射，仪器光路应能保证有良好的光谱分辨率和在相当窄的光谱带（0.2nm）下正常工作的能力，波长范围一般为190.0 ~ 900.0nm。

4.3.4 背景校正系统

4.3.4.1 背景干扰是原子吸收测定中的常见现象。背景吸收通常来源于样品中的共存组分及其在原子化过程中形成的次生分子或原子的热发射、光吸收和光散射等。这些干扰在仪器设计时应设法予以克服。常用的背景校正法有四种：连续光源（在紫外区通常用氘灯）、塞曼效应、自吸效应、非吸收线等。

4.3.4.2 在原子吸收分光光度分析中，必须注意背景以及其他原因等对测定的干扰。仪器某些工作条件（如波长、狭缝、原子化条件等）的变化可影响其灵敏度、稳定程度和干扰情况。在火焰法原子吸收测定中可采用选择适宜的测定谱线和狭缝、改变火焰温度、加入络合剂或释放剂、采用标准加入法等方法消除干扰；在石墨炉原子吸收测定中可采用选择适宜的背景校正系统、加入适宜的基体改进剂等方法消除干扰。具体方法应按各品种项下的规定选用。

4.3.5检测系统：由检测器、信号处理器和指示记录器组成，应具有较高的灵敏度和较好的稳定性，并能及时跟踪吸收信号的急速变化。

4.4检验操作方法

4.4.1主要仪器及用具：原子吸收分光光度计、电子天平、微波消解罐、电热板、容量瓶、移液管。

4.4.2试剂和试药：氯化钠、硝酸、氢氟酸。

4.4.3原子吸收分光光度计的检定

4.4.3.1波长准确度与重复性：根据中华人民共和国国家计量检定规程JJG694 –90的规定，双光束原子吸收分光光度计的波长示值误差应不大于 ± 0.5mn，波长重复性优于0.3nm。

波长准确度与重复性检定方法：按空心阴极灯上规定的工作电流，将汞灯点亮稳定后，在光谱带宽0.2nm 条件下，从汞、氖谱线253.7nm、365.0nm、435.8nm、546.1nm、640.2nm、724.5nm和871.6nm中按均匀分布原则，选取3 ~ 5条逐一作3次单向（从短波长向长波长方向）测量最大能量波长示值，计算谱线波长测量值与标准值的平均误差。波长重复性为3次测定中最大值与最小值之差。

4.4.3.2分辨率：仪器光谱带宽为0.2nm时，应可分辨锰279.5nm 和279.8nm的双线。

分辨率检定方法：将锰灯点亮，稳定后在光谱带宽为0.2nm时调节光电倍增管的高压，使279.5nm谱线能量读数为100。扫描测量锰双线，应能分辨出297.5nm和279.8nm两条谱线，且两线间峰谷能量应不超过40%。

4.4.3.3基线稳定性：火焰原子化法测定30分钟内静态基线和点火基线的稳定度，应不大于下表的指标（附表19–1）。

附表19–1　火焰原子化法静态基线和点火基线的稳定度

	项目	使用中的仪器（吸光度）
静态基线	最大零漂	± 0.006
	最大瞬时燥声（峰–峰值）	0.0006
点火基线	最大零漂	± 0.008
	最大瞬时燥声（峰–峰值）	0.008

4.4.3.3.1基线稳定性检定法

4.4.3.3.1.1静态基线稳定性的测定：光谱带宽0.2nm、量程扩展10倍，点亮铜灯，原子化器未工作状态下测定。单光束仪器与铜灯同时预热30分钟，用“瞬时”测量方法，或时间常数不大于0.5秒，测定324.7nm谱线的稳定性。双光束仪器预热30分钟、铜灯预热

3分钟后，按上述相同条件测定。

4.4.3.3.1.2点火基线稳定性的测定：按测铜的最佳条件，用乙炔/空气火焰，吸喷去离子水10分钟后，在吸喷状况下重复（4.3.3.3.1.1）的测量.

4.4.3.4边缘波长能量：带宽为0.2nm，响应时间不大于1.5秒条件下，对砷193.7nm和铯852.1nm谱线进行测量，谱线的峰值应能调到100%，背景值/峰值应不大于2%。5分钟内谱线的最大瞬时噪声（峰-峰值）应不大于0.03A。谱线能量为100%时，光电倍增管的高压应不超过最大高压值的85%。

4.4.3.5火焰法测定铜的检出限［C_L（n=3）］和精密度（RSD）使用中的仪器应分别不大于0.02μg/ml和1.5%。

4.4.3.5.1检出限的检定：仪器参数调至最佳工作状态，用空白溶液0.5mol/L的HNO_3调零，分别对3种铜标准溶液（0.50、1.00、3.00μg/ml）各进行3 次重复测定，取3次测定平均值，按线性回归法求出工作曲线的斜率，即为仪器测定铜的灵敏度（S）。

$$S=\mathrm{d}A/\mathrm{d}C\ \ [\mathrm{A}/(\mu\mathrm{g/ml})]$$

在上述条件下，扩展标尺10倍，对空白溶液（或浓度3倍于检出限的溶液）进行11次吸光度测量，并求出其标准偏差（S_A），计算铜的检出限如下：

$$C_{L(n=3)}=3S_A/S\ (\mu\mathrm{g/ml})$$

4.4.3.5.2精密度的检定：在（4.3.3.5.1）测定中选择标准溶液之一，其吸光度在0.1~0.3范围进行7次测定，求出相对标准偏差（RSD），即为仪器测铜的精密度。

4.4.3.6石墨炉法测定镉的检出限［$Q_{L(n=3)}$］，特征量（C.M.）和精密度（RSD），使用中的仪器应分别不大于4pg、2pg和7%。

4.4.3.6.1检出限和特征量的检定：仪器参数调至最佳工作状态，分别对空白溶液（0.5mol/L的NHO_3）和3种镉标准溶液（0.50，1.00，3.00ng/ml）各进行3次重复测定，取3次测定平均值后，按线性回归法求出工作曲线的斜率，即为仪器测定镉的灵敏度（S）。

$$S=\mathrm{d}A/\mathrm{d}Q=\mathrm{d}A/\mathrm{d}(C\times V)\ \ (\mathrm{A/pg})$$

式中，C为溶液浓度（ng/ml）；V为取样体积（μl）。

在上述条件下对空白溶液进行11次吸光度测定，并求出其标准偏差（S_A）。计算镉的检出限下：

$$Q_{L(n=3)}=3S_A/S\ (\mathrm{g})$$

仪器测定镉的特征量计算如下

$$\mathrm{C.M.}=0.0044/S\ (\mathrm{pg})$$

4.4.3.6.2精密度的检定：在（4.3.3.6.1）测定中，对3.00ng/ml的镉标准溶液进行7次重复测定，即为仪器测镉的精密度。

4.4.3.7火焰法中样品溶液吸喷量（F）和表观雾化率（ε）应用本法可测定火焰原子化雾化的效率，样品的吸喷量应不小于3ml/min，雾化率应不小于8%。

吸喷量和表观雾化率的检定：在与4.3.3.5相同条件下，于10ml量筒内注入去离子水至10ml刻线，将毛细管插入筒底部，同时启动秒表，测量1分钟时间内量筒中水所减少的体积，即为吸喷量（F），取出进样毛细管，至废液管出口无废液排出后，将该管放入有一段水封的10ml量筒（量筒1）内。另一量筒（量筒2）内注入10ml水，在上述条件下将毛细管插入水中，至10ml水全部吸喷完毕，废液管中无废液排出后，测量排出废液体积V（ml），并计算表观雾化率（ε）。

$$\varepsilon\%=\frac{10-V}{10}\times 100\%$$

4.4.3.8背景校正能力背景信号约为1A时，校正后的信号应不大于该值的1/30。

4.4.3.8.1火焰原子化器的仪器在镉228.8nm时先用无背景校正方式测量，调零后将吸光度约为1A的屏网插入光路读得吸光度A_1，再在背景校正方式调零，插入屏网读取吸光度A_2，A_1/A_2值应符合4.3.3.8的规定。

4.4.3.8.2石墨炉原子化器的仪器参数调至测镉的最佳状态，先用无背景校正方式，用移液管加入一定量的氯化钠（5.0mg/ml）溶液使产生1A左右吸光度信号，读取吸光度（峰高法）A_1，再用有背景校正方式全样测定，读取吸光度A_2，A_1/A_2值应符合4.3.3.8的规定。

4.4.4样品测定操作方法

4.4.4.1标准曲线法

4.4.4.1.1先配制一个被测元素的标准贮备液，通常可用该元素的基准化合物或纯金属按规定方法配制，亦可从有关单位中购得，通常用作空白的溶液稀释成标准工作液。再按测定方法的操作步骤配制一组合适的系列标准溶液。在仪器推荐的浓度范围内，制备含待测元素的标准溶液至少3份，浓度依次递增，并分别加入供试品溶液配制中的相应试剂。除另有规定外，一般用去离子水制成水溶液。将仪器按规定启动后，先将去离子水喷入火焰，调读数为零，再将最浓的标准溶液喷入火焰，调节仪器至近满量程的读数，然后依次喷入每一标准溶液，读数。每喷完1份溶液后，均用去离子水喷入火焰充分冲洗灯头并调零。取每一浓度3次读数的平均值，与相应浓度作标准曲线。

4.4.4.1.2按各品种项下的规定制备供试品溶液，使待测元素的估计浓度在标准曲线浓度范围内，将供试品溶液喷入火焰，取3次读数的平均值，从标准曲线上查得相应的浓度，计算元素的含量。

4.4.4.1.3供试品溶液测定完后，应用与供试品溶液浓度接近的标准溶液进行回校。标准曲线应取符合线性范围的浓度。样品的测定读数宜在线性范围中间或稍高处。

4.4.4.1.4石墨炉原子化器的标准曲线可以用相同体积不同浓度的系列标准溶液或用相同浓度不同体积的标准液制备，一般以前者为佳。

4.4.4.2标准加入法：取同体积按各品种项下规定制备的供试品溶液4份，分别置4个同体积的量瓶中，除（1）号瓶外，其他（2）、（3）、（4）号量瓶分别再精密加入不同浓度的待测元素标准液，分别用去离子水稀释至刻度，制成从零开始递增的一系列溶液。按上述标准曲线法自“将仪器按规定启动后”操作，并依法将溶液喷入火焰，测定吸光度，记录读数；将吸光度读数与相应的待测元素加入量作图，延长此直线至与含量轴的延长线相交，此交点与原点间的距离即相当于供试品溶液取用量中待测元素的含量。再以此计算供试品中待测元素的含量。此法仅适用于标准曲线法的工作曲线呈线性并通过原点的情况。

4.4.4.3杂质检查法：取供试品，按各品种项下的规定，制备供试品溶液；另取等量的供试品，加入限量的待测元素溶液，制备成对照溶液。照上述标准曲线法自“将仪器按规定启动后”操作，并将对照溶液喷入火焰，调节仪器使具合适的读数（a）在相同的操作条件下喷入供试品溶液，读数（b）；b值应小于（a–b）。

4.4.4.4内标法：在标准样品和供试品中分别加入第二元素作为内标元素。测定分析元素和内标谱线的吸光度比值，并以此对被测元素的含量或浓度绘制工作曲线。内标元素要求与被测元素在基体或原子化器中表现的物理、化学性质相同或相似。且试样中不应含有这种元素。该方法只适用于双通道原子吸收分光光度计。

4.5测量操作注意事项

4.5.1样品取样要有代表性，取样量应根据被测元素的性质、含量、分析方法及要求的分析精度决定。标准样品的组成应尽可能与被测样品接近。

4.5.2仪器参数选择，如空心阴极灯工作电流、光谱带宽、原子化条件等；火焰原子化器中火焰条件的选择，如火焰类型、燃气和助燃气的比例、供气压力和气体流量等；石墨炉原子化器应注意干燥–灰化–原子化各阶段的温度、时间、升温情况等程序的合理编制；它们对测定的灵敏度、检出限及分析精度等都有很大的影响。许多仪器一般能提示或自动调节成常用的参数，使用时可按实验情况予以修改。

4.5.3原子吸收分光光度法实验室要求有合适的环境，室内应保持空气洁净，较少灰尘，应有充足、压力恒定的水源，仪器燃烧器上方应有符合厂方要求的排气罩，应能提供足够而恒定的排气量，排气速度应能调节，排气罩以耐腐蚀、不生锈的金属板制造为宜。

4.5.4使用原子吸收分光光度计时对实验室安全应给予特别注意，如排气通风是否良好，突然停电、停水及气流不足或不稳定时的安全措施，高压燃气和助燃气使用安全问题等。目前仪器本身大多具有自动安全功能，发现故障后一般自动停止工作。但实验室环境的安全仍需使用者随时注意。

4.5.5原子吸收分光光度法灵敏度很高，极易受实验室各种用品的污染，常见的污染源如下。

4.5.5.1水应用去离子水或用石英蒸馏器蒸馏的超纯水。钠、钾、镁、硅、铁等元素最易玷污实验室水。贮藏水的容器一般用聚乙烯塑料等材料制成。玻璃瓶久贮会将瓶中微量污染元素溶解在水中。

4.5.5.2试剂制备样品用的酸类、溶剂及有机萃取剂等亦为主要玷污来源之一，应采用高纯试剂。

4.5.5.3实验室容量器皿烧杯、容量瓶、移液管等尽可能使用耐腐蚀塑料器皿，而不用玻璃器皿。因为玻璃器皿易吸附或吸收其他金属离子，在使用过程中缓缓释出。自动进样器应尽量不用能直接接触样品的金属附件及金属针头。样品前处理用的通风橱可能有积尘、锈蚀物或粉尘、气流等影响。大气中尘埃的污染特别对石墨炉的高灵敏度检测有很大的影响。样品处理过程及处理完后分析时应尽可能防止外界尘埃落入，产生干扰。

4.5.6标准溶液一般浓度大于1000μg/ml的可以作为贮备液贮存在耐腐蚀的塑料容器中，浓度低于10μg/ml的工作溶液应注意稀释溶剂及试剂对其污染的影响，浓度低于1μg/ml的标准溶液应在使用当天配制使用，不宜贮存。

4.5.7样品一般处理成溶液后进行分析，因此样品的前处理十分重要。处理方法很多，无机物常用酸进行溶解，复杂基体的样品常需用熔融、有机萃取、加入改进剂等方法消除基体干扰及化学干扰等因素。生物样品往往需经湿法或干法灰化，萃取或加基体改进剂消除基体干扰等措施以使分析顺利进行。石墨炉的样品测试可以采用固体直接放在石墨管或石墨平面中进样。难以避免的干扰有时可用掩蔽剂消除。

4.5.8石墨炉的分析重现性及精度的关键操作之一为进样方法的重现性。从石墨管的小孔中加入样品时，除石墨炉周围环境升温情况需要保持一致外，用微量吸管加入的角度、深度等均须一致，因此使用石墨炉分析样品最好用重现性好、可靠性高的自动进样器，手工进样欲得重现的结果需要较高而熟练的实验技术。

4.5.9原子化温度较高的元素宜用氧化亚氮-乙炔作为燃气，用专用的高温燃烧头进行火焰法测定，该情况下以用无焰法石墨炉进行分析为宜。

4.5.10汞、砷、硒及碲等元素可以还原成氢化物在较低温度下测定，也可用专用仪器（如测汞仪）进行测定。

4.5.11原子吸收分光光度法使用器皿的清洗不宜用含铬离子的清洗液，因铬离子容易渗透入玻璃等容器中，而以硝酸或硝酸-盐酸混合液清洗后再用去离子水清洗为佳。

4.5.12样品中如存在比被分析元素更不易挥发的元素，而使用无焰石墨炉分析时，最好在原子化升温完毕后用最高温度作极短期加热，以清洗残存于石墨管中的干扰元素。

4.5.13仪器及样品浓度情况差别很多，浓度过浓使信号达到饱和时则输出信号过强，此时可以适当降低灵敏度或改用该元素的次要谱线以确保信号强度与被测元素浓度呈线性关系。

4.6定量分析结果判定：定量分析制备标准曲线时，标准曲线法制备含待测元素的标准溶液至少有3种不同浓度。每一浓度测定3次，求取3次读数平均值，以各浓度读数平均值制备标准曲线。标准加入法制备相同体积和浓度的供试品溶液4份。其中1份不加标准液，其他3份分别加入不同浓度的待测元素标准液，均稀释至相同体积，如上述制备标准曲线。供试品要求制备2份样品溶液，各测定3次。取平均值从标准曲线上求得相应的浓度。测定的相对标准偏差（RSD）应不大于3%，石墨炉法可适当放宽。样品测定离散性大时应多测定几次，以增加读数的可靠性。

规程文件 20：

重金属检查法标准操作规程

文件编码	*******	页次：×/×

文件形成及控制：

	部门	姓名	签名	日期
起草人	QC人员	***		年 月 日
审核人	QA人员	***		年 月 日
	QC主管	***		年 月 日
	质量管理负责人	***		年 月 日
执行日期	年 月 日			
颁发部门	质量管理部	年 月 日		
	存档（书面、电子文档）各2份	颁发份数	各部门1份，共1份	
分发部门	物控管理部［ ］ 质量管理部［ ］ 生产管理部［ ］ 设备管理部［ ］ 安全管理部［ ］ 营销管理部［ ］ 企业管理部［ ］ 财务管理部［ ］ 药物警戒部［ ］			

文件修订历史：

历史版本号	执行日期	修订内容及原因

1. 目的

建立重金属检查法标准操作规程，并按照规程进行检验，保证检验操作规范化。

2. 范围

适用于重金属检查法的检查。

3. 职责

实验室所有检验人员按此管理规程执行。

4. 内容

4.1 标准依据：《中国药典》2020年版。

4.2 简述：重金属是指在规定实验条件下能与硫代乙酰胺或硫化钠作用显色的金属杂质，以铅（Pb）的限量表示。

4.3 检验操作方法

4.3.1 仪器与用具

4.3.1.1 纳氏比色管，50ml，应选择外表面无划痕、色泽一致、无瑕疵、管的内径和刻度线的高度均匀一致的质量好的玻璃比色管进行实验。比色管洗涤时避免划伤内壁。

4.3.1.2配制与贮存标准铅溶液用的玻璃容器均不得含铅。

4.3.2 试药与试液

4.3.2.1 标准铅溶液的制备：准确称取在105℃干燥至恒重的硝酸铅0.1599g，置1000ml量瓶中，加硝酸5ml与水50ml溶解后，用水稀释至刻度，摇匀，作为贮备液。临用前，精密量取贮备液10ml，置100ml量瓶中，加水稀释至刻度，摇匀，即得（每1ml相当于10μg的Pb）。本液仅供当日使用。

4.3.2.2硫代乙酰胺试液、硫化钠试液、醋酸盐缓冲液（pH 3.5）与维生素C 等均按《中国药典》2020年版通则8000试剂与标准物质的规定。

4.3.2.3 稀焦糖溶液取蔗糖或葡萄糖约5g，置瓷坩埚中，在玻璃棒不断搅拌下，加热至呈棕色糊状，放冷，用水溶解成约25ml，滤过，贮于滴瓶中备用。临用时，根据供试液色泽深浅，取适当量调节使用。

4.3.3 操作方法：

4.3.3.1 第一法

4.3.3.1.1 除另有规定外，取25ml纳氏比色管三支，编号为甲、乙、丙。

4.3.3.1.2 甲管中加标准铅溶液一定量与醋酸盐缓冲液（pH 3.5）2ml后，加水或各品种项下规定的溶剂稀释成25ml。

4.3.3.1.3 乙管中加入按各品种项下规定的方法制成的供试品溶液25ml。

4.3.3.1.4 丙管中加与乙管相同重量的供试品，加配制供试品溶液的溶剂适量使溶解，再加与甲管相同量的标准铅溶液与醋酸盐缓冲液（pH 3.5）2ml后，用溶剂稀释使成25ml。

4.3.3.1.5 如供试品溶液略带颜色，可在甲管中滴加少量的稀焦糖溶液或其他无干扰的有色溶液，使其色泽与乙管、丙管一致。

4.3.3.1.6再在甲、乙、丙三管中分别加硫代乙酰胺试液各2ml，摇匀，放置2分钟，同置白纸上，自上向下透视，当丙管中显出的颜色不浅于甲管时，乙管中显出的颜色与甲管比较，不得更深。如丙管中显出的颜色浅于甲管，试验无效，应取样按第二法重新检查。

4.3.3.1.7 如在甲管中滴加稀焦糖溶液或其他无干扰的有色溶液，仍不能使颜色一致时，应取样按第二法重新检查。

4.3.3.1.8 供试品如含高铁盐而影响重金属检查时，可在甲、乙、丙三管中分别加相同量的维生素C 0.5 ~ 1.0g，再照上述方法检查。

4.3.3.1.9 配制供试液时，如使用的盐酸超过1ml（或与盐酸lml相当的稀盐酸），氨试液超过2ml，或加入其他试剂进行处理者，除另有规定外，甲管溶液应取同样同量的试剂置瓷皿中蒸干后，加醋酸盐缓冲液（pH 3.5）2ml与水15ml，微热溶解后，移至纳氏比色管中，加标准铅溶液一定量，再用水或各品种项下规定的溶剂稀释成25ml。

4.3.3.2 第二法

4.3.3.2.1 取25ml纳氏比色管两支，编号为甲、乙。

4.3.3.2.2 除另有规定外，当按第一法检查，丙管中显出的颜色浅于甲管，或供试液带颜色即使在甲管中滴加稀焦糖溶液或其他无干扰的有色溶液，仍不能使颜色一致，需改用第二法检查时，取各品种项下规定量的供试品，按炽灼残渣检查法标准操作规程进行炽灼处理，然后取遗留的残渣；或直接取炽灼残渣项下遗留的残渣；如供试品为溶液，则取各品种项下规定量的溶液，蒸发至干，再按上述方法处理后取遗留的残渣；加硝酸0.5ml，蒸干，至氧化氮蒸气除尽后（或取供试品一定量，缓缓炽灼至完全炭化，放冷，加硫酸0.5～1ml，使恰湿润，用低温加热至硫酸除尽后，加硝酸0.5ml，蒸干，至氧化氮蒸气除尽后，放冷，在500～600℃炽灼使完全灰化），放冷，加盐酸2ml，置水浴上蒸干后加水15ml，滴加氨试液至对酚酞指示液显微粉红色，再加醋酸盐缓冲液（pH 3.5）2ml，微热溶解后，移至纳氏比色管中，加水稀释成25ml，作为乙管。

4.3.3.2.3 另取配制供试品溶液的试剂，置瓷皿中蒸干后，加醋酸盐缓冲液（pH3.5）2ml与水15ml，微热溶解后，移置纳氏比色管中，加标准铅溶液一定量，再用水稀释成25ml，作为甲管；再在甲、乙两管中分别加硫代乙酰胺试液各2ml，摇匀，放置2分钟，同置白纸上，自上向下透视，乙管中显出的颜色与甲管比较，不得更深。

4.3.3.3第三法

4.3.3.3.1 取25ml纳氏比色管两支，编号为甲、乙。

4.3.3.3.2 除另有规定外，取供试品适量置乙管中，加氢氧化钠试液5ml与水20ml溶解后，置纳氏比色管中，加硫化钠试液5滴，摇匀，与一定量的标准铅溶液同样处理后的颜色比较，不得更深。

4.4 注意事项

4.4.1 标准铅溶液应在临用前精密量取标准铅贮备液新鲜稀释配制，限当日使用（每1ml相当于10μg的Pb）；配制与贮存标准铅溶液使用的玻璃容器，均不得含有铅。

4.4.2 硫代乙酰胺试液与重金属反应受溶液的pH、硫代乙酰胺试液加入量、显色时间等因素的影响，经实验，本重金属检查选用醋酸盐缓冲液（pH 3.5）2ml调节pH，显色剂硫代乙酰胺试液用量2ml，显色时间为2分钟，是最有利显色反应进行、使呈色最探的条件，故配制醋酸盐缓冲液（pH 3.5）时，要用pH计调节溶液的pH，应注意控制硫代乙酰胺试液的加入量及硫代乙酰胺试液显色剂的显色时间。

4.4.3 为了便于目视比较，第一、二和第三法中的标准铅溶液用量以2.0ml（相当与20μg的Pb）为宜，小于1.0ml或大于30ml，呈色太浅或太深，均不利于目视比较，故在检查时，如供试品取样量与标准铅溶液的取用量均未指明时，常以标准铅溶液为2.0ml来计算供试品的取样量，并进行试验。

4.4.4 如需取炽灼残渣项下遗留的残渣作重金属检查时，则炽灼温度必须控制在500～600℃。实验证明，炽灼温度在700℃以上时，多数金属盐都有不同程度的损失；以铅为例，在700℃经6小时炽灼，损失达68%。某些供试品（如安乃近、诺氟沙星等）在炽灼时能腐蚀瓷坩埚而带入较多的重金属，应改用石英坩埚或铂坩埚操作。

4.4.5 炽灼残渣加硝酸处理，必须蒸干，至氧化氮蒸气除尽，否则会使硫代乙酰胺水解生成的硫化氢，因氧化析出乳硫，影响检查。蒸干后残渣加盐酸处理，使重金属转化为氯化物，在水浴上蒸干以赶除多余的盐酸，加水溶解，加入酚酞指示液1滴，再逐滴加入氨试液，边加边搅拌，直到溶液刚显微粉红色为止，再加醋酸盐缓冲液（pH 3.5），使供试液的pH值调至3.5。

4.4.6 供试品中如含有高铁盐，在弱酸性溶液中会使硫代乙酰胺水解生成的硫化氢进一步氧化析出乳硫，影响检查，加入维生素C可将高铁离子还原为亚铁离子而消除干扰。

4.4.7 如供试品自身为重金属的盐，在检查这类药品中的其他金属时，必须先将供试品本身的金属离子除去，再进行检查。如在枸橼酸铁铵中检查铅盐时，利用Fe^{3+}在一定浓度的盐酸中形成$HFeCl_6^{2-}$，用乙醚提取除去，再调节供试液至碱性，用氰化钾试液掩蔽微量的铁后进行检查；右旋糖酐铁注射液中重金属检查，也是在一定浓度的盐酸中，用醋酸异丁酯提取除去铁盐后进行检查。

4.4.8 药品本身生成的不溶性硫化物，会影响重金属检查，可加入掩蔽剂以避免干扰。如硫酸锌和葡萄糖酸锑钠中铅盐检查，是在碱性溶液中加入氰化钾试液，或在中性溶液中加入酒石酸，使锌离子或锑离子生成稳定的络合物，再依法检查。

4.4.9 为了消除盐酸或其他试剂可能夹杂的重金属，故在配制供试品溶液时，如使用盐酸超过1ml或与盐酸1ml相当的稀盐酸）或使用氨试液超过2ml，以及用硫酸或硝酸进行有机破坏，或加入其他试剂进行处理者，除另有规定外，对照溶液应取同样量试液蒸干后，依法检查。

4.4.10 在检查时，标准管（甲管）、供试品管（乙管）与监测管（丙管）应平行操作，同时按顺序加入试剂，试剂加入量、操作条件等应一致。

4.5 记录与计算

4.5.1 记录

4.5.1.1 必须记录标准铅贮备液的来源及标准铅溶液的制备。

4.5.1.2 必须记录检查所采用的方法，供试品取样量，供试液的制备或供试品处理的方法，标准铅溶液取用量等检查各操作过程，以及操作过程中使用的特殊试剂，试剂名称和用量或对检查结果有影响的试剂用量，实际过程中出现的现象及实验结果等。

4.5.2 计算

4.5.2.1 标准铅溶液浓度计算：1mol硝酸铅［$Pb(NO_3)_2$］的质量为331.21g，含铅（Pb）为207.2g；称取硝酸铅0.1599g，配成1000ml贮备液，含Pb量为：

$$\frac{207.2 \times 0.1599 \times 10^6}{331.21 \times 1000} = 100.0\mu g/ml$$

贮备液依法稀释10倍后所得标准铅溶液浓度为每1ml含10μg的Pb。

4.5.2.2 重金属限量计算：进行检查时，如取供试品1.0g，与标准铅溶液2.0ml制成的对照液比较，计算重金属限量。

重金属限量（ppm）= 标准铅溶液体积（ml）× 标准铅溶液浓度（μg/ml）/供试品量（g）

= 2.0 × 10/1.0= 20（ppm）（百万分之二十）

4.5.2.3标准铅溶液取样量计算：根据取供试品量及限量计算，如取供试品2.0g，依法检查，规定含重金属不得过百万分之五，应取标准铅（Pb）溶液（10μg/ml）多少毫升？

V=重金属限量（ppm）× 供试品重（g）/标准铅溶液浓度（μg/ml）

=5 × 2.0/10

=1.0ml

例如葡萄糖注射液中重金属检查，“取本品适量（约相当于葡萄糖3g）……依法检查，按葡萄糖含量计算，含重金属不得过百万分之五”，计算标准铅溶液取用量。

V=5 × 3/10

=1.5ml

4.6结果判定

4.6.1 第一法，当丙管中显出的颜色不浅于甲管时，乙管中显出的颜色与甲管比较，乙管所呈颜色浅于甲管，判为符合规定。如丙管中显出的颜色浅于甲管，试验无效，应取样按第二法重新检查。如供试液略带颜色，在甲管中滴加稀焦糖溶液或其他无干扰的有色溶液，仍不能使甲管、乙管、丙管颜色一致时，应取样按第二法重新检查。

4.6.2 第二、三法，甲管与乙管比较，乙管所呈颜色浅于甲管，判为符合规定。

规程文件21：

微生物限度检查法标准操作程序

文件编码	*******	页次：×/×

文件形成及控制：

<table>
<tr><td></td><td>部门</td><td>姓名</td><td>签名</td><td>日期</td></tr>
<tr><td>起草人</td><td>QC人员</td><td>***</td><td></td><td>年 月 日</td></tr>
<tr><td rowspan="3">审核人</td><td>QA人员</td><td>***</td><td></td><td>年 月 日</td></tr>
<tr><td>QC主管</td><td>***</td><td></td><td>年 月 日</td></tr>
<tr><td>质量管理负责人</td><td>***</td><td></td><td>年 月 日</td></tr>
<tr><td>执行日期</td><td colspan="4">年 月 日</td></tr>
<tr><td rowspan="2">颁发部门</td><td>质量管理部</td><td colspan="3">年 月 日</td></tr>
<tr><td>存档（书面、电子文档）各2份</td><td>颁发份数</td><td colspan="2">各部门1份，共1份</td></tr>
<tr><td>分发部门</td><td colspan="4">物控管理部[ ]　质量管理部[ ]　生产管理部[ ]
设备管理部[ ]　安全管理部[ ]　营销管理部[ ]
企业管理部[ ]　财务管理部[ ]　药物警戒部[ ]</td></tr>
</table>

文件修订历史：

历史版本号	执行日期	修订内容及原因

1.目的

建立微生物限度检查法标准操作规程。

2.范围

适用于微生物限度检查法的测定。

3.职责

质量管理部QC人员按此标准操作规程进行检查。

4.内容

4.1标准依据：《中国药典》2020年版四部《通则1105 非无菌产品微生物限度检查：微生物计数法》和《通则1106 非无菌产品微生物限度检查：控制菌检查法》。

4.2简述

4.2.1细菌、霉菌和酵母菌计数是检测非规定灭菌制剂及原、辅料受微生物污染程度的方法。也是用于评价生产企业的药用原料、辅料、设备、器具、工艺流程、环境和操作者的卫生状况的重要手段和依据。

4.2.2细菌、霉菌和酵母菌计数均采用平板菌落计数法，这是活菌计数的方法之一，也是目前国际上许多国家常用的一种方法。以在琼脂平板上的细菌、霉菌和酵母菌形成一个独立可见的菌落为计数依据。该法测定结果只反映在该规定条件下所生长的细菌（为一群嗜中温、需氧和兼性厌氧菌）、霉菌和酵母菌的菌落数，不包括对营养、氧气、温度、pH和其他因素有特殊要求的细菌、霉菌和酵母菌。

4.2.3一个细菌、霉菌和酵母菌的菌落均可由一个或多个菌细胞生长繁殖而成。因此，供试品中所测得的菌落数，实际为菌落形成单位数，不应理解为细菌、霉菌、酵母菌的个数。

4.3检验操作方法

4.3.1主要设备、仪器与用具

4.3.1.1设备

4.3.1.1.1洁净实验室：微生物限度检查应有单独的洁净实验室，每个洁净实验室应有独立的净化空气系统。

4.3.1.1.1.1结构和要求：洁净实验室应采光良好、避免潮湿、远离厕所及污染区。操作间与缓冲间之间应有样品传递舱，出入操作间和缓冲间的门不应直对。洁净实验室内应六面光滑平整，能耐受清洗消毒。墙壁与地面、天花板连接处应呈凹弧形，无缝隙，不留死角。操作间内不应安装下水道。洁净实验室内的照明灯应嵌装在天花板内，室内光照应分布均匀，光照度不低于300 lx。

4.3.1.1.1.2温度、湿度：洁净实验室内的温度应控制在18～26℃，相对湿度最好在40%～60%。

4.3.1.1.1.3操作间：操作间应安装空气除菌过滤层流装置。洁净度不应低于D级，局部洁净度为A级（或放置同等级净化工作台）。操作间或净化工作台的洁净空气应保持对环境形成正压，不低于10Pa，操作间与缓冲间也应保持相对正压，不低于5Pa。操作台上备有药物天平，乙醇灯，火柴，乙醇棉球，大、小橡皮乳头等。

4.3.1.1.1.4缓冲间缓冲间内应有洗手盆和无菌衣、帽、口罩、鞋套等。

4.3.1.1.1.5洁净级别及检查方法通常采用尘粒数及浮游菌数或沉降菌数测定法（参照《医药工业洁净室（区）悬浮粒子、浮游菌和沉降菌的测试方法》的现行国家标准进行洁净度验证。不同洁净级别的微粒、浮游菌和沉降菌标准见附表21-1。

附表21-1 不同洁净级别的微粒、浮游菌和沉降菌标准：

洁净级别	尘埃粒数/m^3		浮游菌（个）/m^3	沉降菌（个）/（∮90mm·0.5h）
	微粒直径≥0.5μm	微粒直径≥5μm		
A级	3520	20	<1	<1
B级	3520	29	10	5
C级	352000	2900	100	50
D级	3520000	29000	200	100

沉降菌数测定（Ⅱ法）：洁净实验室操作台消毒擦拭处理后，先启动层流净化装置30分钟，将备妥的营养琼脂平板3个（经30～35℃预培养48小时，证明无菌落生长）。以无菌方式（或经传递箱）移入操作间，置净化台左、中、右各1个，开盖，暴露30分钟后将盖盖上。在30～35℃培养箱内倒置培养48小时，取出检查。3个平板生长的平均菌落数不超过1个。

有条件的单位，同时应检查洁净操作间和净化工作台上的浮游菌和微粒数。

操作间和净化工作台要定期检测其洁净度，分别应达到D级和A级。如菌落数或微粒数超标，应清洗过滤系统中的过滤设施，必要时予以更换。

4.3.1.1.1.6在每次操作前、后用0.1%苯扎溴铵溶液或其他适宜消毒液擦拭操作台及可能污染的死角，然后启动层流净化装置。

4.3.1.1.2阳性菌实验室：涉及实验室监控菌株的分离鉴定、样品阳性菌株的分离分析、方法验证试验中的阳性菌操作等实验活动，应在专门的阳性菌实验室进行。除另有规定外，阳性菌实验室应符合国家Ⅱ级生物安全标准，阳性菌实验室应配备生物安全柜。阳性菌操作不得在供试品检验用洁净实验室内进行。

4.3.1.1.3洁净实验室、阳性菌实验室与洗刷、灭菌、消毒、培养及结果观察的工作间等设施应相对集中，布局合理，避免污染，便于管理。

4.3.1.2仪器

4.3.1.2.1恒温培养箱（30～35℃）、生化培养箱（23～28℃）、微波炉、匀浆仪（3000～8000r/min）或康氏振荡器、恒温水浴、电热干燥箱（100～300℃）、电冰箱、离心机、离心管、微孔滤膜及薄膜过滤器、蒸汽灭菌器（使用时要进行灭菌效果检查并应定期请有关部门检定）。菌落计数器、显微镜（40× ～1500×）、电子天平或药物天平（感量0.1g），pH计。

4.3.1.2.2玻璃器皿锥形瓶（250～300ml、500ml内装玻璃珠若干）、培养皿（9cm）、量筒（100ml，500ml）、试管（18mm×180mm）及塞、吸管（1ml分度0.01，10ml分度0.1）、注射器（20ml或30ml）、涂布棒、注射针头、载玻片、盖玻片、玻璃消毒缸（带盖）、不锈钢桶（带盖）。玻璃器皿用前应洗涤干净，吸管、量筒不挂水滴，无残留抗菌物质。吸管口上端距0.5cm处塞入约2cm的适宜疏松棉花，置吸管筒内或牛皮纸袋中。锥形瓶、量筒、试管均应加棉塞或硅胶塞，若用振荡器制备混悬液时，尚需用玻璃纸包裹瓶塞，以免振荡时供试液污染瓶塞，再用牛皮纸包扎。玻璃器皿，均于160℃干热灭菌2小时或高压蒸汽121℃灭菌30分钟，烘干备用。

4.3.1.3用具：大、小橡皮乳头（放于干净带盖的容器中，并应定期用70%～75%乙醇溶液浸泡）。无菌衣、帽、口罩、手套（洗净后配套，用牛皮纸包严）灭菌，备用。也可用一次性无菌衣、帽、口罩、手套。

接种环（白铱金或镍铬合金，环径4～5mm、长度6～10cm）、乙醇灯、乙醇棉球或碘伏棉球、灭菌剪刀或灭菌手术刀和灭菌镊子、灭菌钢锥、灭菌称样纸、不锈钢药匙、试管架、火柴、记号笔、白瓷盘、洗手盆、陶瓦盖（12cm）、实验记录纸等。

4.3.2试液、稀释剂和试剂

4.3.2.1试液

4.3.2.1.1苯扎溴铵溶液或其他适宜消毒液（供洗手、擦拭操作台面用）。

4.3.2.1.2石碳酸溶液（5%）（配好后装入玻璃消毒缸内，供消毒带菌吸管用）亦可选用其他适宜消毒液。

4.3.2.1.3乙醇溶液（5%）。

4.3.2.2稀释剂和试剂：稀释剂配制后，采用高压蒸汽灭菌法灭菌。

4.3.2.2.1无菌氯化钠溶液（0.9%）。

4.3.2.2.2 pH7.0无菌氯化钠-蛋白胨缓冲液。

4.3.2.2.3无菌聚山梨酯80氯化钠-蛋白胨缓冲液。

4.3.2.2.5 0.05%（ml/ml）聚山梨酯80的氯化钠溶液的pH 7.0无菌氯化钠-蛋白胨缓冲液。

4.3.3培养基

4.3.3.1胰酪大豆胨琼脂培养基。

4.3.3.2胰酪大豆胨液体培养基。

4.3.3.3沙氏葡萄糖琼脂培养基。

4.3.3.4麦康凯液体培养基。

4.3.3.5麦康凯琼脂培养基。

4.3.3.6 RV沙门增菌液体培养基。

4.3.3.7木糖赖氨酸脱氧胆酸盐琼脂培养基。

4.3.3.8肠道菌增菌液体培养基。

4.3.3.9紫红胆盐葡萄糖琼脂培养基。

4.3.3.10培养基制备注意事项

4.3.3.10.1采用干燥培养基，按说明配制，应对灭菌后的培养基pH进行校验。若为自配培养基，原料应挑选，琼脂凝固力应测定，以确定配制时琼脂用量。试剂规格应为化学纯以上。

4.3.3.10.2配制的培养基不应有沉淀。如有沉淀，应于溶化后趁热过滤，灭菌后使用。

4.3.3.10.3培养基的分装量不得超过容器的2/3，以免灭菌时溢出。包装时，塞子必须塞紧，以免松动或脱落造成染菌。

4.3.3.10.4培养基配制后应在2小时内灭菌，避免细菌繁殖。

4.3.3.10.5灭菌后的培养基应保存在2～25℃，防止被污染，可在3周内用毕；保存于密闭容器中，可在1年内使用。制备好的培养基放置时间不宜过长，以免水分散失及染菌。

4.3.3.10.6宜采用水浴或微波炉加热熔化琼脂培养基，勿用电炉直接熔化琼脂培养基，以免营养成分过度受热而破坏。已熔化的培养基应8小时内一次用完，剩余培养基不宜再用。

4.3.3.11培养基适用性实验的要求及操作见“微生物检验用培养基适用性检查标准操作规程”。

4.3.4供试品抽样、保存及检验量

4.3.4.1抽样

4.3.4.1.1一般采用随机抽样方法，其抽样量应为检验用量（2个以上最小包装单位）的3～5倍量（以备复试或留样观察）。

4.3.4.1.2抽样时，凡发现有异常或可疑的样品，应选取有疑问的样品。机械损伤、明显破裂的包装不得作为样品。

4.3.4.1.3凡能从药品、瓶口（外盖内侧及瓶口周围）外观看出长螨、发霉、虫蛀及变质的药品，可直接判为不合格品，无需再抽样检验。

4.3.4.2保存

4.3.4.2.1供试品在检验之前，应保存在阴凉干燥处，勿冷藏或冷冻，以防供试品内污染菌因保存条件不妥致死、损伤或繁殖。

4.3.4.2.2供试品在检验之前，应保持原包装状态，严禁开启。包装已开启的样品不得作为供试品进行检验。

4.3.4.3检验量

4.3.4.3.1所有剂型的检验量均需取自2个以上包装单位（中药蜜丸需取自4丸、膜剂取4片以上）。

4.3.4.3.2固体及半固体（黏稠性供试品）制剂：检验量为10g。

4.3.4.3.3液体制剂：检验量为10ml。

4.3.4.3.4膜剂：除另有规定外，检验量为100cm^2。

4.3.4.3.5特殊贵重或微量包装的药品，检验量可酌减。除另有规定外，口服固体制剂不低于3g，液体制剂采用原液者不得少于6ml，采用供试液者不得少于3ml，外用药品不得少于5g，要求检查沙门菌的供试品，其检验量应增加20g或20ml（其中10g或10ml用于阳性对照试验）。

4.3.5 试验准备

4.3.5.1 将供试品及所有已灭菌的平皿、锥形瓶、匀浆杯、试管、吸管（1ml、10ml）、量筒、稀释剂等移至洁净实验室内。每次试验所用物品必须事先做好计划，准备足够用量，避免操作中出入洁净实验室。编号后将全部外包装（牛皮纸）去掉。

4.3.5.2 开启洁净实验室空气过滤装置，并使其工作不低于30分钟。

4.3.5.3 操作人员用肥皂或适宜消毒液洗手，进入缓冲间，换工作鞋。再用0.1%苯扎溴铵溶液或其他消毒液洗手或用乙醇棉擦手，穿戴无菌衣、帽、口罩、手套。

4.3.5.4 操作前先用乙醇棉球擦手，再用碘伏棉球（也可用乙醇棉球）擦拭供试品瓶、盒、袋等的开口处周围，待干后用灭菌的手术镊或剪将供试品启封。

4.3.6 检查法

4.3.6.1 微生物计数法

4.3.6.1.1 简述：微生物计数法系用于能在有氧条件下生长的嗜温细菌和真菌的计数。当本法用于检查非无菌制剂及其原、辅料等是否符合相应的微生物限度标准时，应按下述规定进行检验，包括样品的取样量和结果的判断等。除另有规定外，本法不适用于活菌制剂的检查。

4.3.6.1.2 计数方法：本法包括平皿法、薄膜过滤法。

4.3.6.1.3 计数方法适用性检查

4.3.6.1.3.1 供试液制备：根据供试品的理化特性与生物学特性，采用适宜的方法制备供试液。制备时若需加温，应加热均匀且温度不得超过45℃。供试液从制备到加入检验用培养基不得超过1小时。

（1）成品、辅料供试液的制备：取供试品，加pH7.0无菌氯化钠-蛋白胨缓冲溶液或pH7.2磷酸盐缓冲溶液，或胰酪大豆胨液体培养基或稀释制成1∶10供试液，若需要，调节供试液pH至6~8，必要时用同一稀释液将供试液进一步10倍系列稀释。水溶性液体制剂也可用混合的供试品原液作为供试液。

（2）内包装膜、袋：取供试品100cm^2，剪碎，加pH 7.0无菌氯化钠-蛋白胨缓冲液或pH7.2磷酸盐缓冲溶液，或胰酪大豆胨液体培养基，浸泡，振摇，制成1∶10供试液。若需要，调节供试液pH至6~8，必要时用同一稀释液将供试液进一步10倍系列稀释。

4.3.6.1.3.2 接种和稀释：按下列要求进行供试液的接种和稀释，制备微生物回收试验用供试液。所加菌液的体积应不超过供试液体积的1%。为确认供试品中微生物能被充分检出，应首先选择最低稀释级的供试液进行计数方法适用性试验。

（1）试验组：取上述制备好的供试液，加入试验菌液，混匀，使每1ml供试液所含菌量不大于100cfu。

（2）供试品对照组：取制备好的供试液，以稀释液代替菌液同试验组操作。

（3）菌液对照组：取不含中和剂及灭活剂的相应稀释液替代供试液，按试验组操作加入试验菌液并进行微生物回收试验。

4.3.6.1.3.3供试品中微生物的回收：计数方法适用性试验的各试验菌应逐一进行微生物回收，微生物回收采用平皿法、薄膜过滤法。

（1）平皿法：采用倾注法，每株试验菌每种培养基至少制备2个平皿。取照上述“供试液的制备”和“接种和稀释”制备的供试液1ml，置直径90mm的无菌平皿中，注入15~20ml温度不超过45℃熔化的胰酪大豆胨琼脂或沙氏葡萄糖琼脂培养基，混匀，凝固，倒置培养、计数。同法测定供试品对照组及菌液对照组菌液，计算各试验组的平均菌落数。

（2）薄膜过滤法：采用的滤膜孔径应不大于0.45μm，滤膜直径一般为50mm，滤器及滤膜使用前应采用适宜的方法灭菌。使用时，应保证滤膜在过滤前后的完整性。水溶性供试液过滤前先将少量的冲洗液过滤以润湿滤膜。为发挥滤膜的最大过滤效率，应注意保持供试品溶液及冲洗液覆盖整个滤膜表面。供试液经薄膜过滤后，若需要用冲洗液冲洗滤膜，每张滤膜每次冲洗量不超过100ml，总冲洗量不得超过1000ml，以免滤膜上的微生物受损伤。

取照上述“供试液的制备”和“接种和稀释”制备的供试液适量（一般取相当于1g、1ml、10cm^{2}的供试品，若供试品中所含菌数较多对，供试液可酌情减量），加至适量的稀释液中，混匀，过滤，用适量的冲洗液冲洗滤膜。

测定需氧菌总数：转移滤膜菌面朝上贴于胰酪大豆胨琼脂培养基平板上；测定霉菌和酵母菌总数，转移滤膜菌面朝上贴于沙氏葡萄糖琼脂培养基平板上，按规定条件培养、计数。每株试验菌每种培养基至少制备一张滤膜。同法测定供试品对照组及菌液对照组菌数。

4.3.6.1.3.4结果判断：计数方法适用性试验中，采用平皿法或薄膜过滤法时，试验组菌落数减去供试品对照组菌落数的值与菌液对照组菌落数的比值应在0.5~2范围内。若各试验验菌的回收试验均符合要求，照所用的供试液制备方法及计数方法进行该供试品的需氧菌总数、霉菌和酵母菌总数计数。若存在一株或多株试验菌的回收达不到要求，应选择回收最接近要求的方法和试验条件进行供试品检查。

4.3.6.1.4供试品的检查

4.3.6.1.4.1检验量：即一次试验所用的供试品量（g、ml或cm^2）。一般随机抽取不少于2个最小包装的供试品，混合，取10g、10ml或100cm^{2}进行检验。

4.3.6.1.4.2供试品检查：按计数方法适用性试验确认的计数方法进行供试品中需氧菌总数、霉菌和酵母菌总数的测定。胰酪大豆胨琼脂培养基或胰酪大豆胨液体培养基用于测定需氧菌总数；沙氏葡萄糖琼脂培养基用于测定霉菌和酵母菌总数。

阴性对照试验：以稀释液代替供试液进行阴性对照试验，阴性对照试验应无菌生长。若有菌生长应进行偏差调查。

（1）平皿法：取规定量的供试品，按方法适用性试验确认的方法进行供试液制备和菌数测定，每稀释级每种培养基至少制备2个平板。

培养和计数：胰酪大豆胨琼脂培养基平板倒置于30~35℃培养箱中培养3~5天。沙氏葡萄糖琼脂培养基平板倒置于20～25℃培养箱中培养5～7天，观察菌落生长情况，点计平板上生长的所有菌落数，计数并报告。菌落蔓延成片的平板不宜计数。点计菌落数后，计算各稀释级供试液的平均菌落数，按菌数报告规则报告菌落数。若同稀释级两个平板的菌落数平均值不小于15，则两个平板的菌落数不能相差1倍或以上。

菌数报告规则：需氧菌总数宜选取平均菌落数小于300cfu的稀释级、霉菌和酵母菌总数宜选取平均菌落数小于100cfu的稀释级，作为菌数报告的依据。取最高平均菌落数，计算1g、1ml或10cm^{2}供试品中所含微生物，取两位有效数字报告。如各稀释级的平板均无菌落生长，或仅最低稀释级的平板有菌落生长，但平均菌落数小于1时，以<1乘以最低稀释倍数的值报告菌数。

（2）薄膜过滤法：按计数方法适用性试验确认的计数方法进行供试液制备。取相当于每张滤膜含1g、1ml或10cm^{2}供试品的供试液，若供试品所含的菌数较多时，可取适宜稀释级的供试液，照方法适用性试验确认的方法加至适量稀释液中，立即过滤，冲洗，冲洗后取出滤膜，菌面朝上贴于胰酪大豆胨琼脂培养基或沙氏葡萄糖琼脂培养基平板上培养。

培养和计数：培养条件和计数方法同平皿法，每张滤膜上的菌落数应不超过100cfu。

菌数报告规则：以相当于1g、1ml或10cm^{2}供试品的菌落数报告菌数；若滤膜上无菌落生长，以<1报告菌数（每张滤膜过滤1g、1ml或10cm^{2}供试品），或<1乘以最低稀释倍数的值报告菌数。

4.3.6.1.5结果判断

4.3.6.1.5.1需氧菌总数是指胰酪大豆胨琼脂培养基上生长的总菌落数（包括真菌菌落数）；霉菌和酵母菌总数是指沙氏葡萄糖琼脂培养基上生长的总菌落数（包括细菌菌落数）。若因沙氏葡萄糖琼脂培养基上生长的细菌使霉菌和酵母菌的计数结果不符合微生物限度要求，可使用含抗生素（如氯霉素、庆大霉素）的沙氏葡萄糖琼脂培养基或其他选择性培养基（如玫瑰红钠培养基）进行霉菌和酵母菌总数测定。使用选择性培养基时应进行培养基适用性检查。

4.3.6.1.5.2各品种项下规定的微生物限度标准解释如下。

10^1cfu：可接受的最大菌数为20；

10^2cfu：可接受的最大菌数为200；

10^3cfu：可接受的最大菌数为2000；以此类推。

4.3.6.1.5.3若供试品的需氧菌总数、霉菌和酵母菌总数的检查结果均符合该品种项下的规定，判供试品符合规定；若其中任何一项不符合该品种项下的规定，判供试品不符合规定。

4.3.6.2控制菌检查法

4.3.6.2.1简述：控制菌检查法是用于在规定的试验条件下，检查供试品中是否存在某些特定微生物。当本法用于检查非无菌制剂及其原、辅料等是否符合相应的微生物限度标准时，应按下列规定进行检验，包括样品取样量和结果判断等。本标准的控制菌为大肠埃希菌［CMCC（B）44102］、铜绿假单胞菌［CMCC（B）10104］和金黄色葡萄球菌［CMCC（B）26003］。

供试品检出控制菌或其他致病菌时，按一次检出结果为准，不再复试。

供试液制备及实验环境要求同“微生物计数法”。

4.3.6.2.2控制菌检查方法适用性检查

4.3.6.2.2.1供试液制备：按“供试品检查”中规定的方法制备供试液。

4.3.6.2.2.2试验菌：根据各品种项下微生物限度标准中规定的检查控制菌选择相应的试验菌株。确认耐胆盐革兰阴性菌检查方法是，采用大肠埃希菌和铜绿假单胞菌为试验菌。

4.3.6.2.2.3适用性检查：按控制菌检查法取规定量供试液及不大于100cfu的试验菌接入规定的培养基中，采用薄膜过滤法是取规定量供试液，过滤冲洗，在最后一次冲洗液中加入试验菌，过滤后注入规定的培养基或取出滤膜接入规定的培养基中。依相应控制菌检查方法，在规定的温度和最短培养时间下培养，应能检出所加试验菌相应的反应特征。

4.3.6.2.2.4结果判断：上述试验若检出试验菌，按此供试液制备法和控制菌检查方法进行供试品检查；若未检出试验菌，应消除供试品中的抑菌活性《中国药典》2020年版四部通则1105中抗菌活性的去除或灭活），并重新进行方法适用性试验。

若经过试验确证供试品对试验菌的抗菌作用无法消除，可认为受抑制的微生物不易存在于该供试品中，选择抑菌成分消除相对彻底的方法进行供试品的检查。

4.3.6.2.3供试品检查：供试品的控制菌检查应经方法适用性试验确认的方法进行。

4.3.6.2.3.1阳性对照：阳性对照试验方法同供试品的控制菌检查，对照菌的加入量应不大于100cfu，阳性对照应检出相应的控制菌。

4.3.6.2.3.2阴性对照：以稀释剂代替供试液照相应控制菌检查法检查，阴性对照应无菌生长。

4.3.6.2.3.3大肠埃希菌（Escherichia coli）

（1）供试液制备和增菌培养：取供试品，照“微生物计数法”制成1∶10的供试液，取相当于1g或1ml供试品的供试液，接种于适宜体积（经方法适用性试验确定）的胰酪大豆胨液体培养基中，混匀，30～35℃培养18～24小时。

（2）选择和分离培养：取上述培养物1ml接种至100ml麦康凯液体培养基中，42～44℃培养24～48小时。取麦康凯液体培养物划线接种于麦康凯琼脂培养基平板上，30～35℃培养18～72小时。

（3）结果判断：若麦康凯琼脂培养基平板上有菌落生长，应进行分离、纯化及适宜的鉴定试验，确证是否为大肠埃希菌；若麦康凯琼脂培养基平板上没有菌落生长，或虽有菌落生长但鉴定结果为阴性，判供试品未检出大肠埃希菌。

4.3.6.2.3.4沙门菌（Salmonella）

（1）供试液制备和增苗培养：取10g或10ml供试品直接或处理后接种至适宜体积（经方法适用性试验确定）的胰酪大豆胨液体培养基中，混匀，30～35℃培养18～24小时。

（2）选择和分离培养：取上述培养物0.1ml接种至10ml RV沙门增菌液体培养基中，30～35℃培养18～24小时。取少量RV沙门菌增菌液体培养物划线接种于木糖赖氨酸脱氧胆酸盐琼脂培养基平板上，30～35℃培养18～48小时。沙门菌在木糖赖氨酸脱氧胆酸盐琼脂培养基平板上生长良好，菌落为淡红色或无色，透明或半透明，中心有或无黑色。用接种针挑选疑似菌落于三糖铁琼脂培养基高层斜面上进行斜面和高层穿刺接种，培养18～24小时，或采用其他适宜方法进一步鉴定。

（3）结果判断：若木糖赖氨酸脱氧胆酸盐琼脂培养基平板上有疑似菌落生长，且三糖铁琼脂培养基的斜面为红色、底层为黄色，或斜面黄色、底层黄色或黑色，应进一步进行适宜的鉴定试验，确证是否为沙门菌。如果平板上没有菌落生长，或虽有菌落生长但鉴定结果为阴性，或三糖铁琼脂培养基的斜面未见红色、底层未见黄色；或斜面黄色、底层未见黄色或黑色，判供试品未检出沙门菌。

4.3.6.2.3.5 耐胆盐革兰阴性菌（Bile-Tolerant Gram-Negative Bacteria）

（1）供试液制备和预培养：取供试品，用胰酪大豆胨液体培养基作为稀释剂照“非无菌产品微生物限度检查：微生物计数法（《中国药典》2020年版通则1105）”制成1：10供试液，混匀，在20～25℃培养，培养时间应使供试品中的细菌充分恢复但不增殖（2小时以上，不超过2.5小时）。

（2）定性试验：除另有规定外，取相当于1g或1ml供试品的上述预培养物接种至适宜体积（经方法适用性试验确定）肠道菌增菌液体培养基中，30～35℃培养24～48小时后，划线接种于紫红胆盐葡萄糖琼脂培养基平板上，30～35℃培养18～24小时。如果平板上无菌落生长，判供试品未检出耐胆盐革兰阴性菌。

（3）定量试验：选择和分离培养取相当于0.1g、0.01g和0.001g（或0.1ml、0.01ml和0.001ml）供试品的预培养物或其稀释液分别接种至适宜体积（经方法适用性试验确定）肠道菌增菌液体培养基中，30～35℃培养24～48小时。上述每一培养物分别划线接种于紫红胆盐葡萄糖琼脂培养基平板上，30～35℃培养18～24小时。

（4）结果判断：若紫红胆盐葡萄糖琼脂培养基平板上有菌落生长，则对应培养管为阳性，否则为阴性。根据各培养管检查结果，从附表21-2查1g或1ml供试品中含有耐胆盐革兰阴性菌的可能菌数。

附表21-2 耐胆盐革兰阴性菌的可能菌数（N）

各供试品量的检查结果			每1g（或1ml供试品中可能的菌数cfu）
0.1g或0.1ml	0.01g或0.01ml	0.001g或0.001ml	
+	+	+	$N>10^3$
+	+	-	$10^2<N<10^3$
+	-	-	$10<N<10^2$
-	-	-	$N<10$

注：（1）+代表紫红胆子盐葡萄糖琼脂平板上有菌落生长；-代表紫红胆盐葡萄糖琼脂平板上无菌落生长。

（2）若供试品量减少10倍（如果0.01g或0.01ml，0.001g或0.001ml，0.0001g或0.000ml），则每1g（或1ml）供试品中可能的菌数（N）应相应增加10倍。

规程文件22：

pH值测定法标准操作规程

文件编码	*******	页次：×/×

文件形成及控制：

	部门	姓名	签名	日期
起草人	QC人员	***		年　月　日
审核人	QA人员	***		年　月　日
	QC主管	***		年　月　日
	质量管理负责人	***		年　月　日
执行日期	年　月　日			
颁发部门	质量管理部	年　月　日		
	存档（书面、电子文档）各2份	颁发份数	各部门1份，共1份	
分发部门	物控管理部［　］ 设备管理部［　］ 企业管理部［　］	质量管理部［　］ 安全管理部［　］ 财务管理部［　］	生产管理部［　］ 营销管理部［　］ 药物警戒部［　］	

文件修订历史：

历史版本号	执行日期	修订内容及原因

1.目的

建立pH值测定法标准操作规程。

2.范围

本标准适用于pH值测定法的测定。

3.职责

质量管理部QC人员按此标准操作规程进行检查。

4.内容

4.1标准依据：《中国药典》2020年版。

4.2简述：pH值测定法是测定水溶液中氢离子活度的方便表示方法。pH值即水溶液中氢离子活度（a_{H^+}）（以每1000ml中摩尔数计算）的负对数，$pH=-\lg a_{H^+}$，但氢离子活度却难以由实验准确测定。

4.3检验操作方法

4.3.1 主要仪器及用具：pH计、电子天平。

4.3.2 试剂和试药（分析纯）：草酸三氢钾、邻苯二甲酸氢钾、磷酸氢二钠、磷酸二氢钾、硼砂、氢氧化钙。

4.3.3 测定方法

4.3.3.1 为实用方便，溶液的pH值规定为由下式测定：

$$pH = pHs - \frac{E-E_s}{k}$$

式中，E为含有待测溶液（pH）的原电池电动势，V；Es为含有标准缓冲液（pHs）的原电池电动势，V；k为与温度（t，℃）有关的常数。

$$k = 0.05916 + 0.000198\ (t-25)$$

由于待测物的电离常数、介质的介电常数和液接界电位等诸多因素均可影响pH 值的准确测量，所以实验测得的数值只是溶液的表观pH值，它不能作为溶液氢离子活度的严格表征。尽管如此，只要待测溶液与标准缓冲液的组成足够接近，由上式测得的pH值与溶液的真实pH值还是颇为接近的。

4.3.3.2 溶液的pH值使用酸度计测定。由于各酸度计的精度与操作方法有所不同，应严格按各仪器说明书与注意事项进行操作。水溶液的pH值通常以玻璃电极为指示电极、饱和甘汞电极或银–氯化银电极为参比电极进行测定。酸度计应定期进行计量检定，并符合国家有关规定。测定前，应采用下列标准缓冲液校正仪器，也可用国家标准物质管理部门发放的标示pH值准确至0.01pH单位的各种标准缓冲液校正仪器。

4.3.3.3 测定之前，按各品种项下的规定，选择两种标准缓冲液（pH值相差约3个单位），使供试液的pH值处于二者之间。

4.3.3.4 开机通电预热数分钟，调节零点与温度补偿（有的可能不需调零），选择与供试液pH值较接近的标准缓冲液进行校正（定位），使仪器读数与标示pH值一致；再用另一种标准缓冲液进行核对，误差应不大于 ± 0.02pH单位。如大于此偏差，则应仔细检查电极，如已损坏，应更换；否则，应调节斜率，使仪器读数与第二种标准缓冲液的标示pH值相符合。重复上述定位与核对操作，直至不需调节仪器，读数与两标准缓冲液的标示pH值相差不大于0.02 pH单位。否则，需检查仪器或更换电极后，再行校正至符合要求。

4.3.3.5 按规定取样或制备样品，置小烧杯中，用供试液淋洗电极数次，将电极浸入供试液中，轻摇供试液平衡稳定后，进行读数。对弱缓冲液或无缓冲作用溶液的pH 值测定，除另有规定外，先用苯二甲酸盐标准缓冲液校正仪器后测定供试品溶液，并重新取供试品溶液再测，直至pH值的读数在1分钟内改变不超过 ± 0.05单位为止；然后再用硼砂标准缓冲液校正仪器，再如上法测定。两次pH值的读数相差应不超过0.1，取两次pH读数的平均值为其pH值。

4.3.3.6 当pH值不需很精确时，可使用pH试纸或指示剂进行粗略比较。

4.4 仪器校正用的标准缓冲液：

4.4.1 草酸盐标准缓冲液：精密称取在54℃ ± 3℃干燥4 ~ 5小时的草酸三氢钾12.71g放入烧杯中，加少量水溶解，然后转移至1000ml容量瓶中并稀释至刻度，即得。

4.4.2苯二甲酸盐标准缓冲液：精密称取在115℃ ± 5℃干燥2 ~ 3小时的邻苯二甲酸氢钾10.21g放入烧杯中，加少量水溶解，然后转移至1000ml容量瓶中并稀释至刻度，即得。

4.4.3磷酸盐标准缓冲液：精密称取在115℃ ± 5℃干燥2 ~ 3小时的无水磷酸氢二钠3.55g与磷酸二氢钾3.40g放入烧杯中，加少量水溶解，然后转移至容量瓶中并稀释至1000ml，即得。

4.4.4硼砂标准缓冲液：精密称取硼砂3.81g（注意避免风化）放入烧杯中，先加少量水溶解，然后转移至1000ml容量瓶并稀释至刻度，置聚乙烯塑料瓶中，密塞，避免空气中二氧化碳进入。

4.4.5氢氧化钙标准缓冲液：于25℃，用无二氧化碳的水和过量氢氧化钙经充分振摇制成饱和溶液，取上清液使用。因本缓冲液是25℃时的氢氧化钙饱和溶液，所以临用前需核对溶液的温度是否在25℃，否则需调温至25℃再经溶解平衡后，方可取上清液使用。存放时应防止空气中二氧化碳进入，一旦出现浑浊，应弃去重配。上述标准缓冲溶液必须用pH值基准试剂配制。

4.5注意事项

4.5.1配制标准缓冲液与供试液用水，应是新沸放冷除去二氧化碳的蒸馏水或纯化水（pH 5.5 ~ 7.0），并应尽快使用，以免二氧化碳重新溶入，造成测定误差。

4.5.2标准缓冲液最好新鲜配制，在抗化学腐蚀、密闭的容器中一般可保存2 ~ 3个月，如发现有混浊、发霉或沉淀等现象，不能继续使用。

4.5.3在测定高pH值的供试品和标准缓冲液时，应注意碱误差的问题，必要时选用适当的玻璃电极测定。供试液的pH>9时，应选用适宜的无钠误差的玻璃电极进行测定。有些电极反应速度较慢，尤其测定某些弱电解质（如水）时，必须将供试液轻摇均匀，平衡稳定后再进行读数。

4.5.4新玻璃电极应在水中浸泡24小时后再用，以稳定其不对称电位，降低电阻，平时浸泡在水中，下次使用时可以很快平衡使用。玻璃电极球泡中的缓冲液不应有气泡，应与内参比电极接触。在电极架上应高于甘汞电极，以免触及容器。甘汞电极中应充满饱和氯化钾溶液，不得有气泡隔断溶液，盐桥中应保持有少量氯化钾晶体，但不可结块堵塞陶瓷渗出孔。

4.5.5玻璃电极的球膜极易破损，切勿触及硬物。有时破损后从外观辨别不出来，可用放大镜仔细观察，或用不同的缓冲液核对其电极响应。有时虽未破损，但玻璃球膜内的溶液发生混浊，电极响应值不符合要求，即不可再用。

4.5.6每次更换标准缓冲液或供试品溶液之前，应用纯化水充分洗涤电极，然后将水吸尽，也可用所换的标准缓冲液或供试品溶液洗涤。再将电极浸入该溶液进行测定。

4.5.7配制标准缓冲液与溶解供试品的水，应是新沸过并放冷的纯化水，其pH应为5.5 ~ 7.0。

4.6.不同温度时各种标准缓冲液的pH值如附表22-1。

附表22-1　不同温度时各种标准液的pH值

温度（℃）	草酸三氢钾标准缓冲液	苯二甲酸盐标准缓冲液	磷酸盐标准缓冲液	硼砂标准缓冲液	氢氧化钙标准缓冲液（25℃饱和溶液）
0	1.67	4.01	6.98	9.64	13.43
5	1.67	4.00	6.95	9.40	13.21
10	1.67	4.00	6.92	9.33	13.00
15	1.67	4.00	6.90	9.27	12.81
20	1.68	4.00	6.88	9.22	12.63
25	1.68	4.01	6.86	9.18	12.45
30	1.68	4.01	6.85	9.14	12.30
35	1.69	4.02	6.84	9.10	12.14
40	1.69	4.04	6.84	9.06	11.98
45	1.70	4.05	6.83	9.04	11.84
50	1.71	4.06	6.83	9.01	11.71
55	1.72	4.08	6.83	8.99	11.57
60	1.72	4.09	6.84	8.96	11.45

规程文件 23：

铁盐检查法标准操作规程

文件编码	*******	页次：×/×

文件形成及控制：

<table>
<tr><td></td><td>部门</td><td>姓名</td><td>签名</td><td>日期</td></tr>
<tr><td>起草人</td><td>QC人员</td><td>***</td><td></td><td>年　月　日</td></tr>
<tr><td rowspan="3">审核人</td><td>QA人员</td><td>***</td><td></td><td>年　月　日</td></tr>
<tr><td>QC主管</td><td>***</td><td></td><td>年　月　日</td></tr>
<tr><td>质量管理负责人</td><td>***</td><td></td><td>年　月　日</td></tr>
<tr><td>执行日期</td><td colspan="4">年　月　日</td></tr>
<tr><td rowspan="2">颁发部门</td><td>质量管理部</td><td colspan="3">年　月　日</td></tr>
<tr><td>存档（书面、电子文档）各2份</td><td>颁发份数</td><td colspan="2">各部门1份，共1份</td></tr>
<tr><td>分发部门</td><td colspan="4">物控管理部 [ ]　质量管理部 [ ]　生产管理部 [ ]
设备管理部 [ ]　安全管理部 [ ]　营销管理部 [ ]
企业管理部 [ ]　财务管理部 [ ]　药物警戒部 [ ]</td></tr>
</table>

文件修订历史：

历史版本号	执行日期	修订内容及原因

1.目的

建立铁盐检查法标准操作规程，并按照规程进行检验，保证检验操作规范化。

2.范围

适用于铁盐检查法的检查。

3.职责

实验室所有检验人员按此管理规程执行。

4.内容

4.1标准依据：《中国药典》2020年版。

4.2简述：药品中铁盐的限度检查，采用硫氰酸盐法。本法系利用硫氰酸盐在酸性溶液中与供试溶液中的三价铁盐生成红色的可溶性硫氰酸铁的配位化合物，与一定量标准铁溶液用同法处理后进行比色的方法。

4.3检验操作方法

4.3.1仪器与用具：纳氏比色管，50ml，应选玻璃质量好、配对、无色（尤其管底）、管的直径大小相等、管上的刻度高低一致的纳氏比色管进行实验。

4.3.2 试药与试液：标准铁溶液的制备，称取硫酸铁铵［$FeNH_4(SO_4)_2 \cdot 12H_2O$］0.863g，置1000ml量瓶中，加水溶解后，加硫酸2.5ml，用水稀释至刻度，摇匀，作为贮备液。

临用前，精密量取贮备液10ml，置100ml量瓶中，加水稀释至刻度，摇匀，即得（每1ml相当于10μg的Fe）。

4.3.3 操作方法

4.3.3.1 供试溶液的制备：除另有规定外，取各品种项下规定量的供试品，加水溶解使成25ml，移置50ml纳氏比色管中。

4.3.3.2 对照溶液的制备：取规定量的标准铁溶液（10μg/ml），置另一50ml纳氏比色管中，加水使成25ml。

4.3.3.3向上述两管内各加稀盐酸4.0ml，过硫酸铵50mg，用水稀释使成35ml后，加30%硫氰酸铵溶液3ml，再加水适量稀释成50ml，摇匀；以白色背景观察比较所产生的颜色，即得。

4.3.3.4 如供试管与对照管色调不一致，可分别移至分液漏斗中，各加正丁醇20ml振摇提取，待分层后，将正丁醇层移置50ml纳氏比色管中，再用正丁醇稀释至25ml，比较，即得。

4.4 注意事项：标准铁贮备液应存放于阴凉处，存放期间如出现浑浊或其他异常情况时，不得再使用。

4.5 记录：记录实验时的室温、取样量、标准铁溶液的取用毫升数和结果。

规程文件 24：

相对密度测定法标准操作规程

文件编码	*******	页次：×/×

文件形成及控制：

	部门		姓名	签名	日期
起草人	QC人员		***		年 月 日
审核人	QA人员		***		年 月 日
	QC主管		***		年 月 日
	质量管理负责人		***		年 月 日
执行日期	年 月 日				
颁发部门	质量管理部	年 月 日			
	存档（书面、电子文档）各2份	颁发份数	各部门1份，共1份		
分发部门	物控管理部［ ］ 质量管理部［ ］ 生产管理部［ ］ 设备管理部［ ］ 安全管理部［ ］ 营销管理部［ ］ 企业管理部［ ］ 财务管理部［ ］ 药物警戒部［ ］				

文件修订历史：

历史版本号	执行日期	修订内容及原因

1.目的

建立相对密度测定法标准操作规程。

2.范围

本标准适用于相对密度测定法。

3.职责

质量管理部QC人员按此标准操作规程进行检查。

4.内容

4.1标准依据：《中国药典》2015年版。

4.2简述：相对密度系指在相同的温度、压力条件下，某物质的密度与水的密度之比。除另有规定外，温度为20℃。

相对密度测定法有两种，即比重瓶法和韦氏比重秤法。液体药品的相对密度，一般用比重瓶法测定，采用此法时的环境（指比重瓶和天平的放置环境）温度应略低于20℃或各品种项下规定的温度。测定易挥发液体的相对密度时，宜采用韦氏比重秤法。

4.3检验操作方法

4.3.1仪器与用具：比重瓶、韦氏比重秤、恒温水浴锅。

4.3.2试药和试液：水应为新沸过的冷水。

4.3.3操作方法

4.3.3.1比重瓶法

4.3.3.1.1比重瓶重量的称定：将比重瓶洗净并干燥，并精密称定其重量。

4.3.3.1.2供试品重量的测定：取上述已精密称定重量的比重瓶，装满供试品（温度应低于20℃或各品种项下规定的温度）后，插入中心有毛细孔的瓶塞，用滤纸将从塞孔溢出的液体擦干，置20℃（或各品种项下规定的温度）的恒温水浴中，放置若干分钟，随着供试液温度的上升，过多的液体不断从塞孔溢出，随时用滤纸将瓶塞顶端擦干，待液体不再由塞孔溢出（此现象意味着温度已平衡），迅即将比重瓶自水浴中取出，再用滤纸擦干瓶壁外的水，迅速精密称定，减去比重瓶的重量，即得供试品重量。

4.3.3.1.3水重量的测定：按上述求得供试品重量后，将比重瓶中的供试品倾去，洗净比重瓶，装满新沸过的冷水，再照供试品重量的测定法测定同一温度时水的重量。

4.3.3.1.4采用带温度计的比重瓶时，应在装满供试品（温度低于20℃或各品种项下规定的温度）后插入温度计（瓶中应无气泡），置20℃（或各品种项下规定的温度）的恒温水浴中放置若干分钟，使内容物的温度达到20℃（或各品种项下规定的温度），用滤纸擦去溢出侧管的液体，待液体不再由侧管溢出，立即盖上罩。然后将比重瓶自水浴中取出，再用滤纸将比重瓶的外面擦净，精密称定，减去比重瓶的重量，即得供试品重量。

4.3.3.1.5计算公式如下：

$$\text{供试品的相对密度}=\frac{\text{供试品的重量}}{\text{水重量}}$$

4.3.3.2韦氏比重秤法

4.3.3.2.1韦氏比重秤法的测定原理：根据阿基米德定律，一定体积的物体（如比重秤的玻璃锤），在不同液体中所受的浮力与该液体的相对密度成正比。

4.3.3.2.2仪器的调整：将20℃时相对密度为1的韦氏比重秤，安放在操作台上，放松调节器螺丝，将托架升至适当高度后拧紧螺丝，横梁置于托架玛瑙刀座上，将等重游码挂在横梁右端的小钩上，调整水平调整螺丝，使指针与支架左上方另一指针对准即为平衡，将等重游码取下，换上玻璃锤，此时必须保持平衡（允许有 ±0.005g的误差），否则应予校正。

4.3.3.2.3用水校准：取洁净的玻璃圆筒将新沸过的冷水装至八分满，置20℃（或各品种项下规定的温度）的水浴中，搅动玻璃圆筒内的水，调节温度至20℃（或各品种项下规定的温度），将悬于秤端的玻璃锤浸入圆筒内的水中，秤臂右端悬挂游码于1.0000处，调节秤臂左端平衡用螺丝使平衡。

4.3.3.2.4供试品的测定：将玻璃圆筒内的水倾去，拭干，装入供试液至相同的高度，并用上述相同的方法调节温度后，再把拭干的玻璃锤沉入供试液中，调节秤臂上游码的数量与位置使平衡，读取数值至小数点后4位，即为供试品的相对密度。

4.3.3.2.5如使用4℃时相对密度为1的比重秤测定20℃时供试品的相对密度，则用水校准时的游码应悬挂于0.9982处，并应将供试品在20℃测得的数值除以0.9982。如测定温度为其他温度时，则用水校准时的游码应悬挂于该温度水的相对密度处，并应将在该温度测得的数值除以该温度水的相对密度。

4.3.3.2.6比重瓶法的记录与计算：应记录测定用比重瓶类型、天平型号、测定温度、室温、各项称量数据等。

4.4注意事项

4.4.1比重瓶法

4.4.1.1比重瓶必须洁净、干燥（所附温度计不能采用加温干燥），操作顺序为先称量空比重瓶重，再装供试品称重，最后装水称重。

4.4.1.2装过供试液的比重瓶必须冲洗干净，如供试品为油剂，测定后应尽量倾去，连同瓶塞可先用石油醚和三氯甲烷冲洗数次，待油完全洗去，再以乙醇、水冲洗干净，再依法测定水重。

4.4.1.3供试品及水装瓶时，应小心沿壁倒入比重瓶内，避免产生气泡，如有气泡，应稍放置，待气泡消失后再调温称重。供试品如为糖浆剂、甘油等黏稠液体，装瓶时更应缓慢沿壁倒入，因黏稠度大产生的气泡很难逸去而影响测定结果。

4.4.1.4将比重瓶从水浴中取出时，应用手指拿住瓶颈，而不能拿瓶肚，以免液体因手温影响体积膨胀外溢。

4.4.1.5测定有腐蚀性供试品时，为避免腐蚀天平盘，可在称量时用一表面皿放置天平盘上，再放比重瓶称量。

4.4.1.6当室温高于20℃或各品种项下规定的温度时，必须设法调节环境温度至略低于规定的温度。否则，易造成虽经规定温度下平衡的比重瓶内的液体在称重过程中因环境温度高于规定温度而膨胀外溢，从而导致误差。

4.4.2韦氏比重秤法

4.4.2.1韦氏比重秤应安装在固定平放的操作台上，避免受热、冷、气流及震动的影响。

4.4.2.2玻璃圆筒应洁净，在装水及供试液时的高度应一致，使玻璃锤沉入液面的深度前后一致。

4.4.2.3玻璃锤应全部浸入液体内。

规程文件 25：

红外分光光度法标准操作规程

文件编码	*******	页次：×/×

文件形成及控制：

	部门	姓名	签名	日期
起草人	QC人员	***		年　月　日
审核人	QA人员	***		年　月　日
	QC主管	***		年　月　日
	质量管理负责人	***		年　月　日
执行日期	年　月　日			
颁发部门	质量管理部	年　月　日		
	存档（书面、电子文档）各2份	颁发份数	各部门1份，共1份	
分发部门	物控管理部[　]　质量管理部[ ]　生产管理部[　] 设备管理部[　]　安全管理部[　]　营销管理部[　] 企业管理部[　]　财务管理部[　]　药物警戒部[　]			

文件修订历史：

历史版本号	执行日期	修订内容及原因

1.目的

建立红外分光光度法标准操作规程，并按照规程进行检验，保证检验操作规范化。

2.范围

适用于红外分光光度法的测定。

3.职责

实验室所有检验人员按此管理规程执行。

4.内容

4.1标准依据：《中国药典》2020年版。

4.2简述：红外分光光度法是在4000～400cm^{-1}波数范围内测定物质的吸收光谱，用于化合物的鉴别、检查和含量测定的方法。

4.3检验操作方法

4.3.1仪器和用具

4.3.1.1仪器：红外光谱仪，分析天平（感量0.1mg），压片机。

4.3.1.2用具：研钵，注射器，药勺。

4.3.2试剂：溴化钾（色谱纯），氯化钾（色谱纯）。

4.3.3 红外分光光度计的检定：所用仪器应按现行国家质量与核查技术监督局“色散型红外分光光度计检定规程”、“傅里叶变换红外光谱仪检定规程”和《中国药典》附录规定，并参考仪器说明书，对仪器定期进行校正检定。

4.3.3.1波数准确度

4.3.3.1.1 波数准确度的允差范围傅里叶变换红外光谱仪在3000cm^{-1}附近的波数误差应不大于±5cm^{-1}，在1000cm^{-1}附近的波数误差应不大于±1cm^{-1}。

4.3.3.1.2波数准确度检定方法：

4.3.3.1.2.1可使用傅里叶变换红外光谱仪或色散型红外分光光度仪，以聚苯乙烯薄膜校正，按仪器使用说明书要求设置参数，以常用的扫描速度记录厚度约为0.04mm的聚苯乙烯膜红外光谱图。测量有关谱带的位置，其吸收光谱图应符合《药品红外光谱集》所附聚苯乙烯图谱的要求，并与参考波数（附表25-1）比较，计算波数准确度。

附表25-1　聚苯乙烯吸收谱带常用的波数值（cm^{-1}）

波数（cm^{-1}）	3027	2851	1601	1028	907

4.3.3.1.2.2以液体池用液体茚校正液体茚在3900～690cm^{-1}范围内有较多的吸收峰可资比较，适于测定中等分辨率的仪器。一般需用适当液层厚度的固定厚度密封液体池，选用液体池的窗片材料应能保证在测量波数范围内有良好的红外光透过率，窗片应有良好的光洁度和平面平行度，注样品时将液体池放在一楔形板上，打开2个进样孔塞，把样品用专用注射器从下部进样孔缓缓注入。同时观察池内液面缓缓上升而不夹带气泡，至液体在上进样孔内接近满溢时，取下注射器，先盖好下进样孔塞，再盖上上进样孔塞，吸去外溢液体后即可在仪器上测定吸收光谱，其主要谱带见附表25-2。

附表25-2　茚主要吸收谱带的波数值（50μm液层，cm^{-1}）

3926.5	3139.5	2771.0	1915.3	1553.2
1361.1	1205.1	1018.5	830.5	590.8

4.3.3.2波数重现性用与4.3.3.1波数准确度测量相同的仪器参数，对同一张聚苯乙烯膜进行反复重叠扫描。一般扫描3～5次。从扫描所得光谱测定波数的重现性。测得的各吸收峰的重现性应符合现行国家技术监督局的要求。

4.3.3.3 分辨率以聚苯乙烯膜检定。色散型红外仪用常规狭缝程序以通常的扫描速度，或用较窄的狭缝程序以较慢的扫描速度，记录聚苯乙烯的图谱。傅里叶红外仪设置于2cm^{-1}分辨率和适宜的扫描次数，依法记录光谱图。在3110～2850cm^{-1}范围内，应能显示7个吸收带，其中峰2851cm^{-1}与谷2870cm^{-1}之间的分辨深度应不小于18%透光率；又峰1583cm^{-1}与谷1589cm^{-1}之间的分辨深度应不小于12%透光率。仪器的标称分辨率，应不低于2cm^{-1}。

4.3.3.4 100%线平直度调节100%控制旋钮，使记录笔置于95%透光率处，以快速扫描速度扫描全波段，其100%线的偏差应小于4%透光率。

4.3.3.5 噪声调节100%控制旋钮，使记录笔置于95%透光率处，在1000cm^{-1}处定波数连续扫描5分钟，其最大噪声（峰-峰值）应小于1%透光率。

4.3.3.6 其他杂散光水平和透光率准确度检查，因需要特殊器件，且对药品测定影响不大，故不作硬性要求。

4.3.4供试品的制备方法：通常采用压片法、糊法、膜法、溶液法、气体吸收法等进行测定。对于吸收特别强烈或不透明表面上的覆盖物等供试品，可采用如衰减全反射、漫反射和发射等红外光谱方法。对于极微量或需微区分析的供试品，可采用显微红外光谱方法测定。

4.3.4.1压片法：取供试品1~1.5mg，置玛瑙研钵中，加入干燥的溴化钾或氯化钾细粉200~300mg（与供试品的比约为200：1）作为分散剂，充分研磨混匀，置于直径为13mm的压片模具中，使铺展均匀，抽真空约2分钟，加压至0.8×10^6kPa（约8T/cm^2），保持压力2分钟，撤去压力并放气后取出制成的供试片，目视检测，片子应呈透明状，其中样品分布应均匀，并无明显的颗粒状样品。亦可采用其他直径的压模制片，样品与分散剂的用量需相应调整以制得浓度合适的片子。

4.3.4.2 糊法：取供试品约5mg，置研钵中，粉碎研细后，滴加少量液状石蜡或其他适宜的糊剂，研成均匀的糊状物，取适量糊状物夹于两个窗片或空白溴化钾片（每片约150mg）之间，作为供试片，另以溴化钾约300mg制成空白片作为补偿。亦可用专用装置夹持糊状物。制备时应注意尽量使糊状样品在窗片间分布均匀。

4.3.4.3 膜法：参照上述糊法所述的方法，将能形成薄膜的液体样品铺展于适宜的盐片中，使形成薄膜后测定。若为高分子聚合物，可先制成适宜厚度的高分子薄膜，直接置于样品光路中测定。熔点较低的固体样品可采用熔融成膜的方法制样。

4.3.4.4 溶液法：将供试品溶于适宜的溶剂中，制成1% ~10%浓度的溶液，灌入适宜厚度的液体池中测定。常用溶剂有四氯化碳、三氯甲烷、二硫化碳、已烷、环已烷及二氯乙烷等。选用溶液应在被测定区域中透明或仅有中至弱的吸收，且与样品间的相互作用应尽可能小。

4.3.4.5 气体吸收池法：测定气体样品需使用气体吸收池，常用气体吸收池的光路长度为10cm。通常先把气体吸收池抽空，然后充以适当压力（约50mmHg）的供试品测定。也可用注射器向气体吸收池内注入适量的样品，待样品完全气化后测定。

4.3.4.6 衰减全反射法（ATR）：取供试品适量，均匀地铺展在衰减全反射棱镜的底面上，使紧密接触，依法录制反射光谱图。本法适用于纤维、高分子聚合物等难粉碎的样品。

4.3.4.7 试样的制备方法：除另有规定外，用作鉴别时应按照药典委员会编订的《药品红外光谱集》第一卷（1995年版）、第二卷（2000年版）、第三卷（2005年版）、第四卷（2010年版）和第五卷（2015年版）收载的各光谱图所规定的制备方法制备。具体操作技术可参见《药品红外光谱集》的说明。当新卷收载旧卷相同谱号的光谱图时，旧卷图谱作废。用作晶型、异构体限度检查或含量测定时，试样制备和具体测定方法均按药典各品种项下有关规定操作。

4.3.5 供试品的测定

4.3.5.1 原料药的鉴别：采用固体制样技术时，最常碰到的问题是多晶型现象，固体样品的晶型不同，其红外光谱往往也会产生差异。当供试品的实测光谱与《药品红外光谱集》所收载的对照图谱不一致时，在排除各种可能影响光谱的外在或人为因素后，应按该药品光谱图中备注的方法或各品种项下规定的方法进行预处理，再绘制光谱，进行比对。如未规定该品种供药用的晶型或预处理方法，则可使用对照品，并采用适当的溶剂对供试品与对照品在相同的条件下同时进行重结晶，然后依法绘制光谱，进行比对。如已规定特定的药用晶型，则应采用相应晶型的对照品依法进行比对。当采用固体制样技术不能满足鉴别需要时，可改用溶液法绘制光谱后与对照品在相同条件下绘制的光谱进行比对。

4.3.5.2制剂的鉴别

4.3.5.2.1分类

4.3.5.2.1.1 不加辅料的制剂如无菌原料直接分装的注射用粉针剂及不加辅料的冻干剂和胶囊剂等其他成品，可直接取内容物绘制光谱图进行鉴别。

4.3.5.2.1.2 单方制剂一般采取简单提取分离手段就能有效去除辅料，可根据不同剂型的特点选择不同的分离提取方法，取干燥后的提取物绘制光谱图进行鉴别。

4.3.5.2.1.3复方制剂一般情况比较复杂，根据具体问题具体分析。

4.3.5.2.2 品种鉴别项下应明确规定制剂的前处理方法，通常采用溶剂提取法。

4.3.5.2.2.1 预处理：对可能影响样品红外光谱的部分，在提取前应尽量去除，如对于包衣制剂应先去除包衣，双层片将两层分开等。.

4.3.5.2.2.2 提取：一般按各品种项下规定的方法对待测成分进行分离提取。如品种项下未规定提取方法，对国外药典已收载有红外光谱鉴别的制剂或有其他相关文献资料的品种，可参考相关文献方法进行处理。对于无文献资料的药物制剂，可根据活性成分和辅料的性质选择适当的提取方法。首选易挥发、非极性的有机溶剂为提取溶剂，如乙醚、乙酸乙酯、丙酮、三氯甲烷、二氯甲烷、右油醚、乙醇、甲醇等；如标准光谱集中有转晶方法，或可获得原料药的精制溶剂，最好选用与转晶方法相同的溶剂或精制溶剂。若首选溶剂不适用，可考虑混合溶剂。一般所选溶剂为无水溶剂，提取时有机层可加无水硫酸钠除去水分。

根据活性成分及辅料的溶解度不同，通过选择适合的溶剂即能提取活性成分又能去除辅料，则采用直接提取法。对于多数药品，一般选用的常用溶剂如水、甲醇、乙醇、丙酮、三氯甲烷、二氯甲烷、乙醚、石油醚等就能基本达到分离效果，非极性溶剂的效果比极性的好。一般非电离有机物质（不是有机酸或有机碱的盐）采用此法可获得满意的结果。如冻干制剂常用辅料均不溶于乙醇和甲醇，用醇提取均能获得满意结果；辅料只有水的液体制剂，可蒸干水分后绘制红外光谱。对于液体或半固体制剂宜选择萃取法，可根据活性成分和辅料性质选用直接萃取法，当有机酸或有机碱的盐类药物经直接提取法不能够获得满意的光谱图时，一般采用经酸化（或碱化）后再萃取的方法，但需与活性物质（基）的红外光谱进行比对。

含有待测成分的提取溶液经过滤后，可选择析晶、蒸干、挥干等方法获得待测成分；必要时可经洗涤、重结晶等方法纯化。

4.3.5.2.3 干燥：可根据《药品红外光谱集》备注中的干燥方法对待测成分进行干燥，也可采用各品种项下规定的干燥失重方法或参考干燥失重测定法（《中国药典》2020年版四部通则0831）项下的方法进行干燥，可视待测成分情况适当增减干燥时间。

4.3.5.2.4 图谱比对

4.3.5.2.4.1 辅料无干扰，待测成分的晶型不变化，此时可直接与对照品图谱或对照图谱进行比对。

4.3.5.2.4.2 辅料无干扰，但待测成分的晶型有变化，此种情况可用对照品经同法处理后的图谱比对。

4.3.5.2.4.3 待测成分的晶型不变化，而辅料存在不同程度的干扰，此时可参照原料药的对照图谱，在指纹区内选择3～5个不受辅料干扰的待测成分的特征谱带作为鉴别的依据。鉴别时，实测谱带的波数误差应小于规定值的0.5%。

4.3.5.2.4.4 待测成分的晶型有变化，辅料也存在干扰，此种情况一般不宜采用红外光谱鉴别。

4.3.5.3 多组分原料药的鉴别：不能采用全光谱比对，可借鉴4.3.5.2.4.3的方法，选择主要成分的若干个特征谱带，用于组成相对稳定的多组分原料药的鉴别。

4.3.5.4 晶型、异构体的限度检查或含量测定供试品制备和具体测定方法均按各品种项下有关规定操作。

4.4附注：

4.4.1各品种项下规定“应与对照的图谱（光谱集××图）一致”，系指《药品红外光谱集》各卷所载的图谱。同一化合物的图谱若在不同卷上均有收载时，则以后卷所载的图谱为准。

4.4.2药物制剂经提取处理并依法绘制光谱，比对时应注意以下四种情况。

4.4.2.1辅料无干扰，待测成分的晶型不变化，此时可直接与原料药的标准光谱进行比对。

4.4.2.2辅料无干扰，但待测成分的晶型有变化，此种情况可用对照品经同法处理后的光谱比对；

4.4.2.3待测成分的晶型无变化，而辅料存在不同程度的干扰，此时可参照原料药的标准光谱，在指纹区内选择3～5个不受辅料干扰的待测成分的特征谱带作为鉴别的依据。鉴别时，实测谱带的波数误差应小于规定值的$\pm 5cm^{-1}$（0.5%）。

4.4.2.4待测成分的晶型有变化，辅料也存在干扰，此种情况一般不宜采用红外光谱鉴别。

4.4.3由于各种型号的仪器性能不同，供试品制备时研磨程度的差异或吸水程度不同等原因，均会影响光谱的形状。因此，进行光谱比对时，应考虑各种因素可能造成的影响。

4.5注意事项

4.5.1 环境条件红外实验室的室温应控制在15～30℃，相对湿度应小于65%，适当通风换气，以避免积聚过量的二氧化碳和有机溶剂蒸气。

4.5.2供电电压和接地电阻应符合仪器说明书要求。

4.5.3 背景补偿或空白校正：记录供试品光谱时，双光束仪器的参比光路中应置相应的空白对照物（空白盐片、溶剂或糊剂等）；单光束仪器（常见的傅里叶变换红外仪）应先进行空白背景扫描，扫描供试品后扣除背景吸收，即得供试品光谱。

4.5.4采用压片法时，以溴化钾最常用。若供试品为盐酸盐，可比较氯化钾压片和溴化钾压片法的光谱，若二者没有区别，则使用溴化钾。所使用的溴化钾或氯化钾在中红区应无明显的干扰吸收；应预先研细，过20目筛，并在120℃干燥4小时后分装并在干燥器中保存备用。若发现结块，则须重新干燥。

4.5.5供试品研磨应适度，通常以粒度2～5μm为宜。供试品过度研磨有时会导致晶格结构的破坏或晶型的转化。粒度不够细则易引起光散射能量损失，使整个光谱基线倾斜，甚至严重变形。该现象在4000～2000cm^{-1}高频端最为明显。压片法及糊法中最易发生这种现象。

4.5.6 压片法制成的片厚在0.5mm左右时，常可在光谱上观察到干涉条纹，对供试品光谱产生干扰。一般可将片厚调节至0.5mm以下即可减弱或避免。也可用金相砂纸将片稍微打毛以去除干扰。

4.5.7测定样品时的扫描速度应与波长校正的条件一致（快速扫描将使波长滞后）。制成图谱的最强吸收峰透光率应在10%以下，图谱的质量应符合《药品红外光谱集》的要求。

4.5.8使用预先印制标尺记录纸的色散型仪器，在制图时应注意记录笔在纸上纵横坐标的位置与仪器示值是否相符，以避免因图纸对准不良而引起的误差。

4.5.9压片模具及液体吸收池等红外附件，使用完后应及时擦拭干净，必要时清洗。保存在干燥器中，以免锈蚀。

4.5.10关于样品的纯度：提取后活性成分的纯度在90%～95%的范围内就能基本满足制剂红外鉴别的要求。

4.5.11建立自己的光谱库：不同仪器间峰波数和峰的强弱会有微小差别，建议各实验室建立自己的光谱库，用仪器自带软件计算与参考图谱的一致性。导数光谱能够极大的增强判断的准确性。

4.5.12波数的偏差：低于1000cm^{-1}波数的偏差不超过0.5%，其他波数的偏差不超过±10cm^{-1}。

4.5.13整体性：红外光谱与分子结构有密切的关系，谱带之间相互关联，特别是指纹区，体现的是整体结构。图谱比较时，应主要从整体上比较谱带最大吸收的位置、相对强度和形状与参考图谱的一致性。

4.6结果判定：红外光谱在药品分析中，主要用于定性鉴别和物相分析。定性鉴别时，主要着眼于供试品光谱与对照光谱全谱谱形的比较，即首先是谱带的有与无，然后是各谱带的相对强弱。若供试品的光谱图与对照光谱图一致，通常可判定两化合物为同一物质（只有少数例外，如有些光学异构体或大分子同系物等）。若两光谱图不同，则可判定两化合物不同。但下此结论时，须考虑供试品是否存在多晶现象、纯度如何，以及其他外界因素的干扰。采用固体样品制备法，如遇多晶现象造成的实测光谱与对照光谱有差异时，一般可按照《药品红外光谱集》中所载重结晶处理法或与对照品平行处理后测定。但如对药用晶型有规定时，则不能自行重结晶。其他影响常可通过修改制样技术而解决。由于各种型号的仪器性能不同，试样制备时研磨程度的差异或吸水程度不同等原因，均会影响光谱的形状。因此，进行光谱比对时，应考虑各种因素可能造成的影响。

4.7 常见的外界干扰因素

4.7.1 大气吸收。

4.7.1.1 二氧化碳 $2350cm^{-1}$，$667cm^{-1}$

4.7.1.2 水汽 $3900 \sim 3300cm^{-1}$，$1800 \sim 1500\ cm^{-1}$。

4.7.1.3 溶剂蒸气。

4.7.2 干涉条纹规律性的正弦形曲线叠加在光谱图上。

4.7.3 仪器分辨率的不同和不同研磨条件的影响。

规程文件 26：

氯化物检查法标准操作规程

文件编码	*******	页次：×/×

文件形成及控制：

	部门	姓名	签名	日期
起草人	QC人员	***		年 月 日
审核人	QA人员	***		年 月 日
	QC主管	***		年 月 日
	质量管理负责人	***		年 月 日
执行日期	年 月 日			
颁发部门	质量管理部	年 月 日		
	存档（书面、电子文档）各2份	颁发份数	各部门1份，共1份	
分发部门	物控管理部［ ］ 质量管理部［ ］ 生产管理部［ ］ 设备管理部［ ］ 安全管理部［ ］ 营销管理部［ ］ 企业管理部［ ］ 财务管理部［ ］ 药物警戒部［ ］			

文件修订历史：

历史版本号	执行日期	修订内容及原因

1.目的

建立氯化物检查法标准操作规程，并按照规程进行检验，保证检验操作规范化。

2.范围

适用于氯化物检查法的检查。

3.职责

实验室所有检验人员按此管理规程执行。

4.内容

4.1标准依据：《中国药典》2020年版。

4.2简述：本法是指微量氯化物在硝酸酸性溶液中与硝酸银作用生成氯化银浑浊液，与一定量的标准氯化钠溶液在同一条件下生成的氯化银浑浊液比较，以检查供试品中氯化物的限量。

4.3检验操作方法

4.3.1仪器与用具：纳氏比色管，50ml，应选玻璃外表面无划痕、色泽一致、无瑕疵、管的内径和刻度线的高度均匀一致的质量好的玻璃比色管进行实验。

4.3.2 试药与试液

标准氯化钠溶液的制备：称取氯化钠0.165g，置1000ml量瓶中，加水适量使其溶解并稀释至刻度，摇匀，作为贮备液。临用前，精密量取贮备液10ml，置100ml量瓶中，加水稀释至刻度，摇匀，即得（每1ml相当于10μg的Cl）。

4.3.3 操作方法

4.3.3.1 供试品溶液的配制：除另有规定外，取各品种项下规定量的供试品，置50ml纳氏比色管中，加水溶解使成约25ml（溶液如显碱性，可滴加硝酸使遇pH试纸显中性），再加稀硝酸10ml；溶液如不澄清，应滤过；置50ml纳氏比色管中，加水使成约40ml，摇匀，即得。

4.3.3.2 对照溶液的配制 取该品种项下规定量的标准氯化钠溶液，置另一50ml纳氏比色管中，加稀硝酸10ml，加水使成约40ml，摇匀，即得。

4.3.3.3 于供试品溶液与对照溶液中，分别加入硝酸银试液1.0ml，用水稀释使成50ml，摇匀，在暗处放置5分钟，同置黑色背景上，从比色管上方向下观察，比较所产生的浑浊，即得。

4.3.3.4 供试品溶液如带颜色，除另有规定外，可取供试品溶液两份，分置50ml纳氏比色管中一份中加硝酸银试液1.0ml，摇匀，放置10分钟，如显浑浊，可反复滤过，至滤液完全澄清；再加规定量的标准氯化钠溶液与水适量使成50ml，摇匀，在暗处放置5分钟，作为对照溶液。另一份中加硝酸银试液1.0ml与水适量使成50ml，摇匀，在暗处放置5分钟；与对照溶液同置黑色背景上，从比色管上方向下观察，比较所产生的浑浊，即得。

4.4 注意事项

4.4.1供试品溶液与对照溶液应同时操作，加入试剂的顺序应一致。

4.4.2 应注意按操作顺序进行，先制成40ml的水溶液，再加入硝酸银试液1.0ml，以免在较大浓度的氯化物下局部产生浑浊，影响比浊。

4.4.3 应将供试品管与对照管同时置黑色台面上，自上而下观察浊度，较易判断。必要时，可变换供试管和对照管的位置后观察。

4.4.4 供试品溶液与对照溶液在加入硝酸银试液后，应立即充分摇匀，以防止局部过浓而影响产生的浑浊；并应在暗处放置5分钟，避免光线直接照射。

4.4.5 供试品溶液如不澄清，可预先用含硝酸的水洗净滤纸中的氯化物，再滤过供试品溶液，使其澄清。

4.4.6 纳氏比色管用后应立即用水冲洗，不应用毛刷刷洗，以免划出条痕损伤比色管。

4.4.7用滤纸滤过时，滤纸中如含有氯化物，可预先用含有硝酸的水溶液洗净后使用。

4.5记录：记录实验时的室温、取样量、标准氯化钠溶液的浓度和所取毫升数，以及比较所产生浑浊的观察结果。

4.6结果与判定：供试品管的浑浊浅于对照管的浑浊，判为符合规定；如供试品管的浑浊浓于对照管，则判为不符合规定。

规程文件27：

粒度测定法标准操作规程

文件编码	*******	页次：×/×

文件形成及控制：

	部门	姓名	签名	日期
起草人	QC人员	***		年 月 日
审核人	QA人员	***		年 月 日
	QC主管	***		年 月 日
	质量管理负责人	***		年 月 日
执行日期	年 月 日			
颁发部门	质量管理部	年 月 日		
	存档（书面、电子文档）各2份	颁发份数	各部门1份，共1份	
分发部门	物控管理部［ ］ 质量管理部［ ］ 生产管理部［ ］ 设备管理部［ ］ 安全管理部［ ］ 营销管理部［ ］ 企业管理部［ ］ 财务管理部［ ］ 药物警戒部［ ］			

文件修订历史：

历史版本号	执行日期	修订内容及原因

1.目的

建立粒度测定法标准操作规程。

2.范围

本标准适用于粒度测定法的测定。

3.职责

质量管理部QC人员按此标准操作规程进行检查。

4.内容

4.1标准依据：《中国药典》2020年版。

4.2第一法显微镜法

4.2.1简述：用于测定药物制剂的粒子大小或限度。

4.2.1.1本法中的粒度系以显微镜下观察到的长度表示。

4.2.1.2本法适用于混悬型眼用制剂、混悬型软膏剂、混悬型凝胶剂等制剂以及品种项下规定的粒度检查。

4.2.2检验操作方法

4.2.2.1仪器与用具：显微镜、镜台测微尺和目镜测微尺（直尺式）、盖玻片、载玻片、计数器。

4.2.2.2操作方法

4.2.2.2.1目镜测微尺的标定：用以确定使用同一显微镜及特定倍数的物镜、目镜和镜筒长度时，目镜测微尺上每一格所代表的长度。标定时，将镜台测微尺置于载物台上，对光调焦，并移动测微尺使物像于视野中央，取下目镜，旋下接目镜的目镜盖，将目镜测微尺放入目镜筒中部的光栏上（正面向上），旋上目镜盖后返置镜筒上，此时在视野中可同时观察到镜台测微尺的像及目镜测微尺的分度小格，移动镜台测微尺和旋转目镜，使两种量尺的刻度平行，并使左边的“0”刻度重合；然后再寻找第二条重合刻度，记录两条刻度的读数，并根据比值计算出目镜测微尺每小格在该物镜条件下所相当的长度（μm）。由于镜台测微尺每格相当于10μm，故目镜测微尺每一小格的长度为：10 × 相重合区间镜台测微尺的格数 ÷ 相重合区间目镜测微尺的格数。

例如：镜台测微尺15格和目镜测微尺34格完全重合，则目镜测微尺在该目镜与物镜的组合下，每小格的长度即为4.4μm（$10 \times 15 \div 34=4.4$）。

当测定要用两种放大倍数（即该目镜与不同物镜组合）时，应分别标定。

4.2.2.2.2测定法除另有规定外，取供试品，用力摇匀，黏度较大者可按各品种项下的规定加适量甘油溶液（1→2）稀释，使颗粒分散均匀，照该剂型或品种项下的规定，量取供试品，置载玻片上，覆以盖玻片，轻压使颗粒分布均匀，注意防止气泡混入，半固体可直接涂在载玻片上，立即在50～100倍显微镜下检视盖玻片全部视野，应无凝聚现象，并不得检出该剂型或品种项下规定5μm及以上的粒子。再在200～500倍的显微镜下检视该剂型或各品种项下规定的视野内的总粒数及规定大小的粒数，并计算其所占比例（%）。

4.2.3注意事项

4.2.3.1应注意物镜、目镜的正确选择。

4.2.3.2所用器具应清洁。

4.2.3.3盖盖玻片时，用镊子夹取盖玻片，先使其一边与药物接触，慢慢放下，以防止气泡混入，轻压使颗粒分布均匀。

4.2.3.4盖玻片、载玻片应平整，光洁、无痕、透明度良好，以免引起散射等现象。

4.2.3.5直接取样时，取样量应适量，若量过多时，粒子重叠不易观察、判断，若过少代表性差。

4.2.3.6如为混悬液，振摇时要有一定力度，振摇后应快速取样。

4.2.3.7如为混悬型软膏剂、混悬型眼用半固体制剂或混悬凝胶剂，在取样混匀过程中应缓慢混匀，以免产生气泡。

4.3第二法筛分法

4.3.1简述：用于测定药物制剂的粒子大小或限度。

4.3.1.1筛分法一般分为手动筛分法、机械筛分法与空气喷射筛分法。机械筛分法系采用机械方法或电磁方法，产生垂直振动、水平圆周运动、拍打、拍打与水平圆周运动相结合等振动方式进行筛分。空气喷射筛分法则系采用流动的空气流带动颗粒运动。

4.3.1.2本法适用于局部用散剂、颗粒剂、制剂中间体和原辅料的粒度测定。其中，手动筛分法和机械筛分法适用于测定大部分粒径大于75μm的样品，对于粒径小于75μm的样品，则应采用空气喷射筛分法或其他适宜的方法。

4.3.2检验操作方法

4.3.2.1主要仪器与用具：

4.3.2.1.1天平：根据称样量选用适当的天平。

4.3.2.1.2振动筛分仪：可调节振动方式、振动频率和振动时间。

4.3.2.1.3 喷射筛分仪：可调节真空度和喷射时间。

4.3.2.1.4药筛（各品种项下规定的药筛号），并备有筛盖和密合的接受容器，用前应干燥。

4.3.2.2操作方法

4.3.2.2.1手动筛分法

4.3.2.2.1.1单筛分法：取各品种项下规定量的供试品，称定重量，置规定号的药筛中（筛下配有密合的接收容器），筛上加盖，按水平方向旋转振摇至少3分钟，并不时在垂直方向轻叩筛。取筛下的颗粒及粉末，称定重量，计算其所占比例（%）。

4.3.2.2.1.2双筛分法：除另有规定外，取单剂量包装的5包（瓶）或多剂量包装的1袋（瓶），称定重量，置该剂型或品种项下规定的上层（孔径大的）药筛中（下层的筛下配有密合的接收容器），筛上加盖，保持水平状态过筛，左右往返，边筛动边拍打3分钟。取不能通过大孔径筛和能通过小孔径筛的颗粒及粉末，称定重量，计算其所占比例（%）。

4.3.2.2.2机械筛分法：除另有规定外，取直径为200mm规定号的药筛和接收容器，称定重量，根据供试品的容积密度，称取供试品25～100g，置上层（孔径最大的）药筛中（最下层筛下配有密合的接收容器），筛上加盖。设定振动方式和振动频率，振动5分钟。取各药筛与接收容器，称定重量，根据筛分前后的重量差异计算各药筛上和接收容器内颗粒及粉末所占比例（%）。

4.3.2.2.3空气喷射筛分法：每次筛分时使用一个药筛。如需测定颗粒大小分布，应从孔径最小的药筛开始顺序进行。除另有规定外，取直径为200mm规定号的药筛，称定重量，根据供试品的容积密度，称取供试品25～100g，置药筛中，筛上加盖。设定压力，喷射5分钟。取药筛，称定重量，根据筛分前后的重量差异计算药筛上颗粒及粉末所占比例（%）。

4.3.3记录：记录筛号、称量数据、仪器参数、计算结果。

4.3.4结果与判定

4.3.4.1重复实验操作直至连续两次筛分后，各药筛上遗留颗粒及粉末重量的差异不超过前次遗留颗粒及粉末重量的5%或两次重量的差值不大于0.1g；若某一药筛上遗留颗粒及粉末的重量小于供试品取样量的5%，则该药筛连续两次的重量差异不超过20%。可作为结果的判定。

4.3.4.2局部用散剂（采用单筛分法）：除另有规定外，通过七号筛（125μm ± 5.8μm）的粉末重量，如不低于供试量的95%，判为符合规定。低于供试量的95%，则判为不符合规定。

4.3.4.3颗粒剂（采用双筛分法）：除另有规定外，不能通过一号筛（2000μm）和能通过五号筛（180μm）的颗粒和粉末的总和，如不超过供试量的15%，判为符合规定。超过供试量的15%，则判为不符合规定。

4.3.5注意事项

4.3.5.1实验时需注意环境湿度，防止样品吸水或失水，除另有规定外，一般控制相对湿度在45%左右为佳。对易产生静电的样品，可加入0.5%的胶质二氧化硅和（或）氧化铝等抗静电剂，以减小静电作用产生的影响。

4.3.5.2取样前，样品应混合均匀，这对粒度分析结果的准确性至关重要。

4.3.5.3手动筛分时，应注意过筛幅度、频率、时间和振动力度对结果的影响。

4.3.5.4理想的清洗药筛的方法是采用空气流或水流。如仍有颗粒残留在孔隙中，可使用刷子小心轻刷。

参考文献

[1] 实验室玻璃器皿分类，https：//www.chem17.com/tech_news/detail/308 8456.html.

[2] 国家药典委员会编.中华人民共和国药典［S］.北京：中国医药科技出版社，2020.

[3] 中国食品药品检定研究院组织编写.国家药包材标准［S］.北京：中国医药科技出版社，2015.

[4] 中国食品药品检定研究院组织编写.中国药品检验标准操作规范［S］.北京：中国医药科技出版社，2019.